临床外科疾病诊疗

主 编◎ 杜长夫 王 栋 衣学起 罗 兵

乔宗垒 王宝刚 李陆平

吉林科学技术出版社

图书在版编目（CIP）数据

临床外科疾病诊疗/杜长夫等主编. -- 长春 :吉
林科学技术出版社, 2019.8
ISBN 978-7-5578-6022-6

Ⅰ.①临… Ⅱ.①杜… Ⅲ.①外科–疾病–诊疗
Ⅳ.①R6

中国版本图书馆CIP数据核字(2019)第167258号

临床外科疾病诊疗
LINCHUANG WAIKE JIBING ZHENLIAO

出 版 人	李 梁	
责任编辑	李 征 李红梅	
书籍装帧	山东道克图文快印有限公司	
封面设计	山东道克图文快印有限公司	
开 本	787mm×1092mm 1/16	
字 数	246千字	
印 张	10.75	
印 数	3000册	
版 次	2019年8月第1版	
印 次	2019年8月第1次印刷	

出 版	吉林科学技术出版社
发 行	吉林科学技术出版社
地 址	长春市福祉大路5788号出版集团A座
邮 编	130000

发行部电话/传真　0431-81629529　81629530　81629531
　　　　　　　　　81629532　81629533　81629534

储运部电话 0431-86059116

编辑部电话 0431-81629508

网 址	http://www.jlstp.net
印 刷	山东道克图文快印有限公司

书 号	ISBN 978-7-5578-6022-6
定 价	98.00元

前　　言

随着近年来医学科学的迅速发展,外科的内容也不断地更新和增加,外科疾病的诊治手段也发生着日新月异的变化,在新世纪中呈现出崭新的面貌。作为一个医生或者即将成为医生的研究生,为适应新形势应需不断学习和提高,在自己的专业范围内汲取新的知识,掌握先进的技术,才能成为一名合格的医生以适应社会的需求。

全书共分十章,包括外科营养、感染、损伤、外科休克、器官功能衰竭、体液疗法与输血、麻醉学概论、颈部和甲状腺疾病、乳房疾病、胸外科疾病等内容。全书内容涵盖面广、系统全面、资料新颖,具有较高的科学性、先进性和实用性。书中涉及的内容绝大多数是公认的或是已有定论的,也是需要临床医师着重掌握的,对于有争论和尚无定论的内容尽量减少了收录,希望能对各级临床医师起到一定的帮助。

本书在编写过程中,虽然力求做到写作方式和风格上的统一,但由于都是在繁忙的工作之余进行编写以及受编者的水平所限,错误和疏漏之处在所难免,恳请读者及同行指正,以供今后修订时完善。

编　者

目　　　录

第一章　外科营养

第一节　概　述

外科营养不单纯是提供营养,更重要的是使细胞获得所需的营养底物进行正常或近似正常的代谢,以维持其基本结构,达到有利于患者康复的目的。主要包括两方面的内容:①外科手术作为对机体的一种创伤,可引起一系列内分泌及代谢的改变。这一改变虽有利于机体对创伤的耐受,但已导致机体内物质的高度消耗。因此,保证术前的患者有足够的物质储备,以利于耐受手术,是外科营养需要解决的课题。②在机体经受手术后,短期的高度消耗,及时补充营养,使机体尽快获得正氮平衡,减少感染和并发症的发生,以利于伤口(或切口)迅速愈合,全身康复,是外科营养的又一需要解决的重要课题。

一、外科患者的营养物质需求

(1)热能:热能的需要量是基础代谢、体力活动和食物特殊动力作用的总和。

一般中等体重的住院准备手术的患者,体力活动减少,若仅仅起来坐在床边活动,则仅需增加基础代谢的10%左右;若能起床活动,则增加基础代谢的20%～25%;安静卧床发热的患者,则体温每升高1℃,增加基础代谢的13%。明显消瘦的患者,应按其理想体重计算。

术后无并发症,热能需要量应略高于术前,约增高10%;若有腹膜炎等并发症,则需增加20%～25%。

(2)糖类(碳水化合物):是供给热能最经济的物质,并且体内某些组织主要利用糖类作为热能来源,如红细胞、骨髓、周围神经和肾上腺髓质,以及为创伤愈合所必需的成纤维细胞和吞噬细胞也利用葡萄糖作为主要热能来源。故糖类应占总热能的60%～70%。正常健康人(70 kg体重者)每日摄入糖类少于3 780 kJ(900 kcal),则从膳食中摄入的蛋白质也一起作为燃料消耗掉。故对健康人或外科患者都应摄入充裕的糖类。术前若获得充裕的糖类,还有保护肝脏的作用,有利于患者对手术的耐受。术后补充糖类,一方面是糖类最易消化吸收,对术后的消化功能欠佳者尤为适宜;另一方面是节省蛋白质,有利于机体转入正氮平衡和康复。

(3)脂肪:较糖类难以消化吸收。但由于脂溶性维生素A、维生素D、维生素E、维生素K等需与脂肪一起被吸收,并且适量的脂肪可改善食物的口味,故膳食中应含有一定量的脂肪,以占总热量的20%～30%为宜。但对肠胃功能不好的外科患者,脂肪摄入量应降低。但也应考虑到必需脂肪酸的需要(特别是长时间依靠肠外营养的患者)。在脂肪的品种上,应选择中链三酰甘油(甘油三酯),而不选择长链三酰甘油。因前者较后者易于消化吸收,可直接进入门静脉(无须经乳糜管、淋巴管系统)至肝脏,也易于氧化。

(4)蛋白质:成人蛋白质需要量应占总热量的10%～15%,75%～80%的外科患者需进高蛋白膳食。每日以150～200 g为宜,并应注意蛋白质的质量。若术前患者已有营养不良,且血浆白蛋白含量低于3%,则应推迟手术1～2周,积极补充蛋白质和营养,改善体质。手术患者蛋白质缺乏将有以下不良影响。

1)血红蛋白和血浆蛋白含量降低,术前即处于最低的循环血容量,以维持血红蛋白和血浆蛋白接近正常水平。若经受手术和麻醉,由于失血或血流动力学的改变,使有效循环血容量进一步减少,患者的代偿能力小,轻度变化即可出现低血容量休克。

2)蛋白质缺乏,血浆白蛋白减少,血浆渗透压也随之降低。易出现细胞间水肿,术后易出现切口处水肿,妨碍愈合。若为肠吻合,可因吻合口水肿引起梗阻。

3)免疫功能减退,网状内皮细胞萎缩,抗体的形成也有缺陷,因而易发生感染,感染后,控制也较困难。

4)营养良好的患者,术后机体即使处于负氮平衡期,伤口也可正常愈合;而蛋白质缺乏的患者,愈合推迟。若组织水肿,容易感染,形成长期不愈合的伤口。

5)蛋白质-能量营养不良的患者,由于动用体脂,肝脏易出现脂肪浸润,影响肝脏功能。若经受手术,在麻醉及机体处于高度消耗时,都需要肝脏充分发挥其作用。这样势必加重肝脏功能的障碍和削弱患者对手术的耐受。

蛋白质营养对外科患者有特别重要的意义,应充分保证其数量和质量。在术后反应期,应在各种必需氨基酸的基础上特别考虑支链氨基酸的供给,以满足体内糖原异生作用的需要,从而节省肌蛋白的消耗;在伤口愈合和全身康复阶段,应考虑到伤口愈合特别需要的含硫氨基酸以及胶原中含量高的各种氨基酸。

(5)维生素:对手术前已有维生素缺乏的患者,术前即应充裕地补充。对于本来营养状况良好的患者,术后,脂溶性维生素的供给不必超过正常需要量太多。水溶性维生素则以2～3倍于正常需要量来供给较为合适。Pauling提出维生素日摄入量,不应停留在推荐膳食供应量(RDA)。而应以能使多数人维持最佳营养状态,对防病治病最有效的摄入量为指标。认为维生素 B_1 应摄入推荐膳食供应量的3倍。维生素 C 应摄入推荐膳食供应量的50倍。鉴于水溶性维生素的毒性很低以及体内不易储存,目前外科患者的每日推荐量皆稍高:维生素 B_1 5～10 mg,维生素 B_2 5～10 mg,烟酰胺 100 mg,泛酸 20 mg,吡多醇 4 mg,叶酸 400 μg,维生素 C 500 mg 以上。

脂溶性维生素,鉴于补给过多易出现毒性作用,并且脂溶性维生素可在肝脏中储存。因此,对于营养状况良好的患者,术后一般不予额外补充。但对骨折患者可考虑或适当补充维生素 D。对肝、胆外科患者,有阻塞性黄疸时或肠道手术前用磺胺药或抗生素时,因改变了肠道菌丛,减少了肠道细菌合成维生素 D,都应注射维生素 K。

(6)无机盐及微量元素:创伤后随着尿氮的丢失,铁、钾、镁、锌、硫及磷的排出都增加,排出量及持续时间,随创伤严重程度而异,术后及康复期皆应注意适当补充。除前已述及者外,尚应特别注意补钾,因为缺钾常见于慢性消耗性疾病、营养不良、长期负氮平衡、胃肠液丢失的患者。若术前即有以上情况,术后康复阶段,需要在饮食中增加钾的含量。

二、患者营养状态评估

由于不良的营养状态直接影响外科疾病的发展,而且营养不良被证实与术后并发症和病死率上升有关,营养支持尤其是 TPN,不但价格昂贵,而且会由于应用不当而造成损害,不加选择地进行营养支持是禁忌的,因此,手术期的风险评估应该包括营养评价,营养状态评估的目的就是筛选出那些可能从营养支持中获益的患者。这种评估提供了患者营养不良的严重程度及持续发展的危险性。

(1)临床指标:完整的病史采集和详细的体格检查是任何营养状态评估指标中最基本的项目。冗长的病程伴有明显的厌食、吞咽困难、恶心呕吐、腹泻或不自觉地体重丢失,常表现为临床上的营养不良。近期进行性的,不自觉的体重丢失是临床上判断营养不良严重程度和潜在危险的指征。

体重是最常用的体格检查项目,其主要决定于患者体内的水合状态,并不代表身体内各种组织的组成。所以体重改变不能准确反映患者营养状况的变化。体重指数(BMI)[体重(kg)/身高^2(m^2)]被认为是一个有用的指标。它不受性别影响,而且包括了身高的因素,BMI 少于 18 被认为是中度或重度的营养不良。连续的体重测定可作为瘦体组织增加或减少的可信指标。

皮褶厚度能有效反映肿瘤患者的脂肪贮积,由于其简单性和非侵入性的特点,在临床上已被广泛用于身体脂肪的测量。皮褶厚度由双层皮肤和皮下脂肪组成,测量部位:肱二头肌、肱三头肌、肩胛下、髂骨上,临床上常用测量部位为肱三头肌。我国尚无群体调查的理想数值,可采用患者治疗前后的对比值。

上臂肌肉周径可判断机体无脂肉质的储存,临床上常用的测量部位为肱三头肌,以软尺先测量臂的围径,上臂肌肉周经(cm)=臂围经(cm)-肱三头肌皮肤褶厚度×3.14 。

(2)实验室检查:内脏蛋白质的状况有助于诊断营养不良及程度,常用的内脏蛋白的实验室检测包括人血白蛋白、转铁蛋白、前白蛋白和视黄醇结合蛋白。白蛋白在肝脏合成,其半衰期为 20 天,正常血清浓度为 3.5~5 mg/dL,众多的研究显示,人血白蛋白水平下降与术后并发症和病死率上升有关。白蛋白作为营养指标有以下不足:

1)白蛋白水平代表内脏蛋白水平,有平稳的合成速度,不适宜用于急性病期;

2)较长的半衰期不能反映急性营养改变;

3)血清水平下降,见于营养不良以外的多种情况;

4)血清水平受体内水整合状态和重新分布的影响。

尽管如此,测定白蛋白水平,依然是最常用的反映内脏蛋白质合成的指标。转铁蛋白具有半衰期短的特点,细胞外储存量仅 4 mg,被认为是测定蛋白质量的变化的一项较敏感指标,能比白蛋白更好、更快地反映蛋白和能量的变化。视黄醇结合蛋白(RBP)和甲状腺素结合前白蛋白(TBP),合成场所也在肝脏,TBP 与 RBP 在血液循环中成 1:1 的比值,且半衰期短(RBP为 10~12 小时,TBP 为 2~3 天),这些蛋白能立即反映肝脏的蛋白质合成状况,为患者的营养状态提供信息。

一些研究者发现外科患者术后并发症和病死率的增高与免疫抑制有关,衡量营养不良对免疫抑制的影响以及疾病本身对免疫功能的损害程度是非常困难的,尽管营养不良可影响抗体生成和细胞免疫能力,但对细胞免疫损害较早,也较为严重。评价细胞免疫功能可用皮肤抗原的迟发型超敏反应(DTH),用来诱导 DTH 反应的抗原包括:①提纯的蛋白类物质;②念珠菌;③链激酶/链道酶;④毛发癣菌素;⑤流行性腮腺炎皮肤抗原;⑥二硝基氯苯(DNCB)。测定方法是将抗原注射到真皮中,经 24～48 小时,观察结果:硬结直径＞5 mm 为阳性,对所有抗原的刺激均无硬结者可判断为无反应性。评价体液免疫常用总淋巴细胞计数,正常值为1 500/mm³,营养不良者常下降。但是影响这些指标的因素较多,特异性较差。

大部分临床医师能有效地评价患者的营养状况,最合适的营养不良检查方法同时也应是方便使用的方法,另有一些用数学公式和实验室测量技术衍化的营养估价方法,可能对病情的归类和临床研究分级有利,却对临床上营养补偿无良好的指导意义。(见表1-1)列出的营养不良程度的评定(只以体重、人血白蛋白、转铁蛋白、迟发型超敏反应试验为依据)。

表 1-1　营养不良的临床评价

营养不良的程度	体　重	实验室检查
正常	体重不变	白蛋白正常 转铁蛋白正常
轻度	体重减少<5%	迟发型超敏反应阳性 白蛋白<32 g/L
中度	体重减少5%～10%	迟发型超敏反应 <5 mm，白蛋白<27 g/L
重度	体重减少>10%	迟发型超敏反应阴性 肌无力

所有需要进行外科治疗的患者都应该进行营养状况的评价,没有或仅有轻度营养不良的患者只需进行膳食调整,中度营养不良的患者应予营养补充,而重度营养不良的患者应请营养学专家会诊做进一步的营养评估及营养支持。

三、营养不良的类型

根据全面营养评定的结果,可以了解患者是否存在营养不良,营养不良的严重程度,并判定营养不良的类型。营养不良主要有三类:

1.蛋白质营养不良(低蛋白血症性营养不良)

营养良好的患者在严重疾病时,因应激状态下的分解代谢增强和营养素的摄取不足,致人血白蛋白、转铁蛋白降低,细胞免疫及总淋巴细胞计数也降低,但人体测量的数值(BMI、肱三头肌皮褶厚度,上臂肌围)正常,临床上易忽视,只有通过内脏蛋白和免疫功能的测定才能诊断。

2.蛋白质-能量营养不良

机体由于蛋白质-能量摄入不足而逐渐消耗肌肉组织与皮下脂肪,是临床上易于诊断的一种营养不良,表现为体重下降,人体测量数值均降低,但人血白蛋白可维持在正常范围。

3.混合性营养不良

由于长期营养不良而出现上述两种营养不良的某些特征,是一种非常严重、危及生命的营养不良。骨骼肌及内脏蛋白均有下降,内源性脂肪与蛋白质储备空虚,多种器官功能受损,感染及并发症的发生率增高。

第二节　临床营养支持指征

营养支持的主要目的是改善患者的临床预后,其作用包括:①避免由于饥饿所造成的损害;②纠正由于疾病或治疗所造成的营养、代谢障碍;③维持机体组织储存及体重,改善生理功能及精神状况;④尽量减少由于分解代谢所造成的机体蛋白质等组织的分解,促进合成代谢并增加体重;⑤加速机体康复,缩短住院时间,提高患者生活质量。因此,原则上凡是因各种原因在一段较长时间内(超过一周)不能正常进食或饮水,均为需要临床营养支持的指征。

（一）肠外营养支持的适应证

凡是需要营养支持,但又不能或不宜接受肠内营养支持的患者均为肠外营养支持的适应证。实际上临床上遇到的具体患者往往情况十分复杂,营养支持的有效性受许多因素的影响,包括原发病的严重程度、病程的长短,以及并发症的存在等。此外,某些疾病的不同阶段所接受的营养支持方式也会有所不同。因此,我们认为下列情况下可考虑应用肠外营养:①由于以下情况无法进食或通过消化道吸收营养物质:广泛小肠切除,小肠疾病,放射性肠炎,严重腹泻,顽固性呕吐;②接受大剂量放、化疗的营养不良者;③进行骨髓移植者;④无法进行或不能耐受肠内营养的重症胰腺炎者;⑤消化道功能障碍的严重营养不良者;⑥营养不良的获得性免疫缺陷性疾病患者或存在并发症(如顽固性腹泻、并发其他感染、接受化疗)的获得性免疫缺陷性疾病者;⑦严重分解代谢状态下患者(如颅脑外伤、严重创伤、严重烧伤),在5～7天内无法利用其胃肠道者。

（二）肠内营养支持的适应证

理论上,患者因原发疾病或因治疗的需要而不能或不愿经口摄食,或摄食量不足以满足机体合成代谢的需要时,只要患者胃肠道能够耐受肠内喂养,均可考虑采用肠内营养支持。临床实践中,具体有以下几种情况适合肠内营养:①意识障碍、某些神经系统疾病所致的昏迷患者,老年痴呆不能经口进食或精神失常,严重抑郁症、神经性厌食者等;②吞咽困难和失去咀嚼能力的患者;③上消化道梗阻或手术后患者;④严重创伤、大面积烧伤、严重感染等患者,虽可经口摄食但摄入量不足;⑤消化道瘘患者,一般适用于低流量瘘或瘘的后期,所提供的营养素不致从瘘口流出的患者;⑥营养不良者的术前准备;⑦炎性肠道疾病患者,当病情逐渐缓解,小肠功能适当恢复且能耐受肠内营养制剂时;⑧短肠综合征的肠道代偿阶段;⑨胰腺疾病病情稳定、肠道功能恢复后;⑩慢性消耗性疾病、恶性肿瘤放疗、化疗患者及免疫缺陷性疾病者等患者;肠外营养的补充或过渡:由于长期肠外营养会导致肠道结构及功能损害,因而临床上常采用逐渐减少肠外营养用量,同时逐步增加肠内营养,最终过渡到经口进食。

第三节　肠外营养的实施

肠外营养是临床营养支持的重要组成部分,自从 1968 年 Dudrick 首次通过中心静脉进行营养支持以来,经过几十年的临床实践,肠外营养从理论、技术到营养制剂都得到了很大的发展,取得了显著成就。目前,肠外营养已被临床普遍接受,其疗效也得到大家的共识,已成为临床上肠功能衰竭患者及危重患者治疗中必不可少的措施之一。

(一)营养制剂

肠外营养的营养素包括水、碳水化合物、氨基酸、脂肪、电解质、维生素和微量元素,临床上必须根据患者实际需要、代谢情况准确地给予,因为接受肠外营养的患者不能控制营养素的吸收,所有经静脉给予的营养素均参与代谢或排泄。

1.碳水化合物制剂

碳水化合物主要生理功能是提供能量,此外,碳水化合物还参与构成人体代谢过程中的一些重要物质,如 DNA、RNA、ATP 和辅酶等。葡萄糖是目前临床上肠外营养中最主要的碳水化合物,葡萄糖制剂来源丰富,价廉,无配伍禁忌,最符合人体生理要求,能被所有器官利用,其省氮效应早已肯定,是临床上应用最多的能源物质。人体对葡萄糖代谢的最大利用率一般约为 6 mg/(kg·min),超量后易引起高血糖和糖尿,长期过量输入会转化成脂肪沉积在肝等内脏和组织。严重应激状态下患者,葡萄糖氧化障碍和胰岛素阻抗,此时每日葡萄糖供给量应少于 250～300 g 为宜,输入速度应少于 3～4 mg/(kg·min),以避免因葡萄糖摄入过量所致的代谢副作用。目前临床上常用的葡萄糖制剂的浓度为 5%～50%。

2.氨基酸制剂

氨基酸是肠外营养时的氮源物质,输注氨基酸液的目的是提供机体合成蛋白质所需的底物。由于各种蛋白质都由特定的氨基酸组成,因此输入的复合氨基酸液中氨基酸的配比应该合理,缺少某种(些)氨基酸或其含量不足,则氨基酸的利用率和蛋白质的合成受到限制,从而影响肠外营养的疗效。目前市场上有不同浓度、不同配方的氨基酸溶液,成人常规使用的氨基酸溶液中含 13～20 种氨基酸,包括所有必需氨基酸。氨基酸的浓度也有 3%,5%,7%,8.5%,10%,甚至更高浓度等多种。临床上在选择氨基酸制剂时最好应用含氨基酸种类较齐全的溶液,高浓度的氨基酸产品适用于需要氮量但又需要限制液体摄入量的患者。

3.脂肪乳剂制剂

脂肪乳剂是肠外营养中理想的提供能量、生物合成碳原子及必需脂肪酸的静脉制剂,它具有能量密度高、等渗、不从尿排泄、富含必需脂肪酸、对静脉壁无刺激、可经外周静脉输入、不需要胰岛素、无高渗性利尿等优点,脂肪乳剂与葡萄糖合用还可起到省氮效应。

(1)长链脂肪乳剂:长链脂肪乳剂含 12～18 个碳原子的长链甘油三酯(LCT),不仅为机体提供了能量,也提供了大量生物膜和生物活性物质代谢所必需的不饱和脂肪酸,可以预防或纠正必需脂肪酸缺乏症。近年来的研究发现,长链脂肪乳剂中的亚油酸含量过高,抗氧化剂含量较低,在创伤、感染等高代谢状态时,可影响粒细胞活性,导致机体免疫功能受损,脂质过氧化增加,对机体有一定的损害。

(2)中/长链脂肪乳剂:中链甘油三酯(MCT)含6～8个碳原子,MCT分子量较LCT小,水溶性较LCT高100倍左右,水解速度快而完全。由于MCT不含必需脂肪酸,同时,纯MCT输注时有一定神经毒性作用。因此,目前临床上应用的中/长链脂肪乳剂是以两种形式存在,其一是将MCT与LCT按1:1的重量比物理混合而成。另一种是将MCT与LCT在高温和催化剂的作用下水解后再酯化,在同一甘油分子的3个碳链上随机结合不同的中链脂肪酸和长链脂肪酸,形成结构型甘油三酯。研究发现,物理混合或结构型的中/长链脂肪乳剂比较长链脂肪乳剂具有氧化更快、更完全,能较快彻底地从血中被清除,更有利于改善氮平衡,对肝脏及免疫系统的影响小,因而是更理想的能源物质,临床上应用日趋广泛,大有取代传统长链脂肪乳剂之势。

(3)含橄榄油的脂肪乳剂:含橄榄油的脂肪乳剂由20%大豆油和80%富含单不饱和脂肪酸的橄榄油组成,同时富含大量具有生物活性的α-生育酚,可减少脂质过氧化的发生。临床实践证实,含橄榄油的脂肪乳剂具有良好的安全性和耐受性,可选择性调节免疫应答,维护机体免疫功能,减少炎性反应的发生,是临床上值得推崇的新型脂肪乳剂。

(4)含鱼油的脂肪乳剂:鱼油(富含ω-3脂肪酸)的脂肪乳剂可保护组织微循环及机体免疫功能,减少炎症反应和血栓形成,改善自身免疫性疾病等慢性病的治疗结果,将对创伤后、早期败血症、肿瘤及危重患者带来益处。最新上市的脂肪乳剂(SMOF)是将大豆油、中链甘油三酯、橄榄油及鱼油按一定比例物理混合而成,减少了ω-6脂肪酸的含量,增加了ω-3脂肪酸的含量,并提供了大量单不饱和脂肪酸和α-生育酚,被认为可以最佳地调节机体的免疫功能,起到良好的临床效果。

目前临床上脂肪乳剂的有10%、20%及30%浓度几种,10%的脂肪乳剂供能为4.62J/mL,20%的脂肪乳剂供能为8.4J/mL,30%的脂肪乳剂供能为12.65J/mL。

4.电解质制剂

电解质是体液和组织的重要组成部分,对维持机体水、电解质和酸碱平衡,保持人体内环境稳定,维护各种酶的活性和神经、肌肉的激应性及营养代谢的正常进行均有重要作用。肠外营养支持中应给予适量电解质,患者对电解质的需要量变化较大,每日的补给量不是固定不变的,需根据临床综合分析后确定。现有的电解质制剂一般均为单一制剂。主要是各种浓度的氯化钠、氯化钾、碳酸氢钠溶液及葡萄糖酸钙、氯化钙、硫酸镁及乳酸钠溶液。必要时也可使用谷氨酸钠和谷氨酸钾制剂。无机磷制剂(磷酸二氢钾、钠等)虽可用来补充磷,但在配制营养液时如与钙、镁离子相混合则可产生沉淀,输入后将引起不良反应。有机磷制剂格利福斯(Glycophos)的成分是甘油磷酸钠,不会产生上述的沉淀问题。

5.维生素制剂

维生素是维持人体正常代谢和生理功能所不可缺少的营养素。目前临床上有多种水溶性维生素制剂和脂溶性维生素制剂,这些制剂每支中的维生素含量可满足成人每日的需要量。近年来出现了多种专供静脉用的复合维生素制剂,既含有水溶性又含有脂溶性维生素,临床应用方便。它们不能直接静脉注射,需临用前加入500～1 000 mL输液或全合一营养液中稀释后作静脉滴注。

6.微量元素制剂

现已有供成人用的复方微量元素制剂安达美(Addamel N),内含 9 种微量元素(铬、铜、锰、钼、硒、锌、氟、铁及碘),每支含量为成人每日正常的需要量。另有专供儿科患者用的微量元素制剂哌达益儿(Ped-el),内含钙、镁、铁、锌、锰、铜、氟、碘、磷、氯 10 种元素。

(二)肠外营养液的配制

肠外营养由碳水化合物、脂肪乳剂、氨基酸、水、维生素、电解质及微量元素等基本营养素组成,以提供患者每日所需的能量及各种营养物质,维持机体正常代谢,改善其营养状况。临床上,在实施肠外营养支持时,为使输入的营养物质在体内获得更好的代谢、利用,宜将各种营养剂混合后输注,尤其是氨基酸应和能源物质同时输入体内,以利于前者合成蛋白质以免作为供能物质。为此,近年来在临床上配制和使用肠外营养液时多主张采用全合一营养液混合方法(total nutrient admixture ,TNA,all-in-one),即将患者全日所需的各种营养物质注入 3 升袋中混合后再作静脉输注。

肠外营养液的配制需要一个洁净、无菌的环境,为此,需要建立肠外营养液配制中心(室),肠外营养液的配制必须在层流洁净房间和层流超净工作台内操作完成。此外,肠外营养配制室需要建立一套严格的规章制度,以确保安全、有效地开展工作。

全合一营养液的配制步骤如下:首先按医嘱或营养配方单准备好药剂,将电解质、微量元素、水溶性维生素、胰岛素加入葡萄糖液(或氨基酸)中,将磷酸盐加入另一瓶氨基酸液中,脂溶性维生素加入脂肪乳剂中。然后将已加入添加剂的葡萄糖液、氨基酸液经配套的输液管灌入 3 升袋内混合,最后将脂肪乳剂灌入 3 升袋中。应不间断地一次完成混合、充袋,并不断轻摇 3 升袋,使混合均匀,充袋完毕时尽量挤出袋中存留的空气。配制好的 TNA 液应在室温条件下 24~48 小时内输注,暂不使用时要置于 4 ℃保存。配制过程中避免将电解质、微量元素直接加入脂肪乳剂内,磷制剂和钙制剂未经充分稀释不能直接混合。全合一营养液中葡萄糖的最终浓度应<25%,钠、钾离子的总量要<150 mmol/L,钙、镁离子的总量<4 mmol/L,应含有足量的氨基酸液,不应加入其他药液。

近年来随着新技术、新型材质塑料不断问世,肠外营养混合技术也有较大发展,出现了标准化、工业生产的肠外营养袋,可用于营养液配制、储存。新型肠外营养袋中有分隔腔,形成两腔袋或三腔袋形式,各个腔中装有各种营养成分,这些成分的混合非常容易,只需将营养袋撕开即可混合而成。通常两腔袋中含有氨基酸和葡萄糖溶液,有或没有电解质。三腔袋分别含有氨基酸、葡萄糖和脂肪乳剂,混有电解质。无论是两腔袋还是三腔袋,内含的各种营养成分都是标准配方,只有在需要时,才在袋中添加维生素、微量元素和其他所需的成分。标准化多腔肠外营养液可在常温下保存 24 个月,避免了医院内配制营养液的污染问题。目前临床上有多种不同规格的产品,能够满足大多数不同营养需求患者的需要,也可安全、便捷地经中心静脉或经周围静脉输注。

(三)肠外营养途径

在实施肠外营养支持的过程中,正确的静脉输注途径的选择是肠外营养支持能得以顺利实施的前提。肠外营养的输入途径主要有中心静脉和周围静脉,中心静脉管径粗、血流速度快、血流量大,对渗透压的耐受性好,输入的液体可很快被稀释而不致对血管壁刺激,不易产生静脉炎和静脉血栓形成。中心静脉对输注液体的浓度和酸碱度的限制小,能在单位时间内快速输入机体所需的大量液体,并可在 24 小时内进行持续不断地输注,因此,能最大限度地按机体的需要以较大幅度调整输入液体的量、浓度及速度,保证供给机体所需的热能和各种营养素。中心静脉穿刺置管后可供长期输液用,免遭反复静脉穿刺带来的痛苦。因此,对需较长时间肠外营养支持者或因有较多额外丢失、处于显著高代谢状态以致机体对营养物质的需求量大为增加者则宜采用中心静脉途径输液。周围静脉输注具有应用方便、安全性高、并发症少而轻等优点,一般适用于预期只需短期(不超过二周)肠外营养支持的患者或接受部分肠外营养支持(输注营养素的量较少)的患者。

1.中心静脉途径

目前临床上常用的中心静脉置管途径有:①经皮穿刺颈内静脉置管;②经锁骨下区穿刺锁骨下静脉置管;③经锁骨上区穿刺锁骨下静脉置管;④经皮穿刺颈外静脉置管或切开颈外静脉置管;⑤经头静脉或贵要静脉插入中心静脉导管(PICC)。

2.周围静脉途径

周围静脉大多数选择上肢的末梢静脉,如前臂近端或肘前窝的周围静脉。下肢周围静脉由于容易发生血栓性静脉炎,而且不利于患者活动,因而不适合用作肠外营养。无论选择何处静脉,为减少血栓性静脉炎的发生,应尽量选择直径较粗的静脉。经周围静脉途径肠外营养时为使患者免受频繁穿刺静脉的痛苦和减少穿刺针机械刺激所致的静脉炎和静脉血栓形成,可应用塑套式静脉留置套管针。

(四)肠外营养液的输注

肠外营养的输注有持续输注法和循环输注法两种,持续输注是指一天营养液在 24 小时内持续均匀输入到体内。由于各种营养素同时按比例输入,对机体氮源、能量及其他营养物质的供给处于持续状态,胰岛素分泌较稳定,血糖值也较平稳,对机体内环境的影响较少。一般在肠外营养早期尤其是在探索最佳营养素量阶段都采用持续输入法,患者易适应。持续输注营养液时,胰岛素分泌持续处于高水平状态,阻止了脂肪分解,促进脂肪合成,并使葡萄糖以糖原形式储存在肝脏,因此常出现脂肪肝和肝大,有时出现高胆红素血症,这对于需长期肠外营养支持患者不利。循环输注法是持续输注营养液稳定的基础上缩短输注时间,使患者有一段不输液时间,此法适合于病情稳定、需长期肠外营养支持,而且肠外营养素量无变化的患者。实施循环输注应当有一个过渡期,逐渐进行,要监测机体对葡萄糖和液体量的耐受情况,避免血糖变化。

肠外营养液输注速度的控制是一个非常重要的问题,输注速度不均匀可引起患者血糖水平的明显波动,不利于营养物质的吸收和利用,甚至发生严重的代谢并发症。我们推荐应用静脉输注泵实施肠外营养液的输注,按照实际需要进行调控。

(五)肠外营养并发症监测与防治

临床上常见的肠外营养的并发症主要有静脉导管相关并发症、代谢性并发症、脏器功能损害及代谢性骨病等。

1.静脉导管相关并发症

静脉导管相关并发症是肠外营养常见并发症,可分为非感染性并发症及感染性并发症两大类,前者大多数发生在中心静脉导管放置过程中,多与置管操作不当有关,常发生的并发症有:气胸、空气栓塞、血肿形成、胸腔或纵隔积液、动脉和静脉损伤、导管栓塞、导管位置不当、胸导管损伤、颈交感神经链、臂丛神经损伤或膈神经损伤等。也有少数是长期应用、导管护理不当或拔管操作所致,如导管脱出、导管扭折或导管折断、导管漏液、衔接部脱开、导管堵塞等。感染性并发症主要指中心静脉导管相关感染。

2.代谢性并发症

肠外营养时可发生糖代谢紊乱,肾前性氮质血症,必需脂肪酸缺乏症,高甘油二酯血症,水、电解质及酸碱平衡紊乱,维生素及微量元素缺乏症等代谢性并发症。

3.脏器功能损害

肝脏损害是肠外营养中常见的并发症,其原因与长期过高的能量供给、葡萄糖、脂肪与氮量的提供不合理、胆汁淤积及某些营养制剂中的某些成分有关。早期这种肝损害往往是可逆的,主要表现为肝酶谱不同程度的升高,部分患者同时出现高胆红素血症,停用肠外营养或减少用量后肝功能大都可恢复正常。长期应用全肠外营养的患者或不适当应用,可导致肝功能不全和肝硬化,重者可引起肝衰竭及死亡。

胆泥淤积和胆囊结石是肠外营养另一常见并发症,这主要是长期肠外营养使肠道处于休息状态,肠道激素的分泌受抑制所致。胆囊或胆管系统结石地形成还可能进一步诱发急性胆囊炎、急性胰腺炎和胆管感染等并发症。此外,长期肠外营养时由于胃肠道长时间缺乏食物刺激,导致肠黏膜上皮绒毛萎缩、变稀,皱褶变平,肠壁变薄,肠道激素分泌及动力降低,小肠黏膜细胞及营养酶系的活性退化,肠黏膜上皮通透性增加,肠道免疫功能障碍,以至于肠道黏膜的正常结构和功能损害,导致肠道细菌易位而引起肠源性感染,甚至导致肠源性脓毒症。

部分长期肠外营养患者出现骨钙丢失、骨质疏松、血碱性磷酸酶增高、高钙血症、尿钙排出增加、四肢关节疼痛,甚至出现骨折等表现,称之为代谢性骨病。

总而言之,肠外营养可产生各种并发症或副作用,在临床实施中应注意密切监测,尽可能避免或预防其发生,一旦发生应及时处理,以确保肠外营养得以继续和安全实施。

第四节 肠内营养的实施

肠内营养是一种简便、安全、有效的营养支持方法,与肠外营养相比,它具有比较符合生理状态,能维持肠道结构和功能的完整,费用低,使用和监护简便,并发症较少,以及在摄入相同热卡和氮量情况下节氮作用更明显等诸多优点。临床上,肠内营养的可行性取决于患者的胃肠道是否具有吸收所提供的各种营养素的能力,以及胃肠道是否能耐受肠内营养制剂。只要具备上述两个条件,在患者因原发疾病或因治疗的需要而不能或不愿经口摄食,或摄食量不足以满足机体合成代谢的需要时,均可考虑采用肠内营养支持。

（一）肠内营养制剂的特性及选择

目前，市场上肠内营养制剂的种类多达 100 多种，容易引起混淆，但根据其组成分类，肠内营养制剂则可分为要素型肠内营养制剂、非要素型肠内营养制剂、组件型肠内营养制剂和特殊应用型肠内营养制剂四类。

1.要素型肠内营养制剂

要素型肠内营养制剂（elemental diet）是氨基酸或多肽类、葡萄糖、脂肪、矿物质和维生素的混合物。要素型肠内营养制剂具有以下特点：

（1）营养全面：要素型肠内营养制剂中各类营养素含量可满足推荐的膳食供给量标准。

（2）不需要消化即可直接或接近直接吸收。

（3）成分明确：明确的成分便于使用时对其进行选择，并可根据病理生理需要，增减某种或某些营养素成分或改变其比例，以达到治疗效果。

（4）不含残渣或残渣极少，使粪便数量显著减少。

（5）不含乳糖：适用于乳糖不耐受者。

（6）口感差，以管饲为佳。要素型肠内营养制剂主要适合于胃肠道消化、吸收功能部分受损的患者，如短肠综合征、胰腺炎等患者。

2.非要素型肠内营养制剂

非要素型肠内营养制剂（non-elemental diet）以整蛋白或蛋白质游离物为氮源，渗透压接近等渗（300～450 mOsm/L），口感较好，口服或管饲均可，使用方便，耐受性强。此类制剂根据其蛋白质来源、是否含乳糖或膳食纤维又可分为含牛奶配方，不含乳糖配方及含膳食纤维配方。此类制剂适于胃肠道功能较好的患者，是临床上应用最广泛的肠内营养制剂。

3.组件型肠内营养制剂

组件型肠内营养制剂（module diet）是仅以某种或某类营养素为主的肠内营养制剂。它可对完全型肠内营养制剂进行补充或强化，以弥补完全型肠内营养制剂在适应个体差异方面不够灵活的缺点。组件型肠内营养制剂主要包括蛋白质组件、脂肪组件、糖类组件、维生素组件和矿物质组件。

4.特殊应用型肠内营养制剂

近年来，市场上出现了根据某些疾病特征制造的肠内营养制剂，主要有：①创伤用肠内营养制剂；②糖尿病用肠内营养制剂；③肿瘤用肠内营养制剂；④肺疾患专用肠内营养制剂；⑤婴儿用制剂；⑥肝衰竭用制剂；⑦肾衰竭用制剂。

（二）肠内营养途径选择及管饲技术操作

肠内营养的输入途径有口服、鼻胃/十二指肠管、鼻空肠管、胃造口、空肠造口等多种，具体投给途径的选择则取决于疾病情况、喂养时间长短、患者精神状态及胃肠道功能。不同途径的适应证、禁忌证及可能出现的并发症均不同，因而临床上应根据具体情况进行选择。

1.鼻胃及鼻十二指肠、空肠管置管方法

鼻胃或鼻肠置管进行肠内营养简单易行，是临床上使用最多的方法。鼻胃管喂养的优点在于胃的容量大，对营养液的渗透压不敏感，适合于各种完全性营养配方。缺点是有反流与吸入气管的危险,长期使用者可出现咽部红肿、不适,增加呼吸系统并发症等。因此,鼻胃或鼻肠置管喂养不适合需长期进行肠内营养支持的患者。

2.胃造瘘术

胃造瘘术常用于较长时间不能经口进食者,这种方法接近正常饮食,能供给人体所需要的营养物质,方法简便。具体方法有:①剖腹胃造瘘术;②经皮内镜辅助的胃造瘘术(percutaneous endoscopic gastrostomy,PEG):PEG 是近年来发展起来的新型胃造瘘方法,具有不需剖腹与麻醉,操作简便、创伤小等优点,适合于需长期肠内营养患者,目前已广泛用于临床。

3.空肠造瘘术

空肠造瘘是临床上肠内营养支持重要途径之一,其优点为:①因液体反流而引起的呕吐和误吸发生率低;②肠道营养与胃、十二指肠减压可同时进行,对胃、十二指肠外瘘及胰腺疾病患者尤为适宜;③喂养管可长期放置,适用于需长期营养支持患者;④患者可同时经口摄食;⑤患者无明显不适,机体和心理负担小,活动方便,生活质量好。空肠造瘘具体方法有:①剖腹空肠造瘘术;②经皮内镜空肠造瘘术(percutaneous endoscopic jejunostomy,PEJ):采用与 PEG 相同方法置管,将空肠造瘘管置于胃中,再由胃镜将导管向远端送入十二指肠或空肠。

(三)肠内营养的投给方式

临床上肠内营养的输注方式有一次性投给,间隙性重力滴注和连续性经泵输注三种方式。具体采用哪种方法取决于营养液的性质、喂养管的类型与大小、管端的位置及营养素的需要量。

(1)一次性投给:将配好的营养液或商品型液体肠内营养借注射器缓慢地注入喂养管内,每次 200 mL 左右,每日 6～8 次。由于该方法常常会引起腹胀、腹泻、恶心、呕吐等症。该方法可于胃造瘘需长期家庭肠内营养患者,因为胃的容量较大,对容量及渗透压的耐受性较好,而临床上住院患者已很少使用。

(2)间隙性重力输注:将配制好的营养液置于输液瓶或塑料袋中,经输液管与肠道喂养管连接,借重力将营养液缓慢滴入胃肠道内,每次 250～400 mL,每日 4～6 次。此法临床上常用,其优点是患者有较多的自由活动时间,类似正常饮食。但由于肠道蠕动或逆蠕动的影响,常会引起输注速度不均和胃肠道症状。

(3)连续经泵输注:应用输液泵连续 12～24 小时均匀持续输注。目前临床上多主张采用此方式进行肠内营养支持。临床实践表明,连续经泵滴注时,营养素吸收较间隙性输注佳,大便次数及大便量也明显少于间隙性输注,患者胃肠道不良反应也较少,营养效果好。

肠内营养液的输注刚开始数天(1～3 天),应该让胃肠道有一个逐步适应、耐受肠内营养液过程。开始时采用低浓度、低剂量、低速度,随后再逐渐增加营养液浓度、滴注速度以及投给剂量。一般第 1 天用 1/4 总需要量,营养液浓度可稀释一倍,如患者能耐受,第 2 天可增加至 1/2 总需要量,第 3、4 天增加至全量。肠内营养液开始输注时速度宜慢,速率一般为 25～50 mL/h,以后每 12～24 小时增加 25 mL/h,最大速率为 125～150 mL/h,严格控制输注速度十分重要。输入体内的营养液的温度应保持在 37℃左右,过凉易引起胃肠道并发症。对此可采用两种方法使过凉的营养液复温,一种采用电热加温器,另一种简易的方法是暖水瓶加温法。

（四）肠内营养并发症监测与防治

尽管肠内营养是一种简便、安全、有效的营养支持方法,但如果使用不当,也会发生一些并发症,增加患者痛苦且影响疗效。临床上常见的肠内营养的并发症主要有机械方面、胃肠道方面、代谢方面及感染方面的并发症。

1.机械性并发症

机械性并发症与喂养管的质地、粗细以及置管方法及部位有关。主要有鼻、咽及食管损伤,喂养管堵塞,喂养管拔出困难,造口并发症等。

2.胃肠道并发症

胃肠道方面的并发症是肠内营养支持过程中最常见的并发症,也是影响临床肠内营养支持实施普及的主要障碍。恶心、呕吐、腹泻、腹胀、肠痉挛等症状是临床上常见的消化道症状,这些症状大多数是能够通过合理的操作来预防和及时纠正处理。

3.代谢性并发症

代谢并发症的发生常与营养液的质量,管理、监测系统是否完善有关。代谢方面的并发症主要有水、电解质及酸碱代谢异常,糖代谢异常,微量元素代谢异常,维生素及脂肪酸的缺乏,各脏器功能异常。

4.感染性并发症

感染是肠内营养时的另一种并发症。造成感染的因素和环节是多方面的,主要与营养液的误吸和营养液污染有关。吸入性肺炎是肠内营养支持中最严重的并发症,常见于幼儿、老年患者及意识障碍患者,其发生率1%～4%。防止胃内容物潴留及反流是预防吸入性肺炎的基础,具体措施有:①对易引起吸入性肺炎的高危患者应采用幽门后途径进行喂养;②输注营养液时始终使床头抬高30°～45°;③输注肠内营养液时应注意输注速度,肠内营养液量、浓度及输注速度应逐步递增,使肠道逐步适应;④及时检查和调整营养管头端的位置,防止喂养管卷曲或滑出至食管内;⑤经常检查胃潴留情况,一旦胃潴留量＞100 mL应暂停肠内营养。一旦发现患者有吸入胃内容物征象时应立即采取以下措施:①立即停止肠内营养液的输注并吸尽胃内容物;②立即行气管内吸引,尽可能吸出吸入的营养液或食物;③鼓励并帮助患者咳嗽、咳出误吸的液体;④对于同时进食的患者,应尽早行支气管镜检查,清除食物颗粒;⑤改用肠外营养支持,输入一定量的白蛋白以减轻肺水肿;⑥呼吸功能严重损害患者需要机械通气支持;⑦应用抗生素防治肺部感染,必要时可以适量应用糖皮质激素以改善症状。

第二章　感　染

一、外科全身性感染

随着分子生物学的发展,以及对感染病理生理的进一步认识,感染的概念已有变化,如脓毒症和菌血症,当前国际不再沿用以往的"败血症"一词。脓毒症是指因病原菌因素引起的全身性炎症反应,体温、循环、呼吸、神志有明显的改变者,用以区别一般非侵入性的局部感染。菌血症是脓毒症中的一种,血培养可检出病原菌,目前多指临床有明显感染症状的菌血症。

全身性感染不仅由于病原菌,还因其产物,如内毒素、外毒素等和它们介导的多种炎症介质对机体的损害。在感染过程中,细菌繁殖和裂解游离、释放毒素,毒素除其本身的毒性外,能刺激机体产生多种炎症介质,包括如肿瘤坏死因子、白介素-1、白介素-6、白介素-8 等,以及氧自由基、一氧化氮等,这些炎症介质适量时可起防御作用,过量时就可造成组织损害。如得不到控制,就可因炎症介质失控而发生严重的全身性炎症反应综合征,脏器受损和功能障碍,严重者可致感染性休克、多器官功能障碍综合征。全身性感染诊断标准有 4 项:①体温>38℃ 或 <36℃;②心率>90 次/分;③呼吸>20 次/分或有过度通气致 $PaCO_2$<4.3kPa(32mmHg);④白细胞计数>12×10^9/L 或<4×10^9/L 或幼稚细胞<0.10。后来在 2001 年欧美外科协会联席会上,以上述 4 个项目为基础又增添了警示指标的多项参数,如 C 反应蛋白升高>5mg/L,降钙素升高>0.5mg/ml;高血糖症;尿素氮及肌酐升高,血小板计数下降,其他凝血因子紊乱,高胆红素血症。

1.病因

导致全身性外科感染的原因是致病菌数量多、毒力强和(或)机体抗感染能力低下。它常继发于严重创伤后的感染和各种化脓性感染,如大面积烧伤创面感染、开放性骨折合并感染、急性弥漫性腹膜炎、急性梗阻性化脓性胆管炎等,但还有一些潜在的感染途径值得注意,如静脉留置导管感染、肠源性感染。原有抗感染能力降低的病人,如糖尿病、尿毒症、长期或大量应用皮质激素或抗癌药等的病人,患化脓性感染后较易导致全身性感染。

2.全身性感染的常见致病菌

(1)革兰氏阴性杆菌:目前外科感染中革兰氏阴性杆菌感染已超过革兰氏阳性球菌感染。常见为大肠杆菌、绿脓杆菌、变形杆菌、克雷伯菌、肠杆菌、鲍曼不动杆菌、嗜麦芽窄色单胞菌等。此类细菌的主要毒性在于内毒素,多数抗生素虽能杀菌,但对内毒素及其介导的多种炎症介质无效,因此,由革兰氏阴性杆菌所致的脓毒症一般比较严重,可出现"三低"现象(低温、低白细胞、低血压),发生感染性休克者增多。

(2)革兰氏阳性球菌:较常见的有三种:①金黄葡萄球菌,现已出现多重耐药性的菌株,这类菌株还倾向于血液播散,可在体内形成转移性脓肿;有些菌株局部感染也可引起高热、皮疹、甚而休克;②表皮葡萄球菌,由于易黏附在医用塑料制品上,如静脉导管、气管导管、分流管等,细菌包埋于黏质中,可逃避机体的防御与抗生素的作用,近年的感染率明显上升;③肠球菌,是人体肠道中的常驻菌,有的肠球菌脓毒症不易找到原发灶,耐药性较强。

(3)无芽孢厌氧菌:它在普通细菌培养基上无法检出,因此易被忽略。近代由于厌氧菌培养技术的提高,发现腹腔脓肿、阑尾脓肿、肛旁脓肿、脓胸、脑脓肿、吸入性肺炎、面部坏死性炎症、会阴部感染等多含有厌氧菌。厌氧菌感染有 2/3 同时有需氧菌感染。两类细菌有协同作用,能使坏死组织增多,易于形成脓肿。脓液可有粪臭样恶臭。常见的无芽孢厌氧菌是拟杆菌、梭状杆菌、厌氧葡萄球菌和厌氧链球菌。

(4)真菌:外科真菌感染中特别应注意白色念珠菌、曲霉菌、毛霉菌、新型隐球菌等,属于条件性感染:①在持续应用抗生素情况下,特别是应用广谱抗生素,真菌得以过度生长,成为一般细菌感染后的二重感染;②基础疾病重,加上应用免疫抑制剂、激素等,使免疫功能进一步削弱;③长期留置静脉导管。真菌可经血行播散,一般血液培养不易发现,但在多个内脏可形成肉芽肿或坏死灶,特别是曲霉菌、毛霉菌有嗜血管性,易导致血管栓塞,组织进行性坏死。深部血行播散性真菌病常继发于细菌感染之后,或与细菌感染混合存在,临床不易区别,容易漏诊、误诊。

3.临床表现与诊断

脓毒症临床表现:①骤起寒战,继以高热可达 40～41℃,或低温,起病急,病情重,发展迅速;②头痛、头晕、恶心、呕吐、腹胀,面色苍白或潮红、出冷汗。神志淡漠或烦躁、谵妄和昏迷;③心率加快、脉搏细数,呼吸急促或困难;④肝脾可肿大,严重者出现黄疸或皮下出血瘀斑等。如病情发展,感染未能控制,可出现脓毒性休克或急剧发展为多器官功能不全乃至衰竭。

4.实验室检查

①白细胞计数明显增高,一般常可达 $300×10^9/L$ 以上,或降低、左移、幼稚型增多,出现毒性颗粒;②可有不同程度的酸中毒。氮质血症,溶血,尿中出现蛋白、血细胞、酮体等,代谢失衡和肝、肾功能受损征象;③寒战、发热时抽血进行细菌培养,较易发现细菌。

5.细菌培养确定致病菌

应作体液和分泌物的细菌培养,但由于在发生脓毒症前多数病人已经用抗菌药物治疗,以致血液培养常得不到阳性结果,故应多次,最好在发生寒战、发热时抽血作细菌培养,可提高阳性率。对多次血液细菌培养阴性者,应考虑厌氧菌或真菌性脓毒症,可抽血作厌氧性培养,或作尿、痰、血液真菌检查和培养。

6.治疗

全身性感染应用综合性治疗,关键是处理原发感染灶。

(1)原发感染灶的处理:首要的是明确感染的原发灶,作及时、彻底的处理,包括清除坏死组织和异物、消灭死腔、脓肿引流等,还要解除相关的病因,如血流障碍、梗阻等。如一时找不到原发灶,应进行全面的检查,特别应注意一些潜在的感染源和感染途径,并予以解决。如静脉导管感染时,拔除导管应属首要措施,同时将静脉导管静脉段内剪下做细菌培养＋药敏实验。危重病人疑为肠源性感染时,应及时纠正休克,尽快恢复肠黏膜的血流灌注,通过早期肠道营养促使肠黏膜的尽快修复,口服肠道生态制剂以维护肠道正常菌群或口服万古霉素治疗伪膜性肠炎等。

(2)抗菌药物的应用:重症感染不能等待培养结果,可先根据原发感染灶的性质、部位及当地细菌微生态情况,选用覆盖面广的抗生素("大万能")。目前临床指的"大万能"就是万古霉素、泰能(亚胺培南)联合使用,怀疑绿脓杆菌首选复达欣。再根据细菌培养及抗生素敏感试验结果,调整抗菌药物。对真菌性脓毒症,应尽量停用广谱抗生素,并全身应用抗真菌药物。

(3)支持疗法:补充血容量、输注新鲜血、纠正低蛋白血症等。

(4)对症治疗:如控制高热、纠正电解质紊乱和维持酸碱平衡等。

(5)还应对受累的心、肺、肝、肾等重要脏器,以及原有的糖尿病、肝硬化、尿毒症等同时给予相应的处理。

二、皮肤和软组织感染

1.皮肤感染

(1)临床诊断:符合下列2条之一即可诊断:①皮肤有脓性分泌物、脓疱、疖肿等;②患者有局部疼痛或压痛,局部红肿或发热,无其他解释者。

(2)病原学诊断:在临床诊断的基础上,符合下列2条之一即可诊断:①从感染部位的引流物或抽吸物中培养出病原体;②血液或感染组织特异性病原抗体检测阳性。

2.软组织感染

软组织感染包括坏死性筋膜炎、感染性坏疽、坏死性蜂窝织炎、感染性肌炎、淋巴结炎及淋巴管炎等。

(1)临床诊断:符合下列3条之一即可诊断:①从感染部位流出脓液;②外科手术或组织病理检查证实有感染;③患者有局部疼痛或压痛、局部红肿或发热,无其他原因解释。

(2)病原学诊断:在临床诊断的基础上,符合下列2条之一即可诊断:①血液特异性病原抗体检测阳性,或血清 IgM 抗体效价达到诊断水平,双分血清 IgG 呈 4 倍升高;②从感染部位的引流物或组织中培养出病原体。

3.压疮感染

压疮感染包括压疮浅表部和深部组织的感染。

(1)临床诊断:符合下列情况,如压疮局部红肿、压痛或压疮周围边缘肿胀,并有脓性分泌物。

(2)病原学诊断:压疮分泌物培养阳性。

三、脓疱病

脓疱病是由金黄色葡萄球菌和溶血性链球菌侵犯皮肤表皮层所致的一种脓疱皮肤病。多发生在夏秋季,最常见于婴幼儿。此病具有较强的传染性,故亦称接触性传染性脓疱病。病变多见于裸露的面部和手部,由于接触传染,有时可蔓及全身。初为散在的微小红点或小疱,逐渐扩大,水疱液变为草黄色稀薄脓液。最后,水疱溃破,排出部分脓液,形成黄色厚痂。有时,脓血混合,形成暗褐色厚痂。去除脓痂,便显露出光滑湿红的糜烂面,愈合后不遗留瘢痕。在愈合过程中,可出现新的皮损,相互融合成片。

几种特殊类型的脓疱病:

1.大疱性脓疱病

水疱逐渐扩大,大如蚕豆、核桃或更大,疱内液体初为透明淡黄色液,后转为脓液。脓疱可互相连接融合,形成大片状水疱病损,表皮松弛,脓液较少而积聚在水疱最低部位。

2.新生儿天疱疮

系发生在新生儿的大疱性脓疱病,多因与产妇、助产人员或其他患儿接触传染而来。水疱扩大迅速,含有混浊液体,但整个大疱无化脓,疱膜薄,容易擦破,流出混浊液体结成薄痂。病儿多伴有发热、腹泻。

3.新生儿剥脱性皮炎

此型是新生儿天疱疮的重型,初起于面部,为水疱样大疱。2～3天内便可迅速蔓延及全身皮肤,发红,轻轻摩擦便有大片表皮脱落,露出鲜红光滑的糜烂面,颇似灼伤。患儿常伴有发热、呕吐、腹泻等中毒症状。如不及时治疗,多死于败血症或并发的支气管肺炎。

脓疱病的防治以预防为主。夏秋炎热季节,皮肤潮湿多汗,此病容易流行。儿童要勤洗澡,勤换衣服,保持皮肤清洁干燥。幼儿园、学校等集体场所的儿童,注意消毒隔离,防止直接或间接传染。新生儿室内医护人员必须经常洗手,严格执行隔离消毒制度。在感染流行期,患儿要隔离治疗,正常婴儿全身皮肤涂抹3％六氯酚皂液,每48小时一次,可控制流行。脓疱病的治疗应根据皮损的范围和程度,采取不同的治疗措施。如为少数水疱,可除净疱膜,吸去脓液,涂以2％龙胆紫溶液,保持局部干燥,不必全身治疗。如皮损较大,结痂很厚,就要先剪去患处毛发,应用3％过氧化氢溶液或肥皂水洗去脓痂,然后用1：5000高锰酸钾溶液湿敷糜烂面,周围正常皮肤涂50％～70％酒精,以期减少自体接触感染的机会,并给以磺胺类药或抗生素。新生儿剥脱性皮炎,除用以上方法进行局部处理外,应住院,及时地应用有效的抗生素,控制感染,防止败血症及支气管肺炎的发生;加强护理,应用肾上腺皮质激素,补足液体,以降低死亡率。

四、毛囊炎

毛囊炎是由金黄色葡萄球菌侵入毛囊组织所致的化脓性炎症,可反复发作。约有20％的正常人毛囊内就生存有金黄色葡萄球菌,当中枢神经系统功能紊乱、内分泌功能障碍以及全身或局部抵抗力降低时,细菌就迅速繁殖而引起毛囊的化脓性炎症。

毛囊炎好发于毛发多的头面部,也可见于其他被毛区。初起时,环绕毛发形成多数散在的小米粒大、呈鲜红色的毛囊丘疹,其中央有毛发穿过,周缘有炎性红晕。丘疹逐渐形成白色脓头,破溃或拔去毛发后,可流出少量脓液和血性渗出物。最后,局部干燥结痂,炎症逐渐消退而愈合。有时炎症扩散而形成疖肿。病人只感觉轻微疼痛和瘙痒,并无全身症状。本病易反复发作,往往绵延数周至数月,时轻时重。根据临床特点、发疹部位,容易诊断。但需与疖肿鉴别。毛囊炎的病变较局限浅小,以痒为主;愈后不留瘢痕;疖肿系毛囊及其附属器的炎症,病变深而大,以痛为主,愈后多留有瘢痕。毛囊炎的发生与皮肤不清洁、擦伤等因素有关。因此经常洗澡和更换内衣,保持皮肤清洁,可预防该病的发生。患部应用高锰酸钾溶液擦洗,多数患者可自愈。对反复发作的患者可采取以下措施：

1.局部处理

将患部毛发剪短,用高锰酸钾溶液或 0.1％利凡诺溶液洗净,保持局部清洁干燥。去除脓头,涂用 2％碘酊或 1％龙胆紫,可止痒、杀菌,促进愈合。应避免局部涂用抗生素软膏和激素软膏。切忌用手搔抓止痒。

2.物理疗法

将毛发剪短,用紫外线照射,每周 2～3 次,10 次为一疗程。也可用小剂量超声波治疗,每次 3～5 分钟,每日或间日一次,12～15 次为一疗程,能促进局部血液循环,增强白细胞吞噬能力,促进组织生长修复。

五、疖

疖又称疔,是单个毛囊及其所属皮脂腺的急性化脓性感染,致病菌多为金黄色葡萄球菌,偶可为表皮葡萄球菌或其他病菌。正常皮肤的毛囊和皮脂腺内常存有细菌,但只有在全身或局部抵抗力降低时,细菌才迅速繁殖并产生毒素,引起疖肿。皮肤受到擦伤和刺激,是发生疖肿的诱因。疖可发生在任何部位,但常见于毛囊和皮脂腺丰富的头面、颈、背、腋部、会阴部、臀部及小腿部位。最初为毛囊口部位出现红、肿、疼痛的小硬结,逐渐肿大,呈圆锥形隆起,疼痛加重。数日内,硬结中央组织坏死溶解、变软,可破溃显露出黄白色脓栓,疼痛减轻。随着脓栓脱落,炎症逐渐消退,形成瘢痕而愈合。单纯性疖肿一般无全身症状,只有发生在血管丰富的部位,全身抵抗力降低,并发急性淋巴管炎和淋巴结炎时,才可出现全身不适、畏寒、发热、厌食等症状。面部疖肿,特别是唇、鼻周围疖肿,因为有丰富的淋巴管和血管网,受到挤压或挑刺可使细菌经内眦静脉、眼静脉进入颅内海绵状静脉窦,造成颅内感染,出现严重的全身症状。

疖的发生通常与全身抵抗力降低,皮脂过多,皮肤不清洁有关。因此,加强体育锻炼,增强身体素质,注意个人卫生,是预防疖肿的有效方法。特别在盛夏,应勤洗澡,勤理发,勤换衣服。疖以局部治疗为主,但对全身症状明显、面部疖肿或并发急性淋巴管炎和淋巴结炎者,应给以磺胺类药或抗生素,并注意休息,增加营养。早期未破溃的炎性硬结,可局部应用湿热敷、红外线照射或超声波等物理疗法,也可用硫酸镁糊剂涂在疖肿及其附近皮肤上,用数层纱布敷盖,可抑制细菌生长,促进炎症吸收。疖肿较大,中央化脓有波动者,应及时切开引流。对未成熟的疖肿,特别是面部疖肿,切忌挤压和切开引流,否则易引起感染扩散。几种特殊部位的疖肿:

(1)腋部疖肿:腋部皮肤含有大量的皮脂腺和汗腺,被有腋毛,容易发生疖肿,且常常引起腋窝淋巴结炎和蜂窝组织炎。腋部疖肿可按上述治疗原则进行处理。并发腋窝淋巴结炎和蜂窝组织炎需切开引流时,先用剪刀把腋毛剪短,取由前至后的横向切口,以免因瘢痕挛缩引起上肢活动障碍。切开放出脓液后,用凡士林纱布填塞,仅用薄层纱布敷盖,不必包扎,以防脓液浸渍周围皮肤,引起自身感染。手臂必须固定于外展姿势。

(2)会阴部疖肿:会阴部皮肤富有皮脂腺和汗腺,亦为疖肿好发部位。皮下组织疏松,受累易出现明显肿胀,疼痛较重。诊断需与直肠周围脓肿鉴别,后者的感染起源于直肠隐窝,直肠内指诊有触痛。会阴部疖肿的处理同腋部疖肿。肛门周围疖肿引流要取放射状切口,引流后加盖敷料,次日排便后行高锰酸钾液坐浴并清洁切口。

(3)臀部疖肿:臀部皮肤较厚,浅筋膜发达。该部疖肿肿胀明显,疼痛较重,不易溃破,容易受到挤压向深部扩散。因此,宜早期切开引流,手术步骤同其他部位疖肿。

六、疖病

多个疖肿同时或反复发生在身体各部位称疖病。多发生在夏、秋季,好发于皮脂腺代谢旺盛的青壮年及糖尿病、贫血或肾炎患者,也可见于营养不良、抵抗力差的小儿。疖病的局部表现与疖相同,但应与败血症和脓毒血症的浅表脓肿鉴别,后者伴有高热、寒战、消瘦和贫血。多发性汗腺脓肿也常发生在炎热季节。早期为多个炎性红色结节,结节可逐渐化脓溃破,故容易与疖病混淆,应注意鉴别。多发性汗腺脓肿不发生脓栓,没有黄色脓头,疼痛轻微,结节周围常有很多痱子。

疖病的局部处理同疖。如有全身中毒症状,可用抗生素或清热解痛中药,以防败血症和脓毒血症的发生。肌内注射丙种球蛋白,每公斤体重 0.15mg,每月 1 次,共 5 次,以增强机体的免疫力。并应积极治疗糖尿病、肾炎、贫血、营养不良等原发病。适当休息,增加营养,保持个人卫生,有利于预防疖病复发。

七、小儿头皮疖肿

小儿头皮疖肿是外科的一种常见病,由于小儿头皮的表皮角化层较薄,皮脂腺发达,分泌旺盛,易受损伤和感染,是疖肿的好发部位。小儿头皮结缔组织致密,疖肿不易向外溃破,常向下侵及皮下组织而形成脓肿,继而可能穿入皮下静脉引起颅内感染。疖肿受到挤压或处理不当时,细菌进入血液循环,又可引起严重的败血症和脓毒血症。故头部疖肿严重时出现高热、头痛、呕吐、贫血等症状,并发枕部和耳后淋巴结炎。

本病常见于夏季,经常理发、洗头,保持头皮清洁,可预防疖肿的发生。治疗应尽早应用抗生素,通常首选青霉素。早期应先剪短毛发,用肥皂水去除污垢,局部外敷或贴疗疮膏药,促进炎症吸收,切忌挤压。若脓肿已形成,应及时切开引流,切口不宜过小,以利引流通畅。要加强护理,注意营养,贫血时可少量多次输血。一旦发生败血症、脓毒血症或颅内感染,应积极进行治疗。

八、背痈

痈是多个相邻的毛囊及皮脂腺、汗腺的急性化脓性感染,致病菌多为金黄色葡萄球菌。常发生在背部、颈项等皮肤厚韧处。发生在背部者称背痈,俗称"搭背"。多见于成年人,糖尿病病人更易患本病。感染多从一个毛囊开始,由于皮肤厚韧,只能沿阻力较弱的脂肪柱向皮下组织蔓延,直至深筋膜,然后向四周扩散,累及邻近脂肪柱,再向上侵入毛囊群而形成具有多个"脓头"的痈。

早期病损呈大片紫红色炎性浸润,水肿、坚硬、稍隆起,边缘不清,由刺痛、胀痛发展到剧痛;中间部分有多数脓栓,先后溃破呈"蜂窝状"。随后中央坏死、液化、塌陷,呈"火山口"样,内含大量坏死组织和脓液。全身症状较重,常感全身不适、畏寒、发热、头痛、食欲不振等。

局部治疗,早期可用 50%硫酸镁或 70%酒精湿敷,或蒲公英等鲜草捣烂外敷,促进炎症消退,减轻疼痛。由于背部皮肤厚韧,病损不易自然溃破,即使自行溃破,因皮下组织感染的蔓延大于皮肤病变区,引流也不通畅,需及时作切开引流。手术时机以病区中央有皮下坏死、软化时为宜,不要过早或过迟。原则为广泛切开,清除坏死组织,彻底引流,尽量保留切口周围皮片。一般应在全身麻醉下进行,根据痈的大小采用十字、双十字或井字切口,切口线应超出病变边缘皮肤,要深达深筋膜,将皮瓣向四周潜行剥离并翻开。清除所有的坏死组织,伤口用干纱布稍加压填塞以止血。待 2～3 日后以盐水湿透纱布后取出填塞物,改用凡士林纱布换药,应将凡士林纱布填入伤口每个角落,使皮瓣翘起,以利引流。要保持周围皮肤的清洁,防止继发感染。创面过大不易愈合者,待有健康肉芽生长时,进行小片状植皮,以加速愈合。如创面肉芽水肿,可用高渗盐水湿敷换药。

此外,病人要卧床休息,加强营养,应用广谱抗生素或清热解毒、养阴益气的中药,有利于炎症的控制和创面愈合。糖尿病患者应在术前控制血糖和纠正酸中毒,术后继续治疗。

九、项痈

项痈俗称"对口疮"。颈项部皮肤厚韧,有大量的皮脂腺和汗腺,并有起自毛囊底部止于颈筋膜的脂肪柱,是痈最常见的发病部位。金黄色葡萄球菌先累及一个毛囊,沿底部的脂肪柱向下蔓延到颈筋膜,然后向四周扩散,再沿周围的脂肪柱上升,穿入毛囊群而形成项痈。

项痈的病变范围较大,有时延及整个颈部,常并发急性淋巴结炎。由于颈项皮肤厚韧致密,较固定,水肿时组织内压力较大,故疼痛剧烈,且局部容易发生坏死、毒素吸收,而伴有较重的全身症状。

项痈的治疗原则与背痈同,但全身麻醉切开引流时,应注意保持呼吸道通畅,以免发生窒息。

十、唇痈

唇痈局部肿胀显著,疼痛剧烈,全身症状严重,但因面部血管和淋巴网丰富,愈合较快。丰富的面前静脉分布于面部肌肉之中,收集鼻唇部的静脉血,汇入颈内静脉,其腔内没有静脉瓣,当面部肌肉收缩或唇痈处理不当时(如挤压或挑刺),面前静脉血液逆流,细菌和脓栓可经眦静脉蔓延到颅内海绵窦,导致海绵窦栓塞和化脓性脑膜炎。患者可突然出现眼部进行性肿胀和硬结,寒战、高热、头痛和嗜睡,并伴有颅内压增高和脑膜刺激征,病情严重,死亡率高。因此,唇痈危险性较大,必须高度警惕。

唇痈的治疗原则与背痈、项痈不同,以早期全身应用抗生素、清热解毒中药和局部理疗为主,一般禁忌切开引流,以防感染扩散,导致海绵窦栓塞和化脓性脑膜炎。局部用 70%酒精湿敷,有条件时可行浅部放射治疗,促进炎症的吸收。患者应减少说话和咀嚼动作,尤应避免局部挤压和挑刺。

十一、丹毒

丹毒是由丹毒链球菌(β溶血性链球菌)经皮肤创口或感染灶侵犯皮内或黏膜内网状淋巴管所引起的急性炎症。起病急,蔓延快,一般不化脓,很少有组织坏死,并具有全身反应强和易复发的特点。起病急,开始即可有头痛、畏寒、高热等全身症状。数小时或数日内,受累皮肤便出现红斑,并迅速向周围蔓延。患部皮肤呈鲜红色、稍肿、发热,表面紧张而光亮,边缘明显且稍隆起。丹毒可发生在任何部位,以面部和下肢最常见。面部丹毒皮肤斑呈蝴蝶状,眼睑明显肿胀。头皮丹毒由于组织致密,局部疼痛较重,容易并发颅内感染。丹毒易与急性蜂窝组织炎相混淆,应注意鉴别(表 2-1)。

表 2-1 丹毒与急性蜂窝组织炎鉴别要点

	丹毒	急性蜂窝组织炎
病原菌	溶血性链球菌(丹毒链球菌)	溶血性链球菌、金黄色葡萄球菌,亦可为厌氧性细菌
病变部位	皮肤和黏膜的网状淋巴管	皮下组织
局部症状		
红肿	鲜红,中央较淡,边缘清楚	暗红,中央明显,周围较淡,边缘不清
	较轻,稍肿,边缘略高出正常皮肤	较重,肿胀超出皮下病变范围,中央明显,常有皮肤坏死
痛	烧灼样痛,下肢者轻,面部者重	较重.为持续性胀痛,有时跳痛
化脓	一般不化脓	常有化脓
复发史	常有	无
治疗原则	隔离,应用抗生素	切开引流为主

几种特殊类型的丹毒:

(1)大疱性丹毒:皮肤发生大疱,内含浆液脓性渗出物,症状较重。

(2)坏疽性丹毒:皮肤坏疽为主要病理改变。局部皮肤迅速变成暗红或青黑色,发生大疱,数日后出现边缘明显的皮肤坏疽。全身症状严重,可并发败血症而死亡。

(3)蜂窝织炎性丹毒:由多种链球菌感染所致,在丹毒的基础上发生皮下蜂窝织炎。全身症状和局部表现都很严重,迅速出现高热、寒战、谵妄、昏迷,脉搏和呼吸加快,发生中毒性休克,皮肤和皮下组织坏死。如不及时抢救治疗,患者常死于败血症、支气管肺炎、肺水肿和急性肾炎。

(4)迁移性丹毒:红肿的皮斑边消退边发展,此起彼伏,连续不断,病程可绵延数周之久。全身症状轻微。

(5)复发性丹毒:这是一种慢性丹毒。当症状消退后,每隔数周、数月或数年就再发生一次。全身症状和局部表现较轻微,常于数日后自愈。复发性丹毒多发生在下肢,屡次复发致使肢体淋巴系统阻塞,形成淋巴性水肿,甚至发展成象皮病。

患者应卧床休息、隔离,防止交叉感染。全身应用抗生素,如青霉素、头孢类抗生素,用量要稍大,停药不宜过早,以防复发。局部及周围皮肤可涂擦碘酊,碘离子透入淋巴管,能防止感染蔓延。对迁移性丹毒和复发性丹毒,可用小剂量X线照射,每次 0.5～1Gy(50～100rad),每两周一次,共 3～4 次,同时应彻底治疗足癣、皮肤皲裂、鼻窦炎等原发感染灶,防止迁延和复发。复发性丹毒一旦发生象皮病,可先行烘疗和肢体弹性绷带加压包扎,使水肿减轻或消退。如效果不佳而影响活动及美观时,可施行整形术。手术原则是,彻底切除包括皮肤和皮下组织在内的病理组织,取中厚皮片或全厚皮片移植。术中要彻底止血,足背、踝部和胫前应尽量用整块皮片覆盖,以减少瘢痕形成。术后行患肢加压包扎,外用石膏绷带固定。

十二、急性淋巴管炎

急性淋巴管炎是金黄色葡萄球菌和溶血性链球菌侵入淋巴管,引起淋巴管及其周围组织的急性炎症。常见于四肢,以下肢为多。浅层淋巴管受累,常常出现一条或数条"红线",有压痛;深层淋巴管受累,不出现"红线",但患肢肿胀,有压痛。淋巴管炎往往累及所属淋巴结,引起淋巴结炎。及时治疗原发病灶,如疖肿、刺伤、足癣等,可预防淋巴管炎的发生。局部可用呋喃西林等溶液湿敷。抗生素的应用,休息和抬高患肢,均有利于早期治愈。

十三、急性蜂窝组织炎

急性蜂窝组织炎是皮下、筋膜下或深部疏松结缔组织的化脓性感染。致病菌主要为溶血性链球菌,其次为金黄色葡萄球菌,亦可为厌氧性细菌。感染多继发于软组织损伤,或由某一局部化脓性感染灶扩展所致。

急性蜂窝组织炎的临床表现与致病菌的种类、毒性以及发病的部位、深浅有关。浅部以明显的局部红肿热痛为主;深部者局部红肿不明显,有深压痛,全身症状较重,如高热、寒战、头痛等。病变位于组织疏松的面部、腹壁等处,则水肿明显,疼痛较轻;病变位于组织致密的头皮、颈背等处,则水肿较轻,疼痛较重。口底、颌下、颈部急性蜂窝组织炎,可引起喉头水肿和气管压迫,导致呼吸困难,甚至窒息。溶血性链球菌引起者,因链激酶、透明质酸酶的作用,病变扩散迅速,可引起广泛性组织坏死,脓液稀薄。金黄色葡萄球菌引起者,因凝固酶作用,病变较局限,脓液稠厚。厌氧性细菌(主要是肠道菌属)所致的蜂窝组织炎(又称捻发音性蜂窝组织炎),伴有广泛的筋膜坏死和进行性皮肤坏死,皮下有气体呈现捻发音,脓液恶臭,全身症状重。

急性蜂窝组织炎的诊断较容易,但易与丹毒相混淆,两者鉴别见"丹毒"一节。捻发性蜂窝组织炎和气性坏疽,两者病变部位均可产生气体,摸到"捻发音",故应注意鉴别(表2-2)。

表 2-2 捻发音性蜂窝组织炎和气性坏疽鉴别要点

	捻发音性蜂窝组织炎	气性坏疽
致病菌	厌氧链球菌、类杆菌、大肠杆菌等	梭状芽孢杆菌(魏氏杆菌、水肿杆菌、腐败杆菌等)
病理变化	皮下蜂窝组织样变和筋膜进行性坏死	以肌肉组织坏死为主
皮肤	先发红、热等表现,继而变白转黑	紧张、发亮,由苍白转为发绀,出现暗红色水疱
水肿	肿胀稍慢	肿胀迅速加重,肢端发凉
疼痛	疼痛逐渐加重	早期出现"胀裂样"剧痛
全身症状	发热、寒战、脉率增快等感染中毒症状	除一般感染中毒症状,还可有意识障碍、贫血、尿少、黄疸等
渗出液涂片检查	革兰氏阳性球菌和革兰氏阴性杆菌	革兰氏阳性杆菌

急性蜂窝组织炎早期以全身治疗为主,应用磺胺类药、抗生素或清热解毒中药,同时进行局部湿敷,紫外线照射或超声波治疗。经上述处理感染仍不能控制而化脓者,应作切开引流,需要时可作多处切口,以利引流,对捻发音性蜂窝组织炎须及早切开,包括切开深筋膜,并以双氧水或高锰酸钾液冲洗伤口;抗生素应含对厌氧菌有效的红霉素、头孢菌素或灭滴灵等。对严重感染者应行细菌培养、药敏试验和涂片镜检,以确定感染菌种,采用有效的抗生素。

特殊部位的急性蜂窝组织炎:

（1）口底部蜂窝组织炎：感染位于舌下间隙和颌下间隙，向后可蔓延至咽旁间隙，常引起喉头水肿，出现呼吸困难，甚至窒息。应高度重视，积极治疗。全身应用大剂量抗生素和补液。局部要早期切开，减压引流。出现呼吸困难者，应立即作气管切开，保持呼吸道通畅。

（2）头皮蜂窝组织炎：系头皮外伤或疖肿引起的帽状腱膜下蜂窝组织炎。严重时，整个帽状腱膜与颅骨完全分离，引起颅骨缺血坏死和颅内感染。除全身应用抗生素以外，还要在积脓病区最低部位切开引流，必要时作多处切口。

（3）颈深部化脓性蜂窝组织炎：系颈深筋膜下感染，多继发于扁桃体周围脓肿。感染沿筋膜间隙蔓延，引起弥漫性蜂窝组织炎。如果感染沿动脉鞘向下扩散，会引起化脓性纵隔炎和颈内静脉血栓形成。故应早期切开引流，并应用大剂量抗生素。

十四、新生儿皮下坏疽

新生儿皮下坏疽亦称新生儿蜂窝组织炎，是发生在新生儿时期的急性化脓性感染，病原菌多为金黄色葡萄球菌。新生儿皮肤在组织学上发育不成熟，屏障作用或防御能力低，全身免疫功能也不足。故可因尿粪浸渍和轻微擦伤，发生严重感染。本病主要病理变化为皮下组织广泛性坏死，以起病急、蔓延迅速、易伴败血症、死亡率高为特点。多发生在冬季。

病初，以发热、哭闹、拒食为主要表现，局部皮肤红硬而稍肿，边缘不清。在数小时至一日内，病变迅速扩散，中央呈暗红色，皮肤与皮下组织分离，触之变软，有"漂浮感"。晚期，皮下组织和皮肤广泛坏死而脱落，细菌培养得阳性结果。严重者并发支气管肺炎、肺脓肿和败血症，出现高热、呼吸困难、出血倾向和昏迷等症状。

根据典型的局部表现，诊断较易。早期发现和早期诊断对本病的治疗和转归极为重要，应有充分认识。因此，当患儿发热、哭闹、拒食时，应检查全身皮肤，尤其要注意背臀部。如局部皮肤稍有发红，则应高度怀疑本病，密切观察皮肤变化。鉴别诊断应考虑尿布疹和新生儿硬皮症（表 2-3）。

表 2-3 新生儿皮下坏疽与尿布疹、新生儿硬皮症的鉴别

	新生儿皮下坏疽	尿布疹	新生儿硬皮症
病因	皮肤擦伤后金黄色葡萄球菌侵入所致	尿浸渍皮肤所致	因外界温度低，局部或全身循环障碍，致皮下脂肪凝固
病理变化	皮下组织广泛坏死为主	皮肤轻度炎症皮下脂肪凝固	
全身症状	发热、哭闹、拒食，严重者高热、呼吸困难等	无全身症状	体温低（在 35℃ 以下），不能吮乳，哭声微弱无力
局部症状	皮肤红、硬、稍肿；中央软化，有"漂浮感"	红而不肿，不硬	皮肤冷、硬、光滑，皮肤紧贴皮下组织，僵硬不能移动
治疗原则	早期使用抗生素，及时切开引流	加强皮肤护理，保持皮肤干燥	复温，注意喂养

确诊后，应采取以切开引流为主的综合性疗法。早期局部微红而触之无"漂浮感"者，应用广谱抗生素，加强皮肤护理，并严密观察。一旦皮肤转为暗红并有"漂浮感"时，应尽早切开引

流,切口宜小而多,每个切口约1.5cm长。先在病变中央切一小口,然后用探针探查病变范围,再作数处小切口,使引流通畅。切忌仅作一个大切口,否则会引起皮片哆开,创面过大,愈合困难。切口内不必放置引流物,仅敷以石蜡油或凡士林纱布即可。一般每日换药2次,用生理盐水清洁创口,并检查病变是否继续蔓延,必要时可补加切口。皮肤坏死后创面较大者,宜早期行点片状植皮术,以消灭创面。抗生素应早期、联合应用,一般选氨苄青霉素、头孢菌素等,不要等待药敏试验结果。如果治疗无效,再根据药敏试验结果选用其他有效抗生素;少量多次输血,可增强病儿的抵抗力。

十五、小儿颌下淋巴结炎

颌下淋巴结炎是外科门诊常见的一种疾病,可分为急性和慢性两类,前者多见于学龄前儿童,后者多见于较大儿童。病原菌多为金黄色葡萄球菌和溶血性链球菌,往往是口腔和上呼吸道感染引起。婴幼儿淋巴结发育尚未成熟,轻微感染就容易化脓,向周围组织扩散,导致蜂窝组织炎和败血症。如不及时治疗,感染还可通过下颌舌骨肌后缘蔓延至舌下间隙,向后侵及咽旁间隙,引起舌下脓肿、咽旁脓肿和喉炎,出现阻塞性呼吸困难。慢性颌下淋巴结炎系感染持续时间长或反复发作,淋巴结滤泡增生和纤维化而导致淋巴结肿大的慢性炎症。

典型的小儿急性颌下淋巴结炎的诊断比较容易,常有原发病灶,如龋齿、口腔炎、扁桃体炎等;颌下扪及突然肿大压痛性淋巴结,化脓者可扪到波动感。患儿哭闹、拒食,全身发热,体温一般可达38～40℃。但婴幼儿颌下淋巴结炎,早期诊断有时比较困难,因仅有发热、烦躁,局部由于颌下皮下脂肪较厚而肿胀不明显,容易延误诊断。因此,凡发热、烦躁、哭闹、拒食的婴幼儿,要想到该病的可能,应仔细检查颌下有无肿大淋巴结和原发感染灶。

早期急性颌下淋巴结炎,仅有淋巴结肿大而无波动感者,行局部热敷,给磺胺类药或抗生素控制感染,一般在1周左右吸收消退。若淋巴结化脓有波动、全身中毒症状轻微者,可在门诊行切开引流。形成蜂窝组织炎,全身中毒症状明显者,应接受住院,及早行切开引流术。通常用氯胺酮或基础麻醉加普鲁卡因局麻,忌用乙醚吸入麻醉、静脉麻醉或氯乙烷局部冷冻麻醉,以防引起窒息。在肿胀、波动感最明显处,沿下颌骨的方向作3～4cm弧形切口,分层次切开,彻底止血,至穿刺有脓时打开脓腔,用手指伸入脓腔,轻轻分离粘连,以利引流。最后,用凡士林纱条填塞脓腔。术后第一次换药在第3～4天,换药过早可引起疼痛和出血。以后随脓液多少,决定换药次数。重症患者在切开引流前后,应给予输液和少量输血,以增强身体抵抗力。

慢性颌下淋巴结炎要与结核性淋巴结炎相鉴别,仔细询问有无结核病接触史,身体其他部位有无结核灶存在,进行结核菌素试验,均有助于两者的鉴别。如一时不能鉴别,可先按非特异性慢性淋巴结炎治疗,给以抗生素,局部热敷,以观察疗效。必要时可进行淋巴结组织活检,以便最后确诊。慢性颌下淋巴结炎通常与扁桃体炎、龋齿有关,施行扁桃体摘除、拔除龋齿,多能获得痊愈。

十六、医院内感染

医院内感染是指患者在住院期间的感染,如在住院期间的呼吸道、消化道、尿道等系统的感染或者因各种人工材料留置及手术等引起的感染;也包括在住院后获得而出院后发生的感染。如果住院前已有感染在潜伏期内,住院后发病的则不属于医院内感染。医院内感染的发病率为 3%～7%。其中,医院中烧伤病房和重症监护室(ICU)是感染的高发区。医务人员的"带菌手"是接触传播疾病的重要因素,一个指甲可带几十万个细菌。因此,洗手是切断接触传播疾病的最有效措施。医院能否有效的控制院内感染,是衡量一个医院医疗环境、医务人员的素质、服务质量与医疗水平的指标,也是医院划分等级的标准。

1.院内感染的原因

一是医院传染媒源多,如医务人员、病人、陪人、探视人员以及外地与附近的人(车)云集出入等,医院已成为一个特殊市场,也不言之为过。二是创伤病人、婴幼儿、老年人及体弱人群等长期住院治疗患者。三是癌肿手术与抗癌治疗或者器官移植后,抗排用药等期间引起的病人免疫力、抵抗力低下的病人。四是侵入性技术在诊断、治疗及监测应用,如脑室镜、腹腔镜、人工材料、血管内治疗及颅内压监测等应用。五是病房、重症监护室(ICU)内,狭小封闭的室内空气污染和所有应用的各种器材,如呼吸机、吸引器及各种导管等。如一个重症病人需要的补液、吸痰、导尿等管道,少则 5～6 个,多则 10 个以上,这些管道已成为感染来源的媒体。六是抗生素的广泛应用引起的菌群失调、耐药菌株抗药,一部分细菌感染失去控制作用而变得复杂化,致使病人住院时间延长,感染机会增加。医院的感染多来自院内所有人员的皮肤、体内空腔器官和血源的细菌有革兰氏阳性菌与阴性菌,还有真菌、病毒等。如革兰氏阳性菌,金黄色与表皮葡萄球菌、链球菌、肺炎等;革兰氏阴性菌,如大肠杆菌、绿脓杆菌、变形杆菌、不动杆菌及溶血性链球菌感染等,部分感染为厌氧菌及真菌,如芽孢厌氧菌、白色念珠菌及放线菌等。住院的病人抗生素使用率几乎为 100%,伴随出现的菌群失调与耐药菌株,使院内感染变异,由少见到多见,院内感染的发病率有增无减。石美鑫主编《实用外科学》中,何亮家教授报道:"白色念珠菌引起的全身性感染已从罕见的感染逐渐变成重要的医院内感染"。据有些医院统计,白色念珠菌败血症已跃居医院内感染败血症的第 5 位,约占整个败血症的 5%。又如大面积烧伤病人,初期与中期的抗休克、抗感染及切痂植皮等,包括气管切开、套管拔出,病情进入稳定期。气管插管拔出,一周后患者突然发高热,体温在 39～41℃,痂皮下取物、血、尿等培养(-),应用高级的抗生素,但体温不退,持续 20 余天。一次医生会诊查房,发现气管切口处,冒出小的气泡,仔细观察发现,气管切口处有水肿肉芽,且有分泌物,随呼吸进入气管与肺部。表现为呼气出气泡,吸气时随肉芽下陷,局部分泌物随吸气进入气管。其中,分泌物涂片与培养查到细菌为霍夫曼不动杆菌。立即清除肉芽缝合,气管切开口漏封闭,调整抗生素,2～3 天后体温开始下降至正常。因气管切开拔出插管后形成的切口漏,有感染的肉芽成为活瓣,分泌物不断的进入气管、肺,引起的典型的肺部反复感染及全身感染,不动杆菌脓毒血症。医院感染的诊断必须认真仔细查找,否则也不易诊断。

2.医院内感染的诊断

应按照全身炎症反应综合征进行诊断。1992 年由 Bone 等人提出,以后被国内外医务工作者认可。有下列几点:①体温>38℃或<36℃;②心率>90 次/分;③自主呼吸,呼吸>20 次/分,$PaCO_2$<32mmHg;④白细胞>$12×10^9$/L 或<$4×10^9$/L,或外周血液涂片未成熟的杆状核细胞<10%。脓毒血症的诊断:除以上 4 点之外,有感染的病灶存在。严重的脓毒血症的诊断是脓毒血症伴有器官功能障碍和低灌流。低灌流指标:①收缩压<90mmHg;②正常收

缩压下降＜40mmHg;③乳酸性酸中毒;④少尿;⑤急性神志的改变。感染性休克的诊断:严重的脓毒血症患者,具有以下 2 点:一是对静脉输注复苏无反应;二是要用强心剂或血管收缩药维持血压。

3.院内感染的预防与控制

包括院内实行分级网络化管理和制定严格的与院内感染管理有关的规章制度。由院领导、专职人员及全院工作(医务)者共同参与行动,作好医院感染的预防和防治。一是控制传染源,包括病人、陪人、探视者以及医务工作者;二是切断传染途径,包括洗手、戴口罩、帽子以及其他物品消毒隔离;三是合理的使用抗生素,提高易感人群免疫力,包括婴幼儿、老年人,患有糖尿病、尿毒症、恶性肿瘤的病人,均属于高度易感人群。

众所周知,抗生素在预防和治疗感染方面的作用是肯定的,毋庸置疑。一般情况下细菌感染可采用一种抗生素控制,联合用药只适合少数情况,一般二联即可,必要时可三联、四联。但是,抗生素的不规范、不合理应用是存在的,甚至滥用的情况也相当严重,这不仅增加病人负担,也使控制感染更加困难。一是由于各级医生对细菌感染、抗生素的认知理解与个人经验不同;二是面对社会对医疗需求期望值的提高,医生面对压力增大;三是医生对技术的精益求精,求保险保平安,以保护自我的合法权益。所以,应加强抗生素的管理和监测,合理使用抗生素,减少资源浪费。

十七、医院内感染标准

医院内感染指住院病人在医院内获得的感染,包括在住院期间获得发生的感染和在医院内获得出院后发生的感染;但不包括入院前已开始或入院时已存在的感染。医院工作人员在医院内获得的感染也属于医院内感染。

1.下列情况属于医院内感染

(1)无明显潜伏期的感染,规定入院 48 小时后发生的感染为医院内感染;有明显潜伏期的感染,自入院时超过平均潜伏期后发生的感染为医院内感染。

(2)本次感染直接与上次住院有关。

(3)在原有感染的基础上出现其他部位新的感染(除外脓毒血症迁徙灶),或在原感染已知病原体基础上又分离出新的病原体(排除污染和原来的混合感染)的感染。

(4)新生儿在分娩过程中和产后获得的感染。

(5)由于诊断措施激活的潜在性感染,如疱疹病毒、结核杆菌等的感染。

(6)医务人员在医院工作期间获得的感染。

2.下列情况不属于医院内感染

(1)皮肤黏膜开发性的伤口只有细菌而无炎症表现。

(2)由于创伤或非物理性因子刺激而产生的炎症表现。

(3)新生儿经胎盘获得(出生后 48 小时内发病)的感染,如单纯疱疹、弓形体病、水痘等。

(4)患者原有的慢性感染在医院内急性发作。

医院内感染按临床诊断报告,力争做出病原学诊断。

十八、外科感染特点与常见病

感染是在一定的条件下,由病毒、细菌、真菌、支原体、螺旋体、原虫、蠕虫等病原体侵入人体后所引起的疾病,均称为感染性疾病,表现为局部的和全身性炎症反应等。其中,又分为传染性疾病和非传染性疾病。传染性疾病成立传染病科或传染病医院和非传染性疾病的医院。当然,一般说的医院是指后者,非传染性疾病医院的院内感染又分为内科与外科感染性疾病,两者之间难以分开,但是又有相互联系,互相渗透转换,各有自己的疾病特点。

1.外科感染的特点

(1)发生在各种损伤或手术后,包括侵入性诊疗技术的应用,有体表皮肤或黏膜不同程度的破坏。

(2)感染、损伤或疾病后,免疫功能下降,其激素、化疗、抗癌毒性药物等治疗,使细胞、体液免疫力下降,细胞吞噬功能低下,局部损伤、休克引起组织低灌注、栓塞,局部防御抵抗力下降,以并发症出现在其他的某些组织和器官感染。

(3)开始有一种细菌感染,以后多为内源性条件致病菌参与,如厌氧菌参与的坏死性的筋膜炎。

(4)除依靠抗生素治疗外,需要清创、切开引流、切除等外科处理。

2.外科感染常见的疾病

(1)皮肤和软组织坏死性感染:感染的细菌主要是葡萄球菌和溶血性链球菌,偶见大肠埃希菌,目前经常见到而且死亡率很高,约占30%。其临床特点是组织大范围的坏死,病情迅速发展恶化。主要有急性蜂窝组织炎、丹毒、痈、链球菌坏死、坏死性筋膜炎、细菌协同性坏死、芽孢杆菌肌肉坏死及炭疽等。炭疽为食草类动物炭疽芽孢杆菌感染,有传染性,人类接触羊、牛、马及其产品而感染。

(2)厌氧菌感染:近年来受到重视,在外科感染中厌氧菌的检出率大于50%。诸多的严重的软组织坏死感染同厌氧菌有关:①因为大多数无芽孢厌氧菌是正常人体数量最多的菌群,栖息在皮肤、口腔、肠道、泌尿道和其他黏膜,和需氧菌等维持一种生态平衡。在粪便中99.9%是厌氧菌,臭味很大。外科感染多数是厌氧菌同需氧菌的混合感染,需氧菌消耗氧,破坏组织,给厌氧菌生长、繁殖创造了条件。两者的协同作用,使组织坏死增多,形成脓肿。如厌氧菌检出率,阑尾脓肿占96%,糖尿病足部溃疡占63%等。②气性坏疽与蜂窝织炎,为革兰氏阳性厌氧梭状芽孢杆菌感染,而且多为几种细菌的混合感染。③破伤风,为革兰氏阳性,厌氧性梭形芽孢杆菌属中的破伤风梭菌,存在于人、畜的肠道中,随粪便排出体外,大多存在土壤中。伤口污染率很高,但发生率为1%～2%,死亡率高。④放线菌感染,为衣氏放线菌,是革兰氏阳性无芽孢厌氧菌感染,化脓形成多发慢性窦道。⑤伤口肉毒症,为伤口肉毒梭菌感染,引起神经肌肉中毒。⑥坏死性筋膜炎等。

(3)外科病毒性感染:众所周知,病毒是细胞内寄生物,依靠细胞供给营养,溶解后可进入其他宿主,自己复制且有新生,可以引起多种疾病;又无特效药物,且毒副作用大。一旦发病,只能对症治疗。

1)狂犬病又称恐水病:病原是一种嗜神经病毒,见于被狗、猫咬伤或受伤的皮肤黏膜新鲜创口接触污染的动物唾液。发生率为 25%，潜伏期为 10 天到一年，一般为 30～50 天。患者因流口水，咽喉部痉挛，几日内窒息、衰竭、全身瘫痪。治疗：预防痉挛引起的窒息，气管切开，辅助呼吸，吸氧、补液等，死亡率很高。预防：管理好家犬，捕捉野犬，一旦被咬伤，马上敞开伤口，用 20% 肥皂水、清水冲洗，立即注射和定期性注射狂犬病疫苗。

2）流行性腮腺炎：为腮腺炎病毒急性感染，也可感染其他腺体，引起中枢神经系统的感染。病毒经飞沫传播，在鼻腔、呼吸道生长增殖，经淋巴入血液，进入腮腺感染，潜伏期 15～23 天。发病后 14 日内有传染性，表现为腮腺体肿胀疼痛，不化脓，一周后开始消退，愈后可终生获得免疫。也可入其他腺体引起感染，如睾丸感染。

（4）外科中的真菌感染：抗生素广泛应用以来，真菌感染增多，尤以深部真菌感染为主，继发于细菌感染之后，或与细菌感染并存。

1）念珠菌感染：念珠菌有 7 种致病菌，以白色念珠菌感染为多见。它们寄生在人的口腔、呼吸道、肠道与阴道，是条件致病菌，毒性最强。致病原因：①大量应用抗生素后引起的交叉感染。②血管、器官内置管与移植。③激素、放射线、抗癌等药物应用，免疫力下降，原有疾病加重。近来，分布在空气中的曲霉菌、毛霉菌感染创面呈 10 倍的增加，在烧伤科成为"谈虎色变"的致病菌。

2）放线菌病：常见于人的齿垢、齿龈周围及扁桃体等部位。当人体免疫力低或在拔牙与化脓细菌感染时侵入组织，引起内源性条件致病菌感染疾病。主要是衣氏放线菌，表现为慢性肉芽肿性炎症、脓肿与经久不愈的窦道。

十九、切口感染

切口感染是医院内的一种感染，见于各种类型的手术切口，当然也包括创伤性的切口感染。切口感染分为切口浅部位和深层部位的感染，前者为浅层皮肤和皮下组织的感染；后者是累及切口深部筋膜与肌肉的感染。近来提出器官和腔隙感染，是指人工植入物，通过手术植入器官或腔隙后而发生的感染。诊断条件是：①植入的器官或腔隙的管道有脓性引流物；②引流物中有细菌；③经过检验，器官或腔隙有脓肿。一般切口处致病细菌数量超过 10^5 个/克，有可能发生切口感染，切口感染占院内感染的 15%，占外科感染的 35%～40%，如胃肠结肠穿孔、脑肿瘤、纵隔肿瘤、脾切除，肝肿瘤及腹股沟疝，外伤中的脾破裂切除等手术切口。但是，有些创伤性的切口，如口腔、结肠、肺部及会阴、尿道等部位的手术切口感染的机会多于其他部位的手术切口，这与其解剖关系和环境条件有关，因其直接或间接与外界相通联系，存在一定的污染来源。

1.手术切口的分类见表 2-4

2.切口感染的原因

①手术过程中有细菌感染；②手术后切口有细菌感染；③感染的细菌数量多而且细菌毒性强；④切口内无论深部或浅部有死腔，内有出血或渗出；⑤切口内有异物，如线头太多或排异反应、无生机组织、灰尘沙粒、纱布器械的存留等；⑥人工材料植入器官和腔隙的感染；⑦其他方面，如因抗排斥与抗癌药物的应用等使身体免疫力抵抗力低下、贫血低蛋白以及局部血运差，包括休克病人的手术，局部有供血不足的低灌流区等，见表 2-5。

表2-4 手术切口的分类

类 别	标 准
1类 清洁的切口	手术无进入炎症区,无进入呼吸道、消化道和肝胆道、泌尿生殖道以及闭合创伤性手术切口等
2类 清洁—污染的切口	手术进入呼吸道、消化道和肝胆道、泌尿生殖道以及闭合创伤性手术切口等,尤以会阴、口腔部是细菌较多的部位,存在着一定的污染来源或易感染因素
3类 污染的切口	开放性创伤性手术;手术进入炎症区域;胃肠道、胸腔、腹腔、脑脊液内有渗出污染以及猝死开胸心脏按压类的手术者
4类 严重污染感染切口	严重感染化脓的创伤性手术;脏器穿孔及已有发热、白细胞升高等临床症状的手术者

表2-5 切口感染的预防

原因	预防与治疗
细菌手	按要求洗手、泡手、消毒灭菌,保持无菌手,且不离开手术区
切口选择	部位、大小、深度及形态等符合切口的要求条件
备皮与消毒	按要求备皮,按要求消毒手术区域,铺巾
组织切开	按皮肤层次切开,切开时及时按要求保护皮肤,更换器械或置无菌巾
组织出血	少电凝、少结扎、保持血供,减少组织的线头反应,尤其是皮下组织稀薄部位,如四肢关节、颈部等
切口内渗出液、血肿、异物	及时发现,敞口清除血肿异物引流或延期缝合
创伤性切口	备皮,清创,清除伤口内泥沙、木渣、灰尘、毛发、碎骨片等异物,切除参差不齐的无生机的组织,使创口干净新鲜,作一期或延期缝合或三期缝合
盲管、窦道、压疮及慢性溃疡等切口	换药,切除,植皮,不勉强缝合,可减张、蝶形或植皮等。以期延期二期或三期愈合
缝线选择	根据切口部位、病人的健康状况,选择粗细线、肠线或其他缝线
组织缝合	按切口部位与切口情况采用不同方式的缝合,如间断缝合、连续缝合、减张缝合等;按组织层次缝合,对合皮肤,注意针距与边距合理等,皮缘无内翻、外露、扭折
切口包扎	按部位切口要求包扎,松紧适度,注意血供,如四肢的包扎,不外露切口。按部位,拆线时间拆线,换药2~3次
各种外置导管	开放与关闭要及时,导管口按规定消毒灭菌,及时更换(3~5天)
气管插管、气管切开套管,脑室引流管、胸腔引流管、膀胱引流管、导尿管等	注意通畅,按时消毒管口,早拔管早封闭,引流管少放或不放,能封闭的不开放

原因	预防与治疗
口腔、会阴、肛门等特殊部位	注意消毒,保持局部卫生,漱口、坐浴等
休克时手术	积极扩容,防止组织低灌注,缺血缺氧
毒性强的菌株、耐药菌株	做培养、按药敏用药,提升抗生素级别,补充营养,促进蛋白合成
二重、交叉、反复感染	纠正贫血低蛋白,抗生素提倡短程预防用药
厌氧菌感染:破伤风、气性坏疽、蜂窝织炎伤口肉毒杆菌	自我保护,注射 TAT,拆线敞开引流,氧化剂冲洗,抗生素。不食污染的罐头,清除坏死组织,注射抗毒血清
病毒感染:狂犬病、艾滋病	避免狗、猫、蝙蝠等咬伤,注射狂犬病免疫血清,手部有伤者不宜参加手术
真菌感染:念珠菌、放射菌	抗生素(>1周用预防药),不滥用抗生素及激素,增加自身免疫力
肝、肾疾病,糖尿病,营养不良,低蛋白血症,缺乏维生素 C、锌者	补充蛋白、维生素 C、锌,控制血糖,补充全血或成分输血
长期住院病人,使用激素、抗凝药、抗癌毒药、放射治疗等失控性炎症反应	补充蛋白、维生素,间断成分输血等,提高病人免疫力和抵抗力
老年人、婴幼儿及医务人员	注意>65 岁老年人、糖尿病、高血压和先天性疾病的特殊性

3.切口感染的表现

无论浅部或深部的感染,都具红、肿、热、痛,全身发热及白细胞升高。浅部切口感染,轻者表现切口处及周围有红、肿、热、痛,局部隆起压痛,治疗方面及时热敷理疗或使用抗生素,局部早拆除部分缝线或者敞开小口,促使炎症渗出,可以延期几天愈合。比较重的感染,肌肉筋膜感染,表现为化脓,局部高起,指压时皮肤色苍白有波动,及时拆除全部缝线,用镊子或者刀片,剪除切口内的线结,清除水肿肉芽组织,敞开切口引流,而后用双氧水及盐水反复冲洗,必要时用碘酒搓磨肉芽或者用硝酸银棒烧灼已失去生机的组织,或者用刀片切除和剪刀剪除已失去生机的组织,使切口内组织新鲜,再用盐水冲洗干净,用凡士林纱布填塞、引流,换药。一般2~3周,切口可达三期愈合。二期与三期的愈合,致使切口一般遗留下瘢痕,于病人增加痛苦。在严重的切口感染,如,腹部切口,皮下脂肪、肌肉、筋膜、腹膜,感染坏死化脓突入腹腔,形成腹腔感染化脓;有的切口裂开,尤以老年人胃肠、食管、结肠癌手术切口容易哆开;外伤性的闭合性颅内血肿,血、气胸等,急症手术前忽略准备急于手术,缝合不严密,切口漏液、漏气等也可引起感染化脓。近来一些植入人体的人工材料,如修补材料、颅骨钛板、补人工关节、器官移植、心脑血管支架、心脏瓣膜移植等,也可发生感染。严重的感染引起菌血症、脓毒血症等均危及生命,延长住院时间,给家人带来经济负担和痛苦。

4.切口感染预防

应从手术前、手术过程中及手术以后,注意消毒和灭菌及保持无菌手,改善营养,增加病人的免疫力和抵抗力。早期发现早期治疗,如果发现切口有渗出液,病人感觉局部疼痛、发热等,应及时揭开纱布查看,有感染及时处理。抗生素可以预防感染,但轻的炎症感染,局部处理后可以愈合,清洁的手术,如头颈、躯干、四肢的体表及腹股沟斜疝修补、甲状腺瘤与乳腺纤维腺瘤等手术,大多无须使用抗生素。预防性使用抗生素主要适用于有污染的 2 类、3 类、4 类切口。严重的感染,使用抗生素应严格掌握使用抗生素的适应证,不滥用,不浪费,缩短病人住院时间。但是,结肠、食管、开颅及大血管的手术等,因为手术创伤性大,时间长,涉及的重要器官;使用的人工材料、人工装置;还有高危人群,如老年、小孩以及长期住院的病人体质虚弱,免疫力和抵抗力低下者等使用抗生素,要有的放矢。抗生素的使用在抗感染和预防感染的方面,起到了控制和预防感染的作用是肯定的。但是,抗生素又不是万能的,应该避免或者减少耐抗菌株的产生,否则使感染变的更加复杂。所以,要及时应用、及时停用、及时调换,不然会增加治疗上的困难,加重病人经济负担。切口感染的预防见表2-5。

二十、手术部位感染的标准

1.表浅部位手术切口感染

仅限于切口涉及的皮肤和皮下组织,感染发生于术后 30 天内。

(1)临床诊断:具有下列两条之一即可诊断:①表浅切口有红、肿、热、痛或有脓性分泌物;②临床医生诊断的表浅切口感染。

(2)病原学诊断:临床诊断基础上细菌培养阳性。

(3)说明:①创口包括外科手术切口和意外伤害所致伤口,为避免混乱,不用"创口感染"一词,与伤口有关感染参见皮肤软组织感染诊断标准;②切口缝线针孔处有轻微炎症和少许分泌物不属于切口感染;③切口脂肪液化,液体清亮,不属于感染。

2.深部手术切口感染

无植入物手术后 30 天内、有植入物(如人工心脏瓣膜、人造血管、机械心脏、人工关节等)术后 1 年内发生的与手术有关并涉及切口深部软组织(深筋膜和肌肉)的感染。

(1)临床诊断:符合上述规定,并具有下列四条之一即可诊断:①从深部切口引流出或穿刺抽出脓液,感染性手术后引流液除外;②自然裂开或有外科医生打开的切口,有脓性分泌物或有发热≥38℃,局部有疼痛或压痛;③再次手术探查、经组织病理学或影学检查发现涉及深部切口脓肿或其他感染证据;④临床医生诊断为深部切口感染。

(2)病原学诊断:临床诊断基础上,分泌物细菌培养阳性。

3.器官(或腔隙)感染

无植入物手术后 30 天内、有植入物手术后 1 年内发生的与手术有关(除皮肤、皮下、深筋膜和肌肉以外)的器官或腔隙感染。

(1)临床诊断:符合上述规定,并具有下列三条之一即可诊断:①引流或穿刺有脓液;②再次手术探查、经组织病理学或影像学检查发现涉及器官或腔隙感染证据;③临床医生诊断为器官或腔隙感染。

(2)病原学诊断:临床诊断基础上,细菌培养阳性。

(3)说明:①临床和(或)有关检查显示典型的手术部位感染,即使细菌培养阴性,亦可诊断;②手术浅部和深部均有感染时,仅需报告深部感染;③经切口引流所致器官或腔隙感染,不需要再手术者,应视为深部感染。

二十一、围手术期抗菌药物的应用

感染是常见的手术后并发症。因此,外科医生不仅要精于手术,同时又能做到抗生素的合理用药预防和控制感染。临床上,一部分患者因感染性疾病而手术,而大部分是术中及术后预防感染。围手术期感染是指发生在切口部位或手术深部器官和空隙部位的感染,个别情况发生在围手术期以后。如切口感染、器官脓肿及腹膜炎等。它既包含了手术曾经涉及的器官和空隙的感染,同时说明此期不包括发生在手术后不同时期与手术操作没有直接关系的感染。如患者术后长期卧床期间发生的肺炎、因导尿管留置引起的尿路感染等。围手术期感染比伤口感染的概念要宽,但又较手术后感染的概念要窄而具体。因此,外科医生必须清醒地认识到围手术期抗生素应用,主要明确围手术期的抗生素药物的预防和治疗两个方面,掌握其适应证,才能做到合理应用,减少浪费,避免滥用。

1.预防性用药

(1)预防性用药的适应证:①污染的手术;②手术时间大于3小时;③腹部手术。④患者手术时伴有或含有3种以上的疾病;⑤注意并非所有手术都需要应用抗生素,对于某些没有感染高危因素的手术,预防用药并无裨益。如一般的I类清洁切口手术,头、颈、躯干及四肢的体表手术,无人工植入物的甲状腺腺瘤与乳腺纤维腺瘤切除术及腹股沟疝修补术等,大多无须使用抗生素药物。⑥已经有严重感染的Ⅲ类切口手术,包括陈旧开放创伤与消化道穿孔等手术,其手术前后使用抗生素药物,不属于预防用药范围。各类手术预防用药的选择见表2-6。

(2)预防性用药的具体疾病的范围:①Ⅱ类清洁、污染切口及部分污染的切口手术,主要是从口腔开始进入胃肠道、呼吸道、女性生殖道的手术;②使用人工材料或人工装置的手术,如心脏人工瓣膜置换术、人工血管移植术、使用假体及植入物骨关节手术及腹部切口疝大块人工材料修补术;③清洁的大手术,手术时间长,创伤较大,或涉及重要器官,有时感染者其后果严重,如开颅手术、心脏和大血管手术、门体静脉分流或断流术、脾切除术、眼内手术等;④患者有明显感染高危因素,如年龄>65岁、糖尿病、免疫功能低下(尤其是接受器官移植者)、营养不良等。

(3)预防性用抗生素的选择:β-内酰胺类抗生素,尤其是头孢菌素类抗生素,是最适宜的预防用药,不同代头孢菌素类作用不同,应合理应用。应根据身体某部位手术时容易引起的致病菌和抗生素谱选用:①心血管、头颈、胸腹壁、四肢软组织手术和骨科手术,若切口感染,多是因为手术部位的病原菌革兰氏阳性球菌如葡萄球菌所致,首选第一代头孢菌素类,如头孢唑啉;②进入腹腔、盆腔及空腔脏器的手术,感染多为病原菌是革兰氏阴性杆菌引起,多用二代头孢菌素类,如头孢呋辛;③复杂而污染严重的大手术,可用第三代头孢菌素类,如头孢曲松、头孢噻肟;④肝、胆系统的复杂性手术,尤其是曾有反复感染者,可选用能在肝、胆组织和胆汁中形成较高浓度的头孢曲松、头孢哌酮或头孢哌酮与舒巴坦联合应用;⑤下消化道手术、涉及阴道的妇产科手术、经口咽部黏膜的头颈部手术,多有厌氧菌污染,一般在二、三代头孢菌素类基础上加用针对厌氧菌的药物,如甲硝唑联合应用;⑥卫办医发[2008]48 号明确指出,除泌尿系统外,喹诺酮类药物不得用作外科围手术期预防用药。

表 2-6 各类手术预防用药的选择

手术类型	预防用药
头颈外科手术	头孢唑啉、头孢拉定、替考拉宁
经口咽黏膜的大手术	头孢唑啉或头孢拉定+甲硝唑
心脏手术	头孢唑啉或头孢拉定、头孢呋辛
神经外科手术	头孢唑啉或头孢拉定、头孢曲松、替考拉宁、泰能
血管外科手术	头孢唑啉、头孢拉定
乳房手术	头孢唑啉、头孢拉定
腹外疝手术	头孢唑啉、头孢拉定
应用植入物或假体手术	头孢唑啉、头孢拉定、头孢呋辛、头孢曲松、万古霉素
骨科手术 如螺钉、钢板及金属人工关节置换	头孢拉定、头孢唑啉、头孢呋辛、头孢曲松
胸外手术 如食管、肺	头孢唑啉、头孢拉定、头孢呋辛、头孢曲松
胃十二指肠	头孢呋辛、头孢美唑、美罗培南
胆道手术	头孢呋辛、头孢曲松、头孢哌酮或头孢哌酮/舒巴坦
阑尾手术	头孢呋辛或头孢噻肟+甲硝唑
结、直肠手术	头孢呋辛、头孢曲松、头孢噻肟+甲硝唑
泌尿手术	头孢呋辛、环丙沙星、美罗培南
妇产科手术	头孢呋辛、头孢曲松、头孢噻肟+甲硝唑

(4)预防性用抗生素的给药时机:①β-内酰胺类抗生素应在切开皮肤、黏膜前 30 分钟或麻醉诱导前 1 小时开始给药。②万古霉素或喹诺酮类药物应提前 2 小时,以保证在发生细菌污染之前血清组织中的药物已达到有效浓度(MIC)>90,能够即时杀死污染手术野的细菌。③注意:一是手术前不给药,手术后再给药,会大大消弱预防用药的效果;二是手术前 1~2 天乃至更长的时间开始用药,完全没有必要,反而容易诱导细菌产生耐药性。

(5)预防性用抗生素的给药疗程:坚持及时短程的原则,预防用药的目的是针对在手术过程中有可能会污染创面的细菌:①一般的择期手术结束后不必再用,至少应在 24 小时内停止使用。连续用药多日,甚至用到拆线是完全没必要的。②或者有明显感染高危因素。③使用了人工植入物。④或手术前已发生细菌污染,如开放性创伤,可用到术后 24 小时,特殊情况下可以延长到术后 48 小时。

(6)预防性免疫用药:如破伤风类毒素、破伤风抗毒血清、人体免疫球蛋白;如注射和定期性注射狂犬病疫苗等。

2.治疗性用药

(1)用药原则:①用于感染性疾病的手术,术前与术后都需要应用抗生素药物,直到感染消除;②明确致病菌,并根据药敏试验的结果选用合适的药物;③血、尿及体液的细菌学检查,必须作需氧菌和厌氧菌培养;④在没有获得细菌培养之前,可以根据感染的部位、临床表现特点,估计可能的致病菌而选用某种抗生素,以后再根据细菌培养和药物敏感试验结果,调整抗生素种类和剂量;⑤对严重的外科感染、多种细菌的混合感染,在进行抗生素治疗时应选择对需氧菌和厌氧菌均有效药物,联合应用。

(2)联合应用的适应证:①两种或多种细菌感染;②严重外科感染,致病菌及药敏试验尚无明确结果时;③为了延迟耐药菌株的出现;④降低药物毒性,可以小剂量的几种抗生素联合应用;⑤利用抗生素的协同和相加作用,注意避免其拮抗作用,以提高联合用药的作用;⑥局部用药是指那些新鲜的伤口或发炎的伤口,局部应用抗生素预防治疗是有作用的,如卡那霉素用于急症剖腹的伤口,又如氨苄青霉素粉剂用于急性阑尾炎手术的伤口,都有明显的降低感染的作用,甲硝唑的局部用药可降低伤口的厌氧菌感染和化脓。局部用药具有浓度高,毒性小,无耐药菌发生等优点。

3.预防和治疗其他措施

外科感染是由多因素作用的结果。因此,必须采取综合措施。

(1)缩短病人住院时间:加强医院卫生防御的管理措施。包括医院医疗环境、人员、科室等,尤其是手术室。减少医院内污染和固有致病菌感染病人的机会。

(2)做好手术前准备工作:如稳定病人情绪,改善和控制糖尿病、营养不良等,积极治疗原有的感染,使病人处于最佳状态。

(3)备皮:指手术部位的皮肤准备,一是在手术日清晨要用水和肥皂清洗,二是在毛发稠密区可以剪发或去毛。

(4)严格手术过程中无菌原则,仔细操作,保护组织,彻底止血。

(5)引流少放、早拔,尽量由开放式变闭合式引流。

(6)抗生素溶液冲洗伤口,少用或不用,避免细菌产生耐药性。减少超量使用抗生素引起毒性反应,如庆大霉素引起的致死性急性肾衰竭。

第三章　损　伤

一、损伤的原因与分类

世界上各类突发性事件不断发生,这使得损伤已成为"世界上第一公害",每年因创伤死亡人数在数千万以上,其中大部分死于多发性损伤。在美国损伤是45岁以下人群中的主要死亡原因。目前,在中国损伤死亡已成为第4位的死亡原因,为青壮年者死亡的首位原因,而且呈现不断增长的趋势。仅仅在近10年里交通伤死亡者上升80%以上,成为人类生存的第一杀手。

损伤是指机体受到机械的打击后所发生的组织结构破坏和功能障碍。无论平时和战时都有常见的损伤发生。

1.损伤的原因

(1)机械因素:如锐器刀、斧、剑等的切割伤;钝器铁棒、木棒、石块等的打击伤,此类称冷器伤;重力如墙倒屋塌、翻车等的挤压伤;子弹、弹片的火器射击伤等;雷管炸伤、鞭炮伤等火器伤。

(2)物理因素:如高温、低温、电流、放射线、激光等,所造成不同的烧伤、冻伤、电击伤及放射伤等。

(3)化学因素:如强酸、强碱所致的化学烧伤;战时化学性武器造成的战剂染毒化学伤。

(4)生物因素:如虫、蛇、犬等类的咬伤或螫伤,可带入病毒或微生物致伤等。

2.损伤的分类

由于损伤的原因、部位及程度等不同,损伤的分类不一,主要有以下几种分类:

(1)按损伤原因分类:和平时期以机械损伤多见,战时以火器伤多见。两种以上不同性质的因素同时或者相继作用于机体称为复合性损伤。如果有机械性损伤同时有毒剂中毒或毒剂污染伤称为混合性损伤。

(2)按损伤部位分类:通常以机体解剖位分为颅脑、面颌颈、胸、腹、脊柱脊髓、骨盆、上肢及下肢多个部位。而多部位或多器官损伤则称为多发性损伤。如果一个器官或系统多处受伤,如腹部损伤中有肝破裂、脾破裂、小肠破裂穿孔则称为多处性损伤。如果胸、腹损伤同时并发膈肌破裂,则称为胸腹联合性损伤。

(3)按损伤程度分类:本文主要介绍以下三种分类法。

1)创伤严重程度评分法(injury severity score,ISS):ISS评分法见表3-1。

表 3-1　创伤严重程度的评分法

0 分	无损伤
1 分	轻度的损伤
	体表:全身疼痛,小挫裂伤,扎伤,Ⅰ度或小面积的Ⅱ度或Ⅲ度烧伤
	头颈:头痛、头晕、但意识清楚;有挥鞭伤史但体征或 X 线正常
	面部:眼部擦或挫伤,眼玻璃体、视网膜出血;牙折断或脱位
	胸部:肌肉痛或胸部运动受限
	腹部:肌肉痛,擦伤
	四肢:轻度扭伤和指骨、趾骨骨折或脱位
2 分	中度损伤
	体表:广泛性挫伤、擦伤及大裂伤;>7.5cm 宽度的撕裂伤;10%～20%Ⅱ度或Ⅲ度烧伤
	头颈:昏迷少于 15 分钟,伤后无记忆丧失;面骨骨折,但无移位;有挥鞭伤,有体征和 X 线异常
	面部:无移位的面部骨折或开放性鼻骨折;面部变形的裂伤;眼裂伤
	胸部:单纯肋骨或胸骨骨折;胸部重度挫伤;无血胸气胸或呼吸困难
	腹部:腹壁重度挫伤
	四肢或骨盆:指(趾)骨开放性骨折;无移位的长骨或骨盆骨折;大关节重度扭伤
3 分	重度挫伤(不危及生命)
	体表:广泛挫伤、擦伤;2 处以上肢体大裂伤或宽度>7.5cm 撕裂伤;20%～30%Ⅱ度或Ⅲ度烧伤
	头颈:昏迷>15 分钟,伤后记忆<3 小时,无严重的神经系统体征;颅骨闭合性骨折;颈椎骨折, 　　　但无神经损伤
	面部:失去一眼或视网膜损伤;有移位的面骨骨折或牵涉鼻窦和眼眶的骨折
	胸部:多发性肋骨骨折,但无呼吸困难;血胸或气胸;横膈破裂;肺挫伤;胸椎骨折无神经损伤
	腹部:腹腔脏器挫伤;膀胱破裂;腹膜外出血;输尿管撕脱伤;腰椎骨折无神经损伤
	四肢和骨盆:有移位长骨骨折或多发性手足骨折;单纯长骨骨折;有移位的骨盆骨折;大关节脱 　　　　　　位;有多发性指(趾)截肢伤;四肢主要神经血管撕裂伤
4 分	重度损伤(危及生命有可能存活)
	体表:严重的撕裂脱伤;危险的出血;30%～50%Ⅱ度或Ⅲ度烧伤
	头颈:原发性昏迷>15 分钟,伤后记忆>3 小时,神经体征阳性,开放性颅骨骨折
	胸部:开放性创伤;连枷胸;纵隔气肿;心肌挫伤无循环障碍;心包挫伤;胸椎骨折并截瘫
	腹部:腹腔脏器小裂伤,包括脾、肾破裂和胰尾小损伤;腹膜内膀胱破裂;外生殖器撕脱伤;腰椎 　　　骨折并截瘫
	四肢:多发性长骨闭合骨折;外伤性截瘫
5 分	危重损伤(生存希望小)
	体表:>50%面积Ⅱ度或Ⅲ度烧伤
	头颈:昏迷>24 小时,记忆丧失>12 小时,颅内出血,颅内压力高;颈椎损伤,四肢截瘫,大呼吸 　　　道阻塞
	胸部:胸部外伤,严重的呼吸困难(器官裂伤纵隔积血);主动脉破裂,心肌挫伤或裂伤,循环障碍
	腹部:腹腔脏器(除脾肾外)或血管破裂,撕脱或严重裂伤
	四肢:多发性开放性四肢骨折

将人体分成几个区域,按表3-1中所列的损伤程度以0~5记分。在多处损伤的病例中,取各区域损伤评分平方的总和。例如:脑部伤评分3分,胸部伤评分4分,心部伤评分5分。则该案的严重评分总和为$50(3^2+4^2+5^2)$分。ISS值<10分者,很少死亡;ISS值>10分者,有一定的危险性,作为收入住院标准;ISS值>50分者,其死亡率明显增高。此记分法未把年龄、人体分区不完全及伴随的疾病等包括在内为不足。

2)CRAMS评分法(表3-2)。

3)格拉斯克-莱吉昏迷评分法(Glasgow-Lieqe coma scale,CLCS)见表3-3。

表3-2　CRAMS损伤严重程度评分法

项目	表现	记分
C(循环,circulation)	收缩压<100mmHg,毛细血管充盈良好	2
	收缩压>85~90mmHg,毛细血管充盈迟缓	1
	收缩压<85mmHg,毛细血管不充盈	0
	R(呼吸,respiration)呼吸正常	2
	呼吸>30次/分或浅弱或困难	1
	无呼吸运动	0
A(胸腹部,abdomen-thorax)	胸腹部无异常	2
	胸腹有压痛	1
	胸壁扇动或胸腹穿透伤、腹肌紧张	0
M(运动,movement)	自主运动	2
	仅对疼痛刺激有反应	1
	无运动,位固定	0
S(说话,speech)	说话正常	2
	答非所问	1
	仅能发单音或无说话能力	0

注意:以上5项相加7分以下时伤情较重或严重

表3-3　GLCS评分法

睁眼反射	记分	语言反应	记分	运动反应	记分	脑干反射	记分
自动睁眼	4	回答正确	5	按吩咐动作	6	额眶反射存在	5
呼唤睁眼	3	回答错误	4	刺激能定位	5	垂直性眼前庭反射存在	4
刺激睁眼	2	乱说乱讲	3	刺痛能躲避	4	瞳孔反射存在	3
不能睁眼	1	只能发音	2	刺激肢体屈曲	3	水平性眼前反射存在	2
不能言语	1	刺激肢体过伸	2	眼心反射存在	1		
				不能运动	1	无反射	0

注意:以上4项相加共记分3~12分,3~12分为严重伤

二、损伤反应与损伤愈合

损伤后机体发生一系列变化,是保持机体自身稳定的效应和促使损伤修复的过程。然而,剧烈的变化对机体不利,加以创伤的损害作用,可能发展为感染等,所以需要治疗才能治愈。了解损伤的反应有助于选择治疗方法。

1.局部反应

即伤后发生的损伤性炎症。局部有充血、渗出,稍后有细胞增生。均可见局部红肿发热等。渗出液含有白细胞和纤维蛋白原。中性粒细胞能消灭细菌,单核细胞变为巨噬细胞能清除颗粒物质。纤维蛋白原变为纤维蛋白能填充裂隙和起支架作用。较先增生的细胞是成纤维细胞、成肌纤维细胞和血管内皮细胞,继而有其他细胞增生,对损伤可起修复作用。如果有某种原因使伤后的局部反应减弱,如局部缺血、休克、使用大量皮质激素等,将导致修复延迟。

但是,急剧的或者范围较大的炎症反应,可对机体产生不利的后果。局部充血、渗出过多可使组织内压过高,影响局部血液循环而造成细胞变质、坏死。大量渗出还可引起血容量减少,导致休克,器官功能障碍等不良后果。

局部有以下临床表现:

(1)疼痛:损伤后除失去知觉外一般均发生疼痛。剧烈的疼痛刺激,可引起面色苍白,出冷汗,脉搏细弱等,近似休克或晕厥。用镇痛剂可好转。有一部分病人疼痛反应不重,但伤情可能很严重,见于深度休克,高龄体弱,脑部伤等情况下,在接收成批伤员时应特别注意。

(2)肿胀:为软组织闭合伤和闭合性骨关节损伤的常见表现。伤后局部迅速肿胀,为出血所致,表浅者有皮肤瘀斑或呈青紫色。局部先较紧张,继而可有波动感。伤后逐渐肿胀,为损伤性炎症所致,疼痛和触痛以血肿所致者明显。表面皮温可增高。炎症性肿胀多在2~3周后开始消退。挤压伤的肿胀范围较大,皮肤紧张度高,在肢体部位应监测周径和远端的血运,并记录尿量等。

(3)伤口或创面:刺伤的伤口小,较易被凝血块堵塞,但不能完全排除其深部有出血等损伤,故应仔细检查。切割伤的伤口出血较多,边缘较整齐,出血甚为活跃,是较大血管或多血管损伤的表现,必须立即采取止血措施。胸部的伤口如呼吸时有气体进出,或有呼吸困难,是开放性气胸,需立即用敷料堵塞伤口。腹部的伤口如有消化液、粪水或不凝的血液等溢出,为腹内器官损伤;较大的腹部伤口还可能有肠管等露出。钝性暴力所致的挫裂伤,伤口不整齐,边缘常有纤维和零碎的组织,应特别注意检查其深处的损伤。对火器伤的伤口,应检查其入口和出口。有的火器伤如土枪、某种炮弹或炸弹等,可造成许多伤口,检查时切勿遗漏。此外,火器伤伤口内还可有投射物以外的异物存留。撕脱伤有成片的创面,沾染较重。所有的伤口在延迟就医时可有感染,伤口有脓性分泌物、坏死组织等,其周围有红肿等炎症浸润区。

(4)运动障碍:骨关节损伤后,运动功能发生障碍。一部分是由于关节扭伤、脱位或骨折,有的出现畸形或异常活动,例如:桡骨下端骨折使前端和手呈"餐叉形";各部长骨骨干完全骨折可在局部出现异常活动。创伤的部位也可因运动加重疼痛,有运动受限现象,例如胸壁损伤后胸式呼吸运动受限。有的可因肌肉非自主性收缩不能正常运动,如伤后腹膜炎使腹式呼吸运动减弱,颅脑损伤有蛛网膜下出血时发生颈项强直。

(5)器官功能障碍:各系统器官受伤后,可出现相应的症状。例如脑损伤后即有意识障碍;

胸部伤常有呼吸或循环方面的症状;腹内损伤者一般出现消化道症状。尤其是有出血的症状,如咯血、呕血、便血、尿血等,更能证明器官的损伤。

2.全身反应

在较重或严重的损伤后,全身反应较显著或急剧,属于应激反应,包括神经内分泌系统的反应,以及相继的各种变化。轻度损伤的全身反应不明显。

(1)损伤有失血、失液使血容量降低时,颈动脉、主动脉和左心房的感受器可向中枢发出冲动,继而垂体一肾上腺可有多量抗利尿激素、醛固酮释出,使肾泌尿减少。同时,通过交感神经对心血管的作用,除了加快心率,还调节血液的分布,减少皮肤、肌肉、肾、腹部内脏的血流,以保障心、脑、肺的供血。此外,组织间液可能有一部分回流入血管内。以上机体对血容量降低的代偿功能,表现为心率加快,面部失去红润,尿量减少等。如果血容量过低难以代偿,则发生休克。

(2)在伤后机体发生血液再分布时,除了心、脑、肺,大部分组织器官处于低灌流状态。如时间较长或低灌流严重,因缺氧代谢有大量乳酸形成。机体虽能通过肾和肺调节,但此时肾功能有限,而肺加强换气仅能排出二氧化碳。结果可能是高乳酸血症和低碳酸血症并存。

(3)较重或严重的损伤可引起分解代谢亢进,机体的静息能量消耗增加,糖原、蛋白质和脂肪的分解都加速。分解代谢亢进的起因,是应激反应中释出的儿茶酚胺、肾上腺皮质激素、胰高糖素、生长激素等,可能还有炎性介质和细胞裂解产物等的作用参与。而胰岛素的分泌可减少或有阻抗。分解代谢超过合成代谢,导致体重降低、肌肉消瘦和脂肪减少等。伤后不能进食,也可造成体重降低。但单纯的饥饿,并不引起分解代谢加速,补充能量和氨基酸后即可好转。损伤后的营养代谢,需病人渡过应激期,情况较稳定时始能好转。有以下全身临床表现:

(1)体温变化:除了脑损伤累及体温中枢时可有高热或体温过低,其他创伤也可使体温失常。内部出血,组织细胞崩解的产物可成为致热原因,使体温升高,一般不超过 38.5℃。体温过高多因感染所致。特重的损伤可能使体温过低,是机体反应能力衰弱的表现,需特别重视。

(2)循环、呼吸变化:常可见心率加快,面部失去红润或苍白,血压偏低,肢端不温等,为血容量降低所引起的心血管功能变化。呼吸加快、加深,为了促使体内二氧化碳排出,增加氧供以补偿组织低灌注,或为了减轻酸中毒。至于胸部伤,则更易发生循环、呼吸的变化。

(3)尿量减少:一般由于血流量降低和摄入液体不足所致。

(4)体重减轻:因脂肪和蛋白质分解加快,外貌消瘦,肌肉无力。

(5)其他:食欲不振,勉强进食后可有饱胀、呕吐;失眠,有的因为伤处疼痛,有的因为焦虑、恐惧,睡眠不足可影响康复,故应重视对症处理。

3.损伤愈合

损伤后组织的失活和缺损,均需有细胞的新生才能得到修复。细胞新生需要机体提供相应的条件,即与全身情况密切相关。其形态学变化过程分为如下 2 期。

(1)细胞增生期:一般伤后 1~3 天开始,开始于损伤性炎症期。先出现的新生细胞,有成纤维细胞、成肌纤维细胞和血管内皮细胞;继而有上皮细胞、成骨细胞。新生的细胞各具其功能,可形成新生血管、肉芽组织、瘢痕组织、新生皮肤、骨痂组织等,充填组织缺损和促使断裂的组织恢复连接,终于使创伤愈合。

（2）组织塑形期：组织细胞增生虽能使创伤愈合，但未必完全适应生理需要。有的组织增生还可能影响生理功能，例如：瘢痕组织过多可影响运动功能和造成畸形，关节内骨质增生可影响关节活动。在组织修复的后期，机体能抑制细胞继续新生，消除过度增生的组织，尽量适应生理需要和恢复原有的形态。如骨折连接以后，过多的骨痂可被吸收。

如皮肤伤口损伤的愈合，创面先有肉芽组织生长。主要是由成纤维细胞和血管内皮细胞的增生所形成。继而有伤口边缘上皮细胞增生和伤口发生收缩。伤后收缩与成肌纤维细胞、神经生长因子等相关，在皮肤弹性允许的条件下，使创缘缩短。然后伤口完全为新皮和瘢痕组织所覆盖，即达到愈合，细胞停止增生。伤口瘢痕组织起初较硬，经过一段时间可软化，即是部分组织被吸收、塑形的结果。如果瘢痕组织继续增生，则属于病态，此阶段出现在一般损伤和大手术后 3～7 天。

在损伤组织的修复过程中，除了需要细胞增生，还需要支持和连接细胞的物质，这个过程称为生化学变化过程。损伤后起初主要有纤维蛋白，支架于组织及组织裂隙。继而，就有葡糖氨基聚糖类和胶原，进入组织细胞间隙内。伤后 3～4 日内，葡糖氨基聚糖类即可较多存在于局部；随后胶原也出现于局部，且继续增多。胶原由伤处新生的成纤维细胞、上皮细胞、内皮细胞等产生。在细胞内，由氨基酸合成本胶原；分泌到细胞外，变为原胶原—前胶原—胶原微纤维；终于形成胶原纤维。在此过程中，需有多种酶、铁离子、维生素 C、钙离子等的作用。胶原纤维素在伤后增多，能使肉芽—瘢痕纤维组织比较坚韧，有一定的抗张强度，此阶段称为合成代谢阶段，一般 2～5 周。

损伤修复的类型：损伤组织的修复可有不同的结果。损伤由原组织修复，例如，骨折由骨组织重新连接，皮肤缺损由新生上皮修补，血管缺损由其内皮修复或新生，其生理功能良好或较好。但损伤修复一般需要纤维组织的连接。开放伤的伤口愈合分为三种类型：

1）一期愈合：见于无菌手术切口，外伤小创口，无污染或无组织坏死的创口愈合，一般 5～7 天愈合，四肢创口 10～14 天愈合，一般 3 个月后软化吸收，几乎无瘢痕可言。

2）二期愈合：外伤性开放性创口，有较多的组织缺损或清创修剪后缝合难以对合或有感染但无化脓的伤口，需要减张缝合或作蝶形缝合，让炎性组织渗出消肿或让肉芽生长充填覆盖，再结扎缝合，愈合后稍留有瘢痕。

3）三期愈合：系感染化脓切开或放置引流的创口，待感染控制后或肉芽组织新鲜健康时，再缝合封闭伤口。慢性溃疡、烧伤切痂植皮等皆属此类。

（3）在伤后机体发生血液再分布时，除了心、脑、肺，大部分组织器官处于低灌流状态。如时间较长或低灌流严重，因缺氧代谢有大量乳酸形成。机体虽能通过肾和肺调节，但此时肾功能有限，而肺加强换气仅能排出二氧化碳。结果可能是高乳酸血症和低碳酸血症并存。

（4）较重或严重的损伤可引起分解代谢亢进，机体的静息能量消耗增加，糖原、蛋白质和脂肪的分解都加速。分解代谢亢进的起因，是应激反应中释出的儿茶酚胺、肾上腺皮质激素、胰高糖素、生长激素等，可能还有炎性介质和细胞裂解产物等的作用参与。而胰岛素的分泌可减少或有阻抗。分解代谢超过合成代谢，导致体重降低、肌肉消瘦和脂肪减少等。伤后不能进食，也可造成体重降低。但单纯的饥饿，并不引起分解代谢加速，补充能量和氨基酸后即可好转。损伤后的营养代谢，需病人度过应激期，情况较稳定时始能好转。

有以下全身临床表现：

（1）体温变化：除了脑损伤累及体温中枢时可有高热或体温过低，其他创伤也可使体温失常。内部出血，组织细胞崩解的产物可成为致热原因，使体温升高，一般不超过38.5℃。体温过高多因感染所致。特重的损伤可能使体温过低，是机体反应能力衰弱的表现，需特别重视。

（2）呼吸循环变化：常可见心率加快，面部失去红润或苍白，血压偏低，肢端不温等，为血容量降低所引起的心血管功能变化。呼吸加快、加深，为了促使体内二氧化碳排出，增加氧供以补偿组织低灌注，或为了减轻酸中毒。至于胸部伤，则更易发生循环、呼吸的变化。例如呼吸次数＞25次/分或＜15次/分，则表现呼吸困难，呼吸表浅，发绀；脉搏次数＞100次/分或微弱，触摸不清；收缩压＜90mmHg，毛细血管充盈时间＞2秒，有意识模糊，语言回答不清或对疼痛刺激反应迟钝等。都提示伤后机体有急剧变化可能危及生命。

影响损伤愈合的不利因素：损伤局部和病人的全身情况，可能存在各种妨碍损伤愈合的因素，应重视处理以促使损伤顺利愈合。

（1）感染：是损伤延迟愈合甚至长期不愈的常见原因。感染不但破坏伤处的新生组织细胞，而且可影响病人全身情况，甚至引起感染性休克和低蛋白血症。

（2）组织不能连接：如骨折制动不够或有软组织阻隔骨折端、伤口裂隙过大或内有死腔、组织层次对合不良等。

（3）伤处血循环不良：休克时周围组织低灌流，伤处的炎症反应、细胞新生等均受抑制，故愈合延迟。包扎过紧或缝合张力过大，可使伤口愈合不良。原有闭塞性脉管病或严重静脉曲张的肢体伤，创伤愈合迟缓。

（4）低蛋白血症和其他营养不良：原有低蛋白血症，创伤失血过多或分解代谢致蛋白质缺乏，均可延迟创伤修复过程。此外，维生素C缺乏影响胶原合成，低钙血症可影响骨折和其他创伤愈合。

（5）药物等作用：皮质激素可能抑制创伤修复过程。细胞毒抗癌药和放射线抑制细胞新生。

三、急症损伤的处理与治疗方法

在死亡的病例中，患者损伤后的一般规律是，第一个死亡高峰在1小时之内，占死亡总数量的50%，而且多为严重的颅脑损伤，高位颈髓损伤，心脏、主动脉或其他大血管的破裂及呼吸道阻塞等；第二个死亡高峰在损伤后的2～4小时，占损伤后死亡数量的30%，死亡的原因多为脑、胸或者腹腔内血管或实质性的脏器破裂，严重的多发伤及严重的骨折等引起的大量失血；第三个死亡高峰在损伤后1～4周，占损伤后死亡数量的20%，原因多为严重的感染脓毒休克和多器官功能障碍综合征及多器官功能衰竭。在国内车祸所致的严重的损伤中，大约有2/3的病人在伤后30分钟内死于现伤和运输之中，使其丧失了最宝贵的几分钟、几十分钟的"救命的黄金时间"。因此，争取急救时间和提高救治技能是至关重要的。首先处理心脏呼吸骤停、窒息、严重出血、开放性气胸；其次是抗休克和固定骨折。有伤口者应包扎，勿使组织暴露。有以下几点：

1.心肺复苏

即以人工呼吸和心脏按压的方法代替自主呼吸与自主心搏。抢救心跳、呼吸停止，必须从现场开始。在现场,对心跳、呼吸停止要迅速做出判断。其依据如下:①神志完全消失;②颈动脉和股动脉搏动消失;③呼吸停止;④心音消失,瞳孔散大,反射消失等。初期复苏主要是开放气道、人工呼吸和胸外心脏按压等。

(1)开放气道:要施行人工呼吸,呼吸道必须保持通畅。病人神志消失后,舌根后坠可堵塞声门,口咽、气管内的分泌物或异物存留可造成气道梗阻。抢救时,用一手使头后仰,另一手将下颌向前提起或使颈抬高,舌根上移就不影响气道开放。张开口咽部,用手指或器械清除异物。有异物阻塞气管时,可用腹部按压法,或经气管内插管后清除异物。对于严重的咽喉麻痹可放置通气导管或喉结下用针头穿刺气管保证通气。

(2)口对口或口对鼻人工呼吸:是现场急救中有效的人工通气方法。病人仰卧,抢救者中的一员用提颏或抬颈法使病人头后仰,口张开;用另一只手拇指和示指紧闭病人鼻翼。深吸气后对准病人口部用力吹气,至胸廓抬起。随后开放鼻孔,可听见有呼气音,并见胸廓回缩。为防止气体吹入胃内,于吹气时轻压环状软骨可使食管关闭。对张口困难者可紧闭其口唇,向鼻腔吹气。吹气频率14~16次/分,病人的吸气与呼气时间比为1:2。吹气时,抢救者应尽量深吸气,使人工呼吸潮气量在10ml/kg以上。

(3)胸外心脏按压:心脏在停跳后,用此法重建血液循环,提供心、脑的血流灌注,是现场复苏必要的措施。

病人仰卧在硬板床上,双下肢稍抬高以利静脉血回心。抢救者位于病人一侧,或者跨跪于病人髋部两侧。将一只手掌根部置于病人的胸骨中、下1/3交界处(手掌与病人胸骨纵轴方向一致),另一只手掌根部重叠放在该手背上面,双肘关节伸直。借助双臂和上身体重垂直下压,使胸骨下陷3~4cm。然后迅速放松使胸骨弹起,如此反复。手掌保持紧贴病人的胸壁,避免再下压时对胸骨"拍击"。按压频率60次/分左右。有两人操作复苏时,每按压心脏5次行对口吹气1次。仅一人操作时,按压心脏15次行对口吹气2次,交替进行。心脏按压有效的标志是出现颈、股动脉搏动。若能测到血压,瞳孔及发绀有改善等,表明大脑血流灌注已建立。心肺复苏的后继处理主要是药物治疗、心电监测及电除颤和器械的人工呼吸。

(1)药物治疗:①激发心脏复跳并增强心肌收缩力,如肾上腺素、甲氧胺;②防治心律失常,如用利多卡因、溴苄胺等;③纠正急性酸中毒,如用碳酸氢钠;④补充血容量和电解质;⑤防治脑水肿,如用脱水利尿药。用药途径:①气管内给药,适用于有气管内插管者;②静脉给药,应注入中心静脉,因为心跳停止者的周围静脉注药效果不佳;③心内给药,注药必须暂停按压心脏,且注射可能造成气胸、心肌损伤等,所以心内注射是最后选择的给药途径。穿刺点在胸骨左缘第4~5肋间,垂直进针,回抽有血时方可注药。用药选择:①肾上腺素是心脏复苏的首选药物。能激发心肌自主收缩,并使心室纤颤的细颤波变或粗纤颤波,有利于电除颤。每次用量静注0.5~1mg,需要时5分钟后可重复给药。②利多卡因是抗心律失常首选药。能抑制心室的异位激动,有治疗室颤的作用。首次量1mg/kg,静脉缓慢注射;继之以40mg/(kg·min)静滴。

其他用药及输液:①碳酸氢钠是纠正代谢性酸中毒的药物。首次用量5%碳酸氢钠1.5~2ml/kg,10分钟后可再用半量。②阿托品对心动过缓有增加心率的效应,每次用0.5mg,静脉或气管内给药,每隔5分钟可重复用药,总量在2mg以内。③输液治疗为心脏药物治疗提供通道,维持体液平衡和循环血容量;纠正酸碱失衡,维持体内环境稳定。

(2)心电图监测及电除颤:心电图监测可辅助诊断心脏病变和指导选用复苏方法,应尽早应用。电击除颤是治疗心室纤颤的一种有效方法,在用肾上腺素使细颤转为粗颤后,用除颤器以一室的电流冲击心脏消除室颤。此法应在发现室颤2分钟以内施行;对室颤何时发生不详者,需先行心脏按压2分钟以上,使心肌得到供血后再行除颤。电除颤有胸内和胸外两种方法。心肺复苏常用胸外除颤法。

(3)器械的人工呼吸:后继复苏用器械的人工呼吸接替对口呼吸法。再次清除口咽部分泌物后,插入导气管。必要时行气管内插管。门诊、手术室及病房重症监护室内平时应备有已消毒的通气导管和气管切开包。

复苏后注意:①维持循环功能稳定,由于心脏停跳期间缺氧引起的酸中毒、心肌收缩无力、血容量不足或原有的心脏疾病等,易发生低血压、心律失常或心脏功能衰竭。此时应注意适当输液纠正酸中毒或电解质紊乱,用升压药升压,给予乙酰毛花苷丙和呋喃苯胺酸以强心利尿,用利多卡因纠正室性心律失常等。②加强呼吸管理,保持气道通畅和提供充分的氧,纠正全身缺氧状态。对自主呼吸未恢复者,需要气管内插管和呼吸机,施行间歇正压通气,呼气末正压通气等。还应注意防治呼吸道感染、肺水肿、急性呼吸衰竭等并发症。③脑复苏脑组织耗氧量很大,对缺氧耐受性很差。心跳停止后脑组织易发生水肿,甚至死亡。复苏后可发生颅内高压,进一步加重脑损害,给脑组织以第二次打击。因此,脑复苏是复苏后处理的重点之一,而防治脑水肿是脑复苏的关键。应尽早给予低温、脱水疗法;适当选用皮质类固醇制剂和增进脑细胞代谢的药物,有条件的可用高压氧疗法。④并发症和原发病的治疗,复苏过程中肺部感染或成人呼吸窘迫综合征的机会较多。其他注射或插管也可能并发感染。肾缺血后可能发生肾衰竭,还有胃肠道应激溃疡等。因此,复苏后应注意防治各种并发症。至于病人的原发病,在复苏当时无暇顾及,复苏后则应继续治疗,病人方能康复。

2.解除窒息

窒息的原因为呼吸道梗阻。立即去除口咽部异物、血液、分泌物、碎骨片等;托起下颌,清除口鼻咽腔的堵塞物,置入通气管口必要时以粗针头行环甲膜穿刺,行气管内插管或气管切开。

3.止血

现场止血主要是对外出血的临时止血。方法是指压止血、止血带止血、填塞止血等。

(1)指压动脉止血:面部出血,指压颌外动脉;头顶部出血,指压颞动脉;上肢出血,指压锁骨下动脉;下肢出血,指压股动脉。

(2)止血带止血:止血带应扎在肢体伤口的近侧,压力要适当,以远端动脉搏动消失为度。要有标记,记录上止血带的时间,并迅速后送;时间不宜超过3小时。

(3)填塞止血:用无菌敷料或清洁织物填入伤口内压紧,外加绷带等加压包扎。

4.开放性气胸、张力性气胸和连枷胸的急救

(1)开放性气胸:立即用无菌敷料或清洁织物在伤员呼气末填塞伤口,制止漏气,使开放性气胸变为闭合性气胸。

(2)张力性气胸:在锁骨中线第2、3前肋间插入粗针头排气,针头接水封瓶或接一般指套。

(3)连枷胸:有明显的胸壁浮动时,暂用加垫压迫法制止反常呼吸。

5.固定骨折和伤肢

可减轻疼痛,避免转运途中继发血管、神经等损伤。现场要就地取材,可用木板条、树枝、竹竿、枪支等固定伤肢;缺少支架物时,可将伤肢束缚在躯体健康肢旁。

后继治疗,继续抗休克、复苏后期治疗等,同时需要用一般的支持疗法,如补充水分和营养物质,镇痛,静息休养等。各部位的创伤需专科治疗。

四、各种组织损伤的处理

1.处理原则

①把保存伤员生命放在首位;②尽可能保存或修复损伤的组织或器官,并恢复其功能;③积极防治全身与局部各种并发症。

2.现场急救

①除去致伤因素避免继续损伤,如衣服着火应立即灭火;对因坠落塌方或建筑物倒塌受挤压的伤员应立即移去挤压的物体,并迅速搬离现场至较安全的地方等。②优先抢救心搏骤停、窒息、大出血、开放气胸、休克、内脏脱出等,以挽救生命。③伤口包扎与止血,对开放伤用消毒敷料或干净布类覆盖包扎伤口,以防进一步污染。对一般伤口出血,用较多敷料加压包扎即可,只有在四肢大动脉损伤用加压包扎无效时,才慎重采用手术止血法止血。④临时固定,对有骨折或关节损伤的肢体用夹板或方便器材作临时固定。⑤止痛,注射或口服止痛剂。

3.全身治疗

着重维持伤病员的循环及呼吸功能,补充血容量,保持呼吸道通畅,维持体液及电解质平衡和能量代谢,保护肾脏功能等。

4.局部处理

①闭合伤处理,除合并有重要脏器伤或血管伤需要紧急手术处理外,一般采用对症处理,如局部休息,抬高患肢,制动,早期用冷敷以减轻肿胀,1～2日后用热敷、理疗等,以促进消肿和损伤愈合。②开放伤处理,对新鲜污染伤口主要是早期彻底清创,转化为闭合伤。对感染伤口重要在保持引流通畅,换药直至愈合。

5.特殊情况处理

如多发伤、复合伤、放射伤、化学伤等,应分清主次,统筹兼顾,妥善处理。战伤则要适应战伤实际,实行分级救治。防治并发症,包括全身和局部并发症,如休克、肾衰竭、感染等。开放性损伤的处理:目的在于改善修复条件,促使尽早愈合。根据伤情,分别处理清洁、污染、感染伤口以及战伤。

(1)清洁伤口:指未被细菌污染的伤口,包括无菌手术切口,一般经对合缝合,可达一期愈合。

(2)污染伤口:为沾染细菌但未发展成感染伤口。处理主要是清创术。目的是在伤口未发生感染前,清除坏死或失活组织、异物、血块和彻底止血,将污染伤口转变为清洁伤口,预防感染,争取伤口一期愈合。清创时机:争取在伤后6～8小时以内进行清创,在头面部损伤、切割伤,清创时间可延至8～12小时。术前准备:全面检查局部和全身,优先处理休克,早期应用抗生素及破伤风抗毒素;复杂手术要备血,适宜的麻醉,四肢伤可在选用止血带下手术。

(3)清创术的步骤与方法:①皮肤清洗及伤口冲洗,剃毛去油污,常规消毒。②伤口扩大和清创,对较深的伤口需扩大伤口,经关节部位的切口应作"S"形切开,以免瘢痕挛缩影响功能。尽可能切除失活的组织,由浅入深,由外而内,分片分层切除,有序进行,止血彻底。对贯通伤应在入口和出口两处分别进行处理。对较深的盲管伤,必要时可从对侧切开进行清创或引流,以便清除所有异物和坏死组织。

（4）各种组织的处理原则：①皮肤：可切除皮缘2～3mm,对头、面、手和外阴部皮肤可不切除。②皮下组织和筋膜：凡失活的均应切除,筋膜切开要够大,必要时可用"十"字或"I"字形切开,以减少筋膜腔压力。③肌肉：失活的要彻底切除。④骨骼：完全游离的小骨片应去除,较大的游离骨片清创后放回原位。对火器伤骨折不宜作内固定,术后采用牵引或石膏固定。⑤肌腱：对伤口整齐的切割伤,可作肌腱初期缝合术。⑥神经：处理原则同肌腱。⑦血管损伤：对四肢主要血管,清创后应进行修复,以免肢体坏死或缺血。对非主要血管妥善结扎。

（5）清创术后处理：①对有骨与关节损伤、血管、神经、肌腱伤修复后和植皮术后,均应用石膏固定肢体。②维持适当体位,抬高患肢,减轻肿胀;胸腹部脏器伤术后取平卧位等。③选用有效的抗生素,注射破伤风抗毒素1500～3000单位。④预防并治疗并发症,观察伤肢血循环情况,注意伤口感染和继发性出血。

6.感染伤口的处理

伤口感染是严重的并发症,常见的为化脓性感染,也可发生特殊性感染如破伤风和气性坏疽等。伤口处理的目的是迅速控制感染和促进伤口愈合。治疗伤口一般化脓感染措施：①局部制动、理疗。②全身应用有效抗生素,开始时使用广谱抗生素,待伤口分泌物细菌培养及药物敏感试验后再调整。③伤口处理主要是保持引流通畅。换药的种类和次数根据伤口情况而定,如伤口坏死组织和分泌物多,可用生理盐水纱布湿敷,每日更换敷料3次或4次,每次换药时,可将坏死组织逐步清除。如伤口较干净,分泌物少,则可用凡士林纱布换药,每日或隔日1次。如有绿脓杆菌感染,可用0.1%苯氧乙醇、磺胺嘧啶银软膏或1%醋酸液换药。如伤口较小,可换药直至伤口愈合。如伤口创面大,在感染完全控制、创面肉芽新鲜和无明显分泌物后,可行二期缝合或植皮闭合伤口。

五、损伤病

损伤,尤其是严重损伤,伤情多较复杂。多发伤、复合伤发生率高,组织破坏严重,人体内环境失常更显著,不易及时诊断、纠正或恢复,并导致一系列综合病症,使重要脏器的结构和功能严重损害。临床常见的损伤病有以下几种。

1.筋膜间室综合征

肢体中,在骨和筋膜形成的间室内,因各种原因造成组织压升高,由于间室容量受筋膜的限制,压力不能扩散而不断升高,致血管受压损伤,血液循环由此遭受阻碍,供应肌肉、神经组织的血流量减少,严重的则发展为缺血坏死,最终导致这些组织的功能损害,由此而产生的一系列症候群,称为筋膜间室综合征或称挤压综合征。

（1）病因：常见原因有肢体受重物挤压伤、闭合性骨折、血管伤等。如无开放性创口,间区内压力不能缓解。石膏、夹板包扎过紧,止血带包扎时间过长,外在压力过大等均可引起。

（2）发病机制及病理：筋膜间室综合征是由骨间膜、筋膜包绕等解剖特点及间区内肌肉肿胀、出血、体积增大内压增加的双重因素造成。如果间室内压增高至可使毛细血管闭塞的程度,则血流中断,因而发生组织缺血、缺氧。毛细血管在缺血缺氧状态下,通透性增加,渗出液增多,间室内压增大,缺血更加严重,形成恶性循环。当间室压力增高,至 4.0kPa 持续 6～8 小时,即可发生肌肉坏死。即横纹肌分解释放出肌红蛋白进入血液,经肾排泄,在酸性尿中沉淀,引起急性肾衰竭。

(3)临床表现:小腿胫前外侧及前臂侧间室为好发部位。一般症状发展迅速,严重者 24 小时内即可形成典型的症状和体征。①症状:疼痛、活动障碍为主要症状。疼痛进行性加重。由于有坚硬的筋膜包绕,肿胀可不严重,但肌间区压痛明显,并可在局部皮肤发生水疱,患肢末端被牵拉时可有严重的疼痛。②体征:患肢颜色大多正常,但脉搏微弱或摸不清楚。神经对缺血极度敏感,缺血 30 分钟即可发生功能障碍,缺血 12～24 小时可致永久性功能损害。因此早期即可发生肢体末端感觉减退,肌力减弱。如不及时治疗,症状继续发展,可使肌肉、神经等组织相继坏死。晚期体征为肢体挛缩及神经损害。前臂可发生屈腕、屈指畸形,小腿可致马蹄足。缺血严重者可使整个肢体发生坏死或肾衰竭。

(4)诊断:①肢体受伤史;②筋膜间室张力增高,压痛明显;③肌肉活动障碍,有被动牵拉痛;④神经功能障碍。筋膜间室内压增高,可通过测压装置进行测量。一般正常压力为1.3kPa(10mmHg)以下,1.3～4.0kPa 即为增高,超过 4.0kPa(30mmHg)为明显增高,有手术减压指征。

(5)治疗:筋膜间室综合征可导致肢体严重病变甚至坏死,肾衰竭。如在 24 小时内及时治疗,则有完全恢复的可能。①非手术疗法:20%甘露醇静脉快速输注,有促进血管外液向血管内转移,降低组织内压及扩充血容量和改善微循环的作用,给予碳酸氢钠静脉滴注以碱化尿液,增加对酸性正铁血红素的溶解度,有利于排出。并对肾脏有保护作用,伤后早期用药,可起到预防和治疗的效果。②手术治疗,手术切开减压是重要的治疗方法。无论前臂或小腿,筋膜间室综合征一旦形成,均应早期将筋膜广泛切开,彻底减压。筋膜切开后,若创口内张力过大,可暂不缝合皮肤,或另作减张切口,待症状消退后再二期缝合。③如果肢体已明显坏死,可以截肢。

2.脂肪栓塞综合征

脂肪栓塞综合征是创伤、骨折的严重并发症,死亡率高。其发生与骨折处理不当、休克等均有关系。

(1)栓子来源及发生机制:①机械学说:Bauss 早于 1924 年即提出外伤时创伤局部外压大于静脉内压,血管破裂,脂肪细胞释出的脂肪小滴进入血循环,即可引起栓塞。②化学毒素学说:Warthins 等认为,创伤后机体在应激情况下,出现高凝状态,血中脂肪乳糜微粒可凝集成大的脂肪球由此而形成栓子。③Peltier 认为,脂栓形成与机械作用和化学毒素均有关系。创伤时,血液流变学改变,血小板、红细胞、白细胞、脂质颗粒、纤维蛋白等均可凝集于脂滴表面。骨折后,血管外源性脂肪也可进入血流,形成脂栓。游离脂肪分解后的化学毒素,可使肺组织造成损害,使血管、呼吸道等发生一系列炎症改变。

(2)病理生理:肺、脑、心、肾、眼底、皮肤等处均可出现脂栓造成的出血点。其中以肺、脑较为严重,心脏、眼底影响较小。①肺脂肪栓塞:骨折后数分钟,脂肪即可至肺部,并可持续产生1～2 天。肺部小动脉、肺泡与毛细血管均可受到脂肪栓塞,气体交换量与血流量发生障碍,肺泡死腔增大,气体交换量减低,因而发生低氧血症。氧分压可低于6.6kPa以下。由于肺水肿,小动脉痉挛,可导致动静脉分流增加,心排血中可混有20%～50%的静脉血,正常者占心输出量的2%～5%以下,栓子从而可进入周身血循环。由于血管活性物质和游离脂肪乳的毒性作用,可影响Ⅱ型细胞产生活性物质。肺泡膨胀由此受到影响,肺泡膜与毛细血管发生分离,从而影响血液和气体弥散,使低氧血症出现恶性循环。吸氧不易改善症状,是脂肪栓塞死亡的主要原因。②脑脂肪栓塞:在大脑、小脑的白质中,有广泛的出血点及散在的梗死灶,可以发生中枢神经症状,出现谵妄、昏迷等。③肾脂肪栓塞:可分为三型:轻型含脂肪栓子的肾小球小于10%;中型含脂肪栓子者占10%～30%;重型含脂肪栓子者占30%。这种分型能反映全身病变的严重程度。④皮肤脂肪栓塞:多数病例在肩、胸、颈部等皮肤疏松部位,可有出血点出现,为皮肤脂栓栓塞形成所致。

(3)流行病学:脂肪栓塞发生率,根据不同资料来源差异较大,骨折伤员平均发生率为16.3%,一旦发生,死亡率极高。脂肪栓塞的发生与骨折未制动、处理粗暴等使脂肪栓子进入血流的机会增加有关。休克后增加脂肪吸收、感染、人工骨头手术时假体插入骨髓腔后压力过大,高脂饮食等均可成为诱因。中国、日本等东方民族发生率较低。在上海地区1292例长骨及骨盆骨折中,有9例发生,占0.7%。死亡率:文献统计为0.1%～5.5%,有的高达50%～62%。创伤死亡尸检,发生率最低24%,高者达90%～100%,但只有少数病例死前怀疑有脂肪栓塞。

(4)临床表现:临床表现差异很大,可分为暴发型、完全型和不完全型三种。发病前,可有4小时至15天潜伏期,80%病例于伤后48小时发病:①暴发型:伤后短期内即出现昏迷,谵妄、手足徐动等症状。但皮肤出血点及肺部体征不明显,常于1～3日内死亡。②完全型:伤后12～24小时出现体温升高,呼吸困难,昏迷及皮下出血点等症状。③不完全型:缺乏典型的呼吸、脑神经症状及皮下出血点,不易诊断。如处理不当,可突然变成暴发型或典型症候群。

(5)诊断:①主要标准:包括呼吸系统症状及肺部X线片出现暴风雪阴影和无颅脑伤的神经症状及皮下出血点。②次要标准:动脉血氧分压低于8.0kPa(60mmHg)和血红蛋白下降至100g/L以下。③参考标准:包括脉率在120次/分以上,高热38℃以上,少尿,血沉增快至70mm/h以上,血小板减少,血脂酶升高,血尿有游离脂肪滴等。

由于临床诊断存在一定困难,Gurd按上述标准将诊断分为三级:①可疑诊断:严重骨折伤员,经初期处理后,短期内突然高热、脉速,呼吸困难及低氧血症,而可排除休克、感染等原因者,应高度怀疑脂肪栓塞,应立即作进一步检查。②早期诊断:严重骨折伤员明显低氧血症。又不能作其他解释,虽无主要标准,但有明显的次要标准者,可以初步诊断及开始治疗。③临床诊断:出现典型的脑、肺症状及皮下出血点。鉴别诊断:需与脑外伤、休克、败血症、中毒、肺挫伤及肺炎等进行鉴别。

(6)治疗:在某种程度有自愈倾向。死亡多由于低氧血症引起的呼吸障碍。纠正低氧血症和酸中毒是基本治疗措施。①呼吸支持疗法:轻度者氧分压下降(<8.0kPa),无神志变化,可用氧气面罩使氧分压维持在9.3kPa以上,重型有神志变化,氧分压下降至6.6kPa以下,可出现肺水肿和肺部暴风雪阴影,死亡率极高。应采用定容或定压呼吸机,用含氧40%～60%的气体作间歇正压呼吸,保持呼吸率12～18次/分,最大潮气量1000ml左右。但正压呼吸时,肺泡压力可超过3.8kPa(35cmH$_2$O),以防肺泡损坏。②保护脑部:主要为冰袋降温、脱水疗法及

镇静剂。③药物治疗:常用药物有右旋糖酐 40 和激素等。右旋糖酐 40 用 500ml,12～24 小时/次,有减少红细胞凝集作用。激素有稳定肺泡表面活性物质作用,可提高肺泡内氧弥散率,纠正低氧血症,应早期用药。常用的激素有氢化可的松或甲基泼尼松龙琥珀酸盐,每日 13mg/kg,或 24 小时 600～1200mg,多次静脉推注,用药 4～5 天。

此外,抑酞酶可用于脂肪栓塞的预防和治疗。利尿剂可改善肺水肿,蛇根碱可增加心输出量。同时使用抗感染、气管扩张药物等也很重要。

六、化学武器伤

化学武器伤是指作战时使用化学武器引起的损伤,此类武器又称军用毒剂,一般分为六类:①神经性毒剂是现有军用毒剂中毒性最强的致死性和速杀性毒剂。毒理学上以抑制胆碱酯酶活力为特点。如沙林,塔朋,梭曼和维埃克斯(VX)等。②糜烂性毒剂能破坏组织细胞,引起皮肤、眼和呼吸道的局部损伤及不同程度的吸收中毒,如硫芥、路易气等。③氰类毒剂可破坏细胞呼吸功能,引起组织缺氧,迅速导致机体死亡,是一种速杀性毒剂,如氢氰酸、氯化氰等。④失能性毒剂引起精神(思维、感觉)和运动障碍,如 BI。⑤窒息性毒剂经呼吸道吸入,引起肺部毛细血管通透性增加产生肺水肿,导致人员窒息死亡,如光气、双光气。⑥刺激性毒剂是眼和上呼吸道的强烈致痛剂,如苯氯乙酮、亚当气、CS 和 CR。

军用毒剂有以下几种施放方式:①爆炸法,借炮弹、地雷或导弹头为载体。②布撒法,借飞机为载体布撒。③蒸发法,借毒烟罐,毒烟弹等缓慢点燃扩散。

防护措施有穿戴防毒面具,或防毒衣,或就地取材制成各种简易防护装置,如内装碱性颗粒、碱性纤维层、防护呼吸道。利用一般的眼镜制成防护眼镜。雨衣、塑料布可防护皮肤。对人员皮肤、器具、服装、可使用各种消毒剂或各种碱性液冲洗或浸泡。对污染的水、食物要废弃或进行各种消毒措施处理后,经检验无毒,方可使用。

各类毒剂中毒后救治的要点:

1.神经性毒剂

该类毒剂的主要毒理作用有三,即毒蕈碱样作用、烟碱样作用和中枢神经系统作用。抢救措施与有机磷农药中毒相似,及早反复使用抗胆碱药物,如阿托品、东莨菪碱等。胆碱酯酶复能剂,如解磷定,氯磷定等。对污染部位彻底洗消,VX 染毒时,皮肤使用 1%二氯三聚异氰酸钠,器具用 5%二氯胺酒精擦洗,眼睛用 2%碳酸氢钠冲洗。伤口污染后立即扎上止血带,充分清洗创口后再去掉止血带,创口需反复彻底洗消,清创后暂不缝合伤口。积极采取对症措施,如吸氧、注射呼吸兴奋剂、输液、抗惊厥等。

2.糜烂性毒剂

有大蒜或天竺葵的气味。皮肤染毒后,有刺痒、灼痛,出现红斑、水疱、糜烂、溃疡等。眼睛染毒后,发生结膜炎,角膜损害等。呼吸道染毒表现类似重感冒或支气管炎症状。严重者数天后支气管黏膜广泛坏死形成伪膜;伪膜脱落阻塞引起肺不张,造成严重换气功能障碍。常因喉头水肿、伪膜脱落阻塞或并发支气管炎或支气管肺炎死亡。全身中毒表现不适、恶心、呕吐,食欲不振、烦躁不安,精神抑郁,白细胞减少,严重中毒可引起各系统和器官的功能和形态改变。

救治上强调早期处理,皮肤用 5%二氯胺酒精溶液、5%氯氨水溶液以至碱水、肥皂水等进行洗消,服装亦应进行处理。眼损伤早期用清水、2%碳酸氢钠或 0.5%氯氨水溶液冲洗,及早使用抗生素或氨苯乙酰磺胺点眼防止感染。对全身中毒、硫芥等中毒可用硫代硫酸钠;路易气中毒可用二巯基丙醇或二巯基丁酸钠等解毒。皮肤损伤同烧伤处理。呼吸道损害给予对症处理。

3.氰类毒剂

中毒后出现呼吸困难,头昏头痛、听力、视力减退;严重时发生惊厥,眼球突出,全身麻痹,呼吸衰竭。防治措施:迅速戴防毒面具,离开毒区;呼吸微弱或停止时,立即做人工呼吸;吸入亚硝酸异戊酯,继以亚硝酸钠静脉注射;然后应用硫代硫酸钠、依地酸钙钠等。积极抢救呼吸衰竭和心搏骤停。

4.失能性毒剂

大多经呼吸道吸收,也可经皮肤或胃肠吸收,具有中枢和周围解胆碱能作用,与阿托品、东莨菪碱等药理作用相似。中毒时呈现眩晕,头痛、嗜睡、幻觉、狂躁、木僵、昏迷,同时有口干、瞳孔散大、皮肤潮红、心率加快、体温升高等。急救措施:皮肤染毒用肥皂水彻底清洗;处于昏迷状态的伤员,要保持呼吸道通畅、取俯卧位,头转向一侧,以免呕吐物被吸入气管内。注射依色林,解毕灵等对抗 BI 的抗胆碱作用。

5.窒息性毒剂

又称肺刺激性毒剂,主要代表有光气、双光气,氯及氯苦剂也属于此类。有干稻草或生苹果味。主要损害支气管系统,呈现咳嗽、胸闷、流泪等;经过短时间的缓解,发生中毒性肺水肿,有呼吸困难、发绀,咯出大量淡红色泡沫痰,肺部湿啰音,甚至昏迷和休克。急救时迅速戴上防毒面具或浸有乌洛托品及碱性溶液的口罩。中毒者及早注射乌洛托品(可与光气的羟基结合),继以口服。保持呼吸道通畅,予以氧雾化吸入(加入抗生素、激素、普鲁卡因等药物)、全身应用抗生素、肾上腺皮质激素、维生素 C、纠正酸中毒及维持电解质平衡。

6.刺激性毒剂

是对眼和上呼吸道黏膜有强烈刺激作用的毒剂、有辣椒味(CS)或荷花香味(苯氯乙酮)或无特殊气味(亚当气)。中毒后表现流泪、喷嚏、胸闷、胸痛、牙痛、头痛、皮肤损害等;严重者发生肺水肿、烦躁、肌无力等。急救措施:用清水、碳酸氢钠溶液洗消皮肤、眼、口、鼻等。结膜炎用抗生素溶液、丁卡因眼膏,角膜炎加以阿托品滴眼,避光,吸入抗烟剂(由氯仿、酒精、乙醚、氨水配成),误服时给予催吐、洗胃、口服活性炭粉,而后导泄。头痛、牙痛者给予镇痛剂。亚当气含砷化合物,吸收后有砷中毒症状时,可用二巯基类化合物治疗。

七、冲击伤

由炸弹、气浪弹、鱼雷、核武器等爆炸时发出的冲击波造成的损伤称冲击伤。此种损伤除发生在战时外,在平时也可发生,如兵工厂、化工厂、矿井等发生的爆炸事故。冲击波可直接造成听器、肺、胃肠、脑等器官损伤。另外高速气体又可推动或抛掷人体致伤,造成软组织伤、内脏破裂、骨折等机械性损伤。人员在冲击波到来之前,进入防御工事、山岭背面、坚固战车、坑道、地下室等,可避免或减轻冲击伤。如来不及撤离,可采取俯卧位,足向爆炸中心并掩耳张口,亦可减轻冲击伤,

1.听器冲击伤

冲击波造成鼓膜破裂、鼓室积血、听骨链断离。表现有耳聋、耳鸣、眩晕、耳痛、头痛。耳聋

多为传导性,也可为混合性。外耳道可流出浆液或血性液。治疗的关键是防止感染和促进鼓膜愈合。外耳道有凝血块或其他污物,要用消毒棉球及镊子清除,而后用酒精棉球擦拭消毒。鼓膜穿孔部位的干痂不要处理,因鼓膜可在痂下愈合,长期不愈合的鼓膜穿孔,待中耳炎症状消退后再做修补术。避免外耳道内滴入其他药液。内耳损伤时,可注射维生素 B1、B12,给予尼莫地平或山莨菪碱等。

2.肺部冲击伤

冲击波造成胸廓和肺泡在超压下受压,使胸壁、肺、心等受损。另外,爆炸后空间出现短暂负压作用,造成胸廓、肺泡急速膨胀、肺泡壁破裂等。肺部病理改变有肺出血、肺水肿、肺破裂、肺大疱、肺气肿、肺不张、气胸等。心内膜下或肌层出血、心肌纤维断裂等。表现有胸痛、胸闷或憋气感、咳嗽、咯血或血丝痰、呼吸困难等症状。肺部听诊可有呼吸音的改变,X 线胸片可有肺纹理增粗,有点状、片状阴影。冲压造成的胸部损伤,常合并有气胸、血气胸和多发性肋骨骨折,并出现相应症状和体征。

轻型肺冲击伤,经休息和对症治疗数日内症状即可消失。重者需给予其他治疗措施,如半卧位、保持呼吸道通畅、及时吸出气管或支气管内分泌物。有严重上呼吸道阻塞或有窒息危险时,应做气管切开,给予吸氧;呼吸困难者可给予机械辅助呼吸。必要时给予高压氧治疗。积极防治肺水肿和保护心功能,出血者给予止血药物、抗生素。其他对症措施有镇静止痛、输液、胸腔闭式引流、固定肋骨骨折等。

3.腹部冲击伤

冲击波可造成腹部实质脏器及空腔脏器的损伤,如肝脾破裂,胃肠可出现浆膜下和黏膜层出血、浆膜面撕裂、胃破裂和肠壁多处穿孔。损伤频数为,大肠最高,其次为小肠、胃。

伤后表现有腹痛,恶心,呕吐,严重的腹膜炎和出血可能引起休克。腹部检查有腹膜炎体征、移动性浊音及腹腔穿刺有不凝固血。胃肠穿孔,X 线透视膈下有游离气体。

治疗方面有卧床休息,禁食。确诊或疑诊为内脏破裂,应做剖腹探查术;探查时作全面系统的检查,防止漏诊。无手术指征时,应观察 24 小时。注意防治休克和感染,适当输液、输血,注射抗生素等。

4.颅脑冲击伤

冲击波经颅骨传入颅内,引起颅内压改变;胸部挤压可造成上腔静脉血逆流入颅内,造成脑和软脑膜的充血、点状出血和水肿。颅脑冲击伤时,可发生脑血管气栓。伴有机械性损伤时,可能有颅底骨折、颅内血肿、脑挫伤等。

伤后表现有短暂昏迷,清醒后头痛、头晕,表情淡漠、抑郁、烦躁、失眠、记忆力减退。严重可出现共济失调,肢体麻痹,强直性、阵挛性或抽搐性运动,说明可能有脑血管气栓。轻者给予镇静、止痛药物、卧床休息。怀疑有颅内血肿时,应严密观察神志、瞳孔变化,症状有进行性加重,应行颅骨钻孔探查,清除血肿,彻底止血,降低颅内压力。有脑水肿时用脱水药物及皮质激素,无效时及时行手术减压。

八、火器伤

火器伤是指燃烧性武器爆炸引起的损伤。此类武器有以下数种:①油料燃烧性武器,如凝固汽油弹、火焰喷射等;②磷弹,指装有白磷成分的武器,包括炸弹、榴弹、炮弹、火箭、地雷等;

③金属燃烧性武器,以镁弹为代表;④烟火燃烧性武器,如铝热弹;⑤混合燃烧性武器,由凝固性汽油、磷和铝热弹三种武器的装料配合而成,简称NPT。除以上燃烧性武器外,现代常规武器中的大威力炸弹和炮弹多兼有烧伤作用。以下简述各种火器伤的防治原则。

1.油料燃烧性武器损伤

凝固汽油燃烧引起损伤的特点:局部烧伤深;常达肌肉、骨骼层;多见于身体裸露部位,如手、足、头面部等。愈合后常遗留瘢痕挛缩畸形和严重的功能障碍。整复非常困难。处理原则同一般烧伤,但应注意以下几点:①用干纱布轻轻拭除残存创面上的凝固汽油,因凝固汽油中往往含有磷,应予注意。未肯定含磷之前,按磷烧伤处理。②因烧伤深,组织水肿严重,休克较一般烧伤重。早期补液量应稍大。③注意有无吸入性损伤和CO中毒。④注意有无热射症、苯中毒、磷或镁中毒,另外,大面积汽油烧伤,还应注意有无铅中毒。严重铅中毒可引起中毒性脑病,表现为失眠、厌食、幻觉、运动失调、昏迷等。此情况可用依地酸钙钠静滴治疗。

2.磷弹烧伤磷烧伤

是热力与化学复合伤,一般均较深,可达肌肉与骨骼。创面呈棕褐色或黑色,甚至肌肉骨骼均呈黑色。磷颗粒及含磷烟雾吸收后引起严重吸入性损伤和肺水肿。磷及其化合物从创面吸收后引起全身中毒,严重者导致肝、肾衰竭,甚至多器官功能衰竭,迅速死亡。

急救时,要用大量水冲洗,尽量做到快而彻底,除去可见的磷颗粒。创面浸泡于水中或用湿布覆盖包扎,隔绝空气。避免创面暴露,到达医疗单位后,要再次处理创面,尽可能彻底清除磷粒和磷化合物。磷粒清除后创面用2%碳酸氢钠湿敷以中和磷酸。对于Ⅲ度磷烧伤,尽早去除焦痂,以免磷吸收中毒。另外给予高热量、高蛋白、高维生素饮食,保护肝、肾功能,促进磷排泄。

3.金属燃烧性武器烧伤

该类武器以镁弹为代表。镁弹爆炸时,本身可产生近2000℃的高温,镁与水作用后产生氢气,氢本身又可燃烧,加强杀伤作用。

处理的重点是把皮肤上的镁尽早彻底清除,镁质嵌入较深,应将受损组织一并切除,创面进行延期缝合或游离植皮。其他处理同一般烧伤。

4.烟火燃烧性武器烧伤

铝热弹爆炸时能产生3000℃高温,高温和熔化的铁颗粒能造成严重深度烧伤,面积大,死亡率高。处理同一般火焰烧伤。

5.混合性燃烧武器伤

核试验装置(nucleartestplant,NTP)燃烧时,可产生3500℃高温,对人员杀伤作用很大,造成广泛深度烧伤,处理同上。

第四章 外科休克

一、外科休克病人的抢救程序

对于接诊外科休克病人,医师的工作应有五大目标:①迅速识别休克状态;②纠正或除去最初发生的损害;③纠正休克状态的继发后果;④维持生命器官功能;⑤确定和纠正加剧因素。所有这五项工作目标,都应有组织的有条不紊地同时进行,以保证得到合理的治疗。

1.识别休克状态

休克的典型临床表现是病人血压降低,收缩压低于12kPa(90mmHg)或比基础血压降低8kPa(60mmHg)以上,心动过速,脉搏细弱,呼吸急促,皮肤湿冷,发绀以及从烦躁到木呆或昏迷,病人少尿或无尿(每小时尿量少于30ml)。这种典型的休克症状并非经常存在,因此识别休克不明显的或早期的表现至关重要。例如病人血压"正常",但病人平时有高血压史,此时的"正常"实际也是相对低血压;在无心血管虚脱时出现烦躁不安和心动过速等也提示有早期休克。有些败血症性或神经源性休克病人表现为周围血管扩张和肢体高灌注,皮肤温暖,即所谓"温型休克"。另外,病人的改变常因接诊前的用药而改变,或许因既往的慢性疾病用药等而使症状不典型。这需在检查病人时需尽快查明既往病史和用药情况。

2.危重抢救组

对休克病人成功而又熟练的处理需要有一个完整的小组以及相应的设备,通常称为"ICU"。从接诊病人开始运行,经过复苏、早期处理稳定病情、评定诊断、特定治疗以及康复等各阶段的治疗实施。这小组应有主要医师负责协调整个的抢救以外,还需要一些明确目标、训练有素的专业医师、护士、呼吸专业人员、血流动力学监测人员、特殊操作参与诊断的人员等,治疗这类复杂而又危重的病人还需要及时请内科、外科及其他专业医师会诊。

迅速了解病史,全面进行体格检查。除注意伤情外,还要特别注意病人的呼吸、循环及神志状况。对外伤病人的中轴骨骼适当处置或有夹板支撑,直到排除头颅、脊椎、骨盆及四肢的严重伤情为止。

检查病人气道的开放性和畅通性,若不能充分通气或不能保证气道通畅,应立即进行气管插管,并给氧气吸入或辅助呼吸。

触诊大动脉搏动情况(如股动脉、颈动脉),测量血压。脉压小提示心搏出量明显减少。建立静脉通道,肢体外周至少插入两根16号以上的大口径导管,插入一根中心静脉带鞘的导管(8F或更大一点)。同时取血进行必要的血生化、血型交配试验等,并输入等渗液体。

最初需要了解的血液生化项目有:血细胞计数、电解质、动脉血氧分析等。根据病史情况决定是否检查血液细菌培养、毒理检查、心肌酶谱等。

关注肾脏功能,必要时留置导尿管记录每小时尿量。

对休克病人的处理,一是针对原发损害的基本治疗,二是针对休克状态后果的后续治疗。后者旨在对以上初步处置后,准确而定时地进行监测。根据监测内容,及时进行分析、判断,并予相应处理。

3.休克病人监测内容

(1)一般监测:①精神状态;②肢体温度、色泽;③血压及脉压情况;④脉率;⑤尿量。

(2)特殊监测:①中心静脉压;②肺动脉楔压;③心排出量;④动脉血氧分析;⑤动脉血乳酸盐测定;⑥有关 DIC 的项目测定。

经过上述处理,判断休克的类型,及时针对其病因进行治疗。原则上,手术应在休克基本好转时实施,但有时必须在抗休克治疗的同时,进行手术除去休克的病因,例如处理外伤性大出血、重症胆道感染及心包填塞等。

二、失血性休克

失血性休克是指单纯的失血如上消化道出血、脾破裂等引起的休克,其严重性取决于失血量多少、出血速度以及休克持续时间。这几个因素对于是否能够维持诸器官的功能至关重要。实验研究显示,休克期维持组织灌注的最低阈在肝为 15%、肾 25%、肺 45%,血浆容量需维持70%,否则将不能维持最低的组织器官灌注。估计失血量和休克程度的方法有多种,但有的不够准确,有的不易在临床使用。一种简便的方法如下,可供临床处理初期失血性休克的参考(不适用休克进展后)。

$$休克指数 = \frac{每分钟脉率数值}{收缩压数值}$$

此值在 0.6~0.9 为轻度休克,失血量约为 15%;1.0 为中度,失血量为 20%~30%;1.5 为重度,失血量在 30%~50%;若>2.0,失血量可达 50%~70%。正常人的循环血量约为 70ml/kg。若体重为 60kg,循环血量约为 4200ml,丢失 15% 即 720ml,即可依次类推可供扩容的参考。对于休克进展以后的扩容,补充量需大于估计失血量,应根据血压、尿量和中心静脉压等决定补充量。中心静脉压是判断血容量、指导补液的重要监测项目,在补液方面,"缺什么补什么"的概念已经过时。

测定血红蛋白和红细胞比容,在急性失血后早期常不能衡量失血程度,因为此时血管收缩、微循环内红细胞瘀滞。直到补液后或急性失血后 24~36 小时机体出现代偿性血液稀释,此两项化验数值才降低,可供输全血或者成分输血的参考。

抢救失血性休克必须同时制止出血。若为外出血,止血多无困难,如压迫、结扎、上压脉带等。清创处理时,必须辨明是动脉抑或静脉出血,以及结扎血管后是否影响肢体的血循环。若发现重要的血管出血,如股动脉、腘动脉、腋动脉或肱动脉等损伤,须施行血管吻合、修复等手术。一时难以施行血管手术,可上压脉带或结扎止血,对伤肢防冻、防热,迅速运送,争取在伤后 6 小时内处理血管。

内出血的处理比较复杂,应尽力诊断清楚病因。非手术的止血方法,如门静脉高压症食管胃底静脉出血用三腔气囊管压迫止血、使用垂体后叶素等,可以与抗休克的扩容等同时施行。

剖腹或剖胸的手术止血,例如脾、肝破裂或心脏破裂等,必须在积极的扩容达到一定的血容量条件下施行。较新的方法如食管静脉曲张栓塞术、抗休克裤压迫术、腹主动脉或下腔静脉气囊导管术等,需由经过训练的术者施行,也必须有积极的扩容协同抗休克。总之,抢救失血性休克应尽一切努力迅速止血,输液输血在最初 15～30 分钟应快速进行,需要时可通过两条静脉输入。迅速恢复血容量和组织灌注,利用机体恢复自身的调节功能。轻度休克在快速输入 500ml 等渗盐水后,情况常可好转。然后根据病人平素体质,继续输血或者补充血浆代用品(低分子右旋糖酐或羟乙苯淀粉或葡萄糖盐水)。中度以上的失血性休克,宜及时以一条静脉补液,另一条静脉输血。单纯输入全血的效果常不如同时输液,因为适当的血液稀释有利于微循环。就氧输送而言,红细胞达 30％时已足够供组织细胞代谢的需要。所以,如果病人平素无贫血,失血量就不必完全用全血补充,可等待病人治愈后自身造血调整。此外,全血含有多种成分,各成分各有一定的功用。对平素健康的失血性休克病人,输入浓缩红细胞已能起治疗作用,是一种合理的节省方法。

抢救失血性休克时,原则上勿用血管收缩药。因为,用血管收缩药将使肾、腹腔器官更加缺血,用血管扩张药将使血压更加降低。使用高渗葡萄糖只是权宜之计,升压时间短促,仍需补充等渗盐水、血浆代用品等。

三、损伤性休克

损伤性休克的病因比较复杂,亦属低血容量性休克,常见病因为以下几方面:①大血管或实质性脏器等破裂后出血;②大面积烧伤或挤压伤等造成血浆丢失;③疼痛或神经干受刺激,或精神过度紧张;④心脏破裂造成心包压塞;⑤胸部伤后开放性和张力性气胸,或多条肋骨骨折使胸壁浮动(反常呼吸);⑥高度脊髓损伤后瘫痪。总的来看,损伤性休克大多数因为血容量不足,属于低血容量性休克;但有的是有神经因素使血液分布失常大量血液滞留在周围血管,有的是因为回心血量受阻,导致心输出量减少。

对于失血和失血浆者,均需积极扩容,方法与失血性休克时相同。失血浆者主要用等渗盐水、低分子右旋糖酐等扩容,适当加以血浆或白蛋白以维持血液胶体渗透压,再根据红细胞破坏情况给予全血或浓缩红细胞。对于疼痛等神经因素,应适当使用镇痛药,注意镇痛药可能影响呼吸。单纯的神经刺激引起休克常比较短暂。伤后(如骨折)制动很重要,在搬运病人时,应特别小心。对脊髓性休克可适当地使用麻黄碱、间羟胺等。

除了上述处理,必须迅速制止出血和修复直接阻碍循环的创伤。抗休克裤是在急救时减少下肢或腹部出血,使有限的血液供应心、脑等的措施,但目前尚未推广使用。大出血仍需施行手术处理,如血管的修补、吻合或移植,实质脏器的修复或部分切除等。血液心包压塞须迅速切开心包和修复心壁伤口。开放性气胸须及时使伤口闭塞;张力性气胸须减压;胸壁浮动则须制动或用呼吸机支持呼吸。

损伤性休克和严重的损伤,容易继发多器官衰竭,如急性肾衰竭、成人呼吸窘迫综合征、应激性溃疡等。如有重症监护室(ICU),这类休克病人宜置于监测下抢救,以便及时发现和防治多器官衰竭。在基层医院里,应在抢救时全面观察病情。例如,观察病人的尿量、呼吸率和氧分压以早期发现有无呼吸窘迫感等。在抢救休克时,也须有整体观点,例如使用血管收缩药应考虑到肾缺血,尽可能减轻肾血管收缩。可用少量多巴胺配合间羟胺、去甲肾上腺素。多器官衰竭与感染有密切关系,因此,抢救休克时应当十分重视感染的防治。

四、脓毒性休克

脓毒性休克属于感染性休克。发病原因是细菌毒素及免疫复合体促使体内释出大量血管活性物质,造成微循环障碍和血液分布失常;同时,常可激活凝血系统造成血管内凝血,加重微循环障碍。外科脓毒症引起的休克,与内科感染(或传染)病引起者有所不同,有局部化脓灶或并有损伤,又多有失液或失血使血容量明显减少。脓毒性休克与失血性和损伤性休克相比也有所不同。前者早期释出的血管活动性物质往往比较复杂,如儿茶酚胺、组胺、前列腺素、激肽、5-羟色胺等,而失血性和损伤性休克早期释出儿茶酚胺为主。脓毒症时毒素可能损及白细胞、血管内皮细胞、心肌以及其他组织细胞,因此,发生多系统器官衰竭的机会超过失血性休克时。

临床上"冷休克"和"暖休克"主要是感染性休克的两种表现,"暖休克"较少见。区分这两种表现,处理也有所不同。"暖休克"反映周围血管阻力较低,且血容量不足的程度常较轻,故适量扩容加以少量血管药常能使休克好转。"冷休克"反映周围血管阻力高,扩容后原则上应用血管扩张药。然而,用血管扩张药可能使血压更降低,为安全起见,常用多巴胺或 654-2,若用苯胺唑啉、硝普钠等,须收缩压达 12.0kPa(90mmHg)时方能用。

除了扩容、纠正酸碱失衡和使用血管药外,脓毒性休克时常用肾上腺皮质激素,如地塞米松每次 5～10mg 静脉推注、氢化可的松每次 100～300mg 静脉点滴。其作用机制尚未明了,可能有稳定作用和抑制免疫复合体形成之功效,从而可减轻细胞损害,利于休克逆转。

及时治疗感染病灶或不失时机地除去感染灶是必要的,否则细菌毒素不断进入血流,休克终难逆转。静脉滴入有效的抗生素。由于抢救时间关系,不能等待致病菌培养结果。致病菌的鉴别只可用 1～2 种可行的方法:①鲎血试验,在内毒素血症时阳性较高。②脓汁涂片,如发现细菌,可区分球菌、杆菌和革兰氏染色情况。③根据感染病灶部位的常见菌种类推测,或观察脓汁性状推测。为了取得疗效,常联合使用抗生素(对革兰氏阳性和阴性细菌有效的抗生素各一种),剂量应充足(抗生素制菌作用与浓度相关),勿用病人过去常用的抗生素,同时要选择分布于病灶较多的抗生素。除了使用抗生素,必须尽量引流出病灶的脓汁,如穿刺抽吸、插管、切开等,对脓灶内压高者尤为必要。侵袭较大的手术应在积极扩容和用药的基础上施行,以防休克因手术而加重。

防治 DIC 极为重要。DIC 有一个过程。初期血管内出现微血栓时未出现临床表现,但可影响微循环。随后,DIC 可表现皮肤瘀斑、穿刺点出血、血压降低、呼吸窘迫、谵妄或消化道出血等。诊断勿等待许多症状出现,应监测凝血时间和血小板。凝血时间趋向延长和血小板趋向减少者,即应警惕血管内凝血,一般可用小分子右旋糖酐。如果不见好转,应检测部分凝血活酶时间、纤维蛋白原、纤维蛋白原降解物、优球蛋白试验、3P 试验等。根据这些检测的结果,选用肝素、抗凝血酶Ⅲ(ATⅢ)、6-氨基己酸或抗纤溶芳酸等。在血小板减少至(5 万～7 万)/mm^3 而纤维蛋白原不低于 2g/L 时,采用肝素 1mg/kg,加以充分扩容、纠正酸中毒和控制感染等措施,常能制止 DIC 进展,利于休克好转。

脓毒性休克时,还需注意防治各重要器官的功能衰竭。毒素可损害心肌。若心率超过120 次/分,可用西地兰 0.4mg 静脉滴管内注入,并用葡萄糖、胰岛素、氯化钾、三磷酸腺苷和氯化镁的合剂维护心肌细胞。急性肾衰竭在脓毒症时有少尿和非少尿两型。后者少见,尿量正常或超过正常,但血尿素氮和肌酐可增高。预防急性肾衰的主要方法,是尽可能缩短肾缺血时间,即及时扩容和慎重选择血管药。其次是注意可能损及肾的抗生素、游离血红蛋白等。在扩容以后尿量仍少时,可用速尿等利尿。发生急性肾小管坏死时则需用透析疗法和其他支持疗法。

急性呼吸窘迫综合征早期出现呼吸加快、有窘迫感,一般的吸氧法不能使其好转,但常无明显的肺部体征和 X 线表现。测定动脉血气分析可以及时诊断。要及时使用呼吸机以维持换气功能,保持一定 PO_2,减少 CO_2 蓄积。

休克中以及好转初期,一般暂禁饮食,观察胃肠道有无出血。需要时给予甲氰咪胍或雷尼替丁等(勿用碳酸氢钠),以保护胃、十二指肠黏膜。

发生多系统器官功能衰竭后的病死率高。因此,抢救脓毒性休克时,应全面照顾病人的各脏器,尽可能预防多器官功能衰竭,或在 1~2 个器官发生衰竭的早期使之好转。

五、口服补液在抢救休克中的应用

口服补液是通过口服补液抢救休克伤员复苏的一种方法,从广义上说是利用胃肠道包括胃、肠及直肠补液作为静脉复苏的一种辅助措施。

在平时和平环境下,静脉液体复苏是治疗创伤、烧伤性休克患者的主要手段。但是,在战争或突发事件中,也包括火灾、恐怖袭击时,短时间内常常有大批的枪伤、烧伤休克患者。如地震时,由于信息中断,地面交通破坏,空运承载量小,抢救人员不能及时到位,物资供给困难或者不足,液体供不应求,后运延迟等原因。以及地震时房屋倒塌,压、埋及困隔等。挖掘营救困难,处于与世隔绝的困境休克伤员,常常使静脉液体复苏难以实施或不能实施。此外,边远乡村、山区及欠发达的地区,休克发生后,静脉液体复苏可能延迟几小时或数日,伤者因得不到及时救治,死亡率和并发症发生率明显的上升。地震、战争、核武器爆炸以及突发事件中大批伤员,往往超过医疗救助系统的承受能力。因此,口服液体复苏成为现场自救和互救的一种可供选择的方法。同时,也是静脉补液救治创伤性休克的辅助措施。就是说,在情况许可下,清醒的伤员能喝的就喝,尽快恢复血容量。

1.口服补液的成分、时间及方式

口服补液的成分多种,水+糖+盐的溶液最好,不含电解质的清水或水+糖溶液不宜大量的口服来复苏休克,因为存在着发生低钠血症的危险;饮料如牛奶、茶、啤酒、米汁及果汁等也要加葡萄糖和盐口服复苏;口服液干粉,携带方便,使用时加水即可制成口服液体,对无菌要求不高,是最简便的可作为战场或现场伤员自救和互救的一种可供选择的口服液体。但平时大多数灾区的医疗单位,口服液干粉是很少储备的。选择口服或胃肠补液,伤员最好处于清醒状态,而且无明显的腹部和胃肠道损伤。可以经口、插胃管、肠造瘘及直肠补液复苏;有尿者可口服含钾食物或补钾溶液,如橘子、香蕉及猕猴桃等。口服补液越早越好。

2.口服补液的临床意义

以烧伤休克为例。通过研究与结合临床经验知道,如烧伤面积小于 20% 的成年人,一般不需要输入胶体液或血浆,口服或者静脉给予少量的电解质液,足以满足休克复苏的需要。若烧伤面积在 40% 或以下的伤员,口服或肠道内给予葡萄糖电解质液可以完全被吸收,虽然血流动力学恢复滞后于静脉补液,但是在维持血容量和尿量、降低死亡率等方面可以达到与静脉补液相似的结果。烧伤面积超过 40％伤员口服补液常作为一种权宜之计或者静脉输液的补充,先口服补液增加血容量,以后继续静脉补液以促进休克尽快恢复。因为:①口服补液成分对小肠吸收的影响,葡萄糖—电解质溶液优于单纯电解质溶液,即指 0.9％糖盐水、1/6 乳酸钠与 1.25％碳酸氢钠(2∶1 等渗盐水)、碳酸氢钠盐水(平衡液)林格液、乳酸钠盐水(平衡液)及 10％硫酸镁等水、盐与碱性溶液;②35％烫伤时小肠对口服补液吸收率的变化,如拟胆碱药卡巴胆碱与阿的平、吗丁林类药能通过解除肠痉挛,改善肠黏膜血流,增加肠黏膜细胞 Na^+-K^- ATP 酶和水通道蛋白活性,提高烫伤时降低的吸收效率;③维生素 C 能减轻因肠道内补液时的缺血再灌注损伤肠组织水肿,有利于防止口服补液时的肠道并发症;④采用 1.8％高渗糖盐水肠内补液在减少 1/2 补液量的同时,能有效的维持血浆渗透压和血容量,改善血流动力学指标;⑤有人报道犬烧伤早期口服葡萄糖-电解质溶液能显著改善血流动力学和脏器功能指标,减少伤后 5 天死亡率。

第五章　器官功能衰竭

一、多系统器官功能衰竭的概念

在严重创伤、感染、休克及大手术时,局部炎症反应可迅速发展为全身炎症反应,如果过度激活的炎症反应导致集体防御系统对抗以求重建平衡失力,全身多系统器官功能受伤损致衰竭。实际上发生 24 小时内死亡者属于复苏范围,对于慢性器官衰竭,尤其是高龄老年人等也不包括之内。对于慢性器官不全造到创伤、感染及手术后导致 2 个或 2 个以上器官衰竭即可诊断。其中,以急性呼吸衰竭、心力衰竭及肾衰竭等较为常见。同时多系统器官功能衰竭病死率很高,如涉及 2 个器官占 10%～17%,3 个器官则增至 83%,4 个或 4 个以上者则几乎全部死亡。所以,早预防早治疗,防止医源性器官功能衰竭至关重要(表 5-1～表 5-3)。

表 5-1　Borzotta 多器官功能衰竭诊断标准

器官	功能衰竭的指标
肺	应用辅助呼吸 5 天以上,$FiO=0.5$,$PEEP>0.784kPa$
心血管	血压下降,$CI<1.5L/m^2$
肝	$TB>34\mu mol/L$,SGPT 和 SGOT>正常值 2 倍,难以控制的低血糖
胃肠道	内镜检查见黏膜溃疡,输血>800ml,非结石性胆囊炎
肾	血清 $Cr>176.8\mu mol/L$,尿量<500ml/d
神经系统	仅对疼痛刺激起反应
凝血系统	血小板数减少,PT 和 PTT 延长,纤维蛋白原下降,EDP↑(>10mg/L)

表 5-2　Fry 器官功能衰竭 4 期分法

器官	器官功能不全(2～3 期)	进行性器官功能衰竭(4 期)
	缺氧,辅助呼吸 3 天以上	进行性多系统器官功能衰竭
	心排血部分减少出现毛细血管渗漏综合征	低动力性反应,对增强收缩力治疗无效
	$TB>34\mu mol/L$,肝功能测定>2 倍正常值	黄疸明显,$TB>136\mu mol/L$
	肠麻痹,不能忍受鼻饲营养 5 天以上	应激性溃疡,出血,需输血
	血清 $Cr>176.8\mu mol/L$,尿量<479ml/h	少尿或无尿,需要透析
	精神错乱	进行性昏迷
	血小板<$80\times10^9/L$,PT 和 PTT>正常值 25%	DIC

注:Fry 器官功能衰竭 4 期分法早期(1 期)无明显的临床症状,轻度的呼吸性酸中毒或早期肾功能改变,不予以诊断

表 5-3　中华医学会多器官功能衰竭的分期(1987)

器官	轻、中度	重度
肺	$PaO^2<7.33kPa$,PEEP$<0.78kPa$	肺水肿,PEEP$>0.78kPa$
心血管	收缩压$<10.7kPa$一小时以上	CI$<2.21/m^2$,多巴胺用量$\geqslant10mg/(kg \cdot min)$
肝	TB$>34\mu mol/L$,SGPT$>$正常值2倍	肝昏迷
胃肠道	应激性溃疡,非结石性胆囊炎	胃出血或穿孔,急性胰腺炎
肾	血清 Cr$>176.8\mu mol/L$,尿量$<209ml/h$	需要透析
神经系统	格拉斯哥评分>7分	脑昏迷
凝血系统	血小板$<50\times10^9/L$,WBC$<4\times10^9/L$,PT 和 PTT 延长	DIC

注:CI:心脏指数;TB:总胆红素;PT:凝血酶原时间;PTT:部分凝血时间;EDP:纤维蛋白原降解物。

以上 3 种分类法可互为参考,我国的分类法更加具体。

二、脑死亡

传统的医学实践是以呼吸、心跳停止作为死亡的标志,而脑死亡是相对于临床死亡提出的现代死亡概念。脑死亡是指包括脑干在内的全脑功能丧失的不可逆转的状态。

脑死亡分为原发性脑死亡和继发性脑死亡。原发性脑死亡是由原发性脑疾病或损伤引起;继发性脑死亡是由心、肺等脑外器官的原发性疾病或损伤致脑缺氧或代谢障碍所致。脑死亡的基本原因是:脑组织的严重损伤、出血、炎症、肿瘤、脑水肿、脑压迫、脑疝或继发于心肺功能障碍。

(一)临床表现

深昏迷、脑干反射消失和自主呼吸停止,称为脑死亡三主征。由于脑死亡时枕大孔以下的脊髓可能依然存活,脊髓反射及脊髓自动反射仍可存在。进行自主呼吸诱发实验时可出现 Lozarus 征,表现为双上肢肘曲、双肩内收、双臂上举、双手呈张力失调控姿势、双手交叉、旋前伸展。瞳孔固定于中位,多数伴有双侧瞳孔散大($>4mm$),但少数瞳孔可缩小。脑死亡意味着脑干死亡,脑干功能全部丧失,所有经过脑干的反射弧中断,在临床上表现为包括瞳孔对光反射、角膜反射、咳嗽反射、前庭眼反射、头眼反射、睫状体脊髓反射、咽反射等脑干反射消失。脑死亡者自主呼吸不可逆转性丧失,必须依靠呼吸机维持通气,但是判断自主呼吸停止除根据肉眼观察胸腹部有无呼吸运动外,还必须通过自主呼吸诱发试验来判断,这是确认脑干下部功能中自发性呼吸停止的检查,方法是将人工呼吸终止一段时间,使二氧化碳分压($PaCO_2$)超过 $60mmHg$ 后,肉眼观察是否出现自主呼吸运动,如果出现呼吸运动则自主呼吸诱发试验为阴性,如果不出现呼吸运动则为阳性。

(二)脑死亡的判定

1968 年美国哈佛大学对脑死亡的判定第一次做了详细阐述,简称哈佛标准:①不可逆的深度昏迷;②自发呼吸停止;③脑干反射消失;④脑电波消失(平坦)。凡符合以上标准,并在 24 小时内反复测试,多次检查,结果无变化,即可宣告死亡。但需排除体温过低($<32.2℃$)或刚服用过巴比妥类及其他中枢神经系统抑制剂两种情况。日本的脑死亡诊断标准:①深度昏

迷;②两侧瞳孔散大,光反应消失,角膜反射消失;③自主呼吸停止;④急剧的血压下降及持续性低血压;⑤平坦的脑电图。

2003 年,我国卫生部起草制定了《脑死亡判定标准(成人)(征求意见稿)》和《脑死亡判定技术规范(成人)(征求意见稿)》,广泛征求医学界对脑死亡判定标准的意见。2009 年发表了完善后的《脑死亡判定标准(成人)》和《脑死亡判定技术规范(成人)》的修订稿,为进一步推广实施脑死亡判定奠定了基础。目前,我国还没有对脑死亡的判定进行立法。

1.脑死亡判定标准(成人)(修订稿,2009 年)

(1)判定的先决条件:①昏迷原因明确;②排除了各种原因的可逆性昏迷。

(2)临床判定:①深昏迷;②脑干反射消失;③无自主呼吸(靠呼吸机维持,自主呼吸激发试验证实无自主呼吸)。

以上三项必须全部具备。

(3)确认试验:①正中神经短潜伏期体感诱发电位(SLSEP)显示 N9 和(或)N13 存在,P14、N18 和 N20 消失;②脑电图(EEG)显示电静息;③经颅多普勒超声(TCD)显示颅内前循环和后循环呈振荡波、尖小收缩波或血流信号消失。

以上三项中至少两项阳性。

(4)判定时间:临床判定和确认试验结果均符合脑死亡判定标准者可首次判定为脑死亡。首次判定 12 小时后再次复查结果仍符合脑死亡判定标准者,方可最终确认为脑死亡。

2.修订稿明确规定脑死亡判定分三个步骤

第一步进行脑死亡临床判定,符合判定标准(深昏迷、脑干反射消失、无自主呼吸)的进入下一步。

第二步进行脑死亡确认试验,至少 2 项符合脑死亡判定标准的进入下一步。

第三步进行脑死亡自主呼吸激发试验,验证自主呼吸消失。

上述三个步骤均符合脑死亡判定标准时,确认为脑死亡。

在脑死亡的判定标准中,有两个特征需要说明:一是肢体的伸张反射,此反射是一种脊髓反射,故即使存在并不妨碍脑死亡的确定;二是瞳孔散大不是诊断脑死亡的必须条件,在具备其他条件的情况下,只要瞳孔固定就可肯定脑死亡。

执行脑死亡标准的伦理学意义重大:可以科学地判断死亡,维护生命;可以节约医疗资源耗费;有助于推进器官移植医学的发展;有利于从整体上认识人的死亡。脑死亡作为一种更科学的死亡诊断,目前已被包括中国在内的 80 多个国家所承认,已有 14 个国家为此立法。脑死亡需要与闭锁综合征、持续植物状态、去皮质状态鉴别。

三、闭锁综合征

闭锁综合征是一种特殊类型的意识状态,临床少见,常误诊为昏迷。本病又称基督山综合征、假性昏迷、脑延髓脊髓中断、脑桥腹侧综合征、去传出状态等。闭锁综合征实质上是意识清楚的失运动状态。由于大脑皮层未受损,故 EEG 仍可记录出正常的 α 节律,故又称为 α 昏迷。

闭锁综合征的病变部位在脑桥基底部,多因基底动脉血栓形成引起,使双侧皮质延髓束与皮质脊髓束均被阻断,外展神经核以下的运动性传出功能丧失,但动眼神经与滑车神经功能保留,眼球可以上下转动和睁眼、闭眼,而其他自主运动全部丧失,脑桥被盖网状结构功能正常。

临床表现为：①四肢瘫、双侧病理征阳性；②可睁、闭眼及眼球上下转动，头、面部自主运动丧失；③可有头眼反射及前庭眼反射；④睫状脊髓反射存在；⑤感觉多正常；⑥视觉、听觉存在；⑦意识存在，可用眼运动表示"是"与"否"；⑧脑电图大多正常；⑨可平静呼吸。

1979 年 Bauer 提出闭锁综合征分为三型，即经典型、不完全型和完全型。经典型指四肢瘫痪、构音障碍，意识清楚，眼球垂直运动正常；不完全型指除具备经典型的特征外，残存一些自主运动功能；完全型是指意识清楚，但完全瘫痪和不能通过眼球运动进行交流。

闭锁综合征患者不动不语，看似昏迷，实为清醒，当疑诊昏迷时，可让患者"睁开你的眼睛""向上看""向下看"和"看你的鼻尖"等，可做出鉴别。闭锁综合征须与无动性缄默综合征、去皮质状态相鉴别（表 5-4）。如果患者及时就诊，在时间窗内，可行溶栓等手段干预。闭锁综合征诊治过程中，除有效的病因治疗外，需要积极处理并发症。治疗的预后极差，多在数小时或数日内死亡，较少病例能长期存活。

表 5-4　闭锁综合征、去皮质状态及无动性缄默综合征的鉴别

	闭锁综合征	去皮质状态	无动性缄默综合征
意识状态	清醒	昏迷	昏迷
缄默无语	明显	明显	明显
瞬目及凝视	上下自如，解意传情	无目的	可追寻目标
对光反射及角膜反射	存在	存在	存在
咳嗽及疼痛反射	存在	存在	存在
咀嚼及吞咽动作	消失	存在	存在
睡眠周期	明显	有	有
原始病理反射	无	明显	无
强直姿势	去脑强直	去皮质强直	对被动运动有抵抗
脑电图	正常	低幅波慢波	高幅波慢波

四、持续性植物状态

植物状态是指机体能生存和发展，但无意识和思维，缺乏对自身和周围环境的感知能力的生存状态，患者有睡眠-觉醒周期，部分或全部保存下丘脑和脑干功能，但是缺乏任何适应性反应，缺乏接受和反映任何信息的功能性思维。植物状态可以是暂时的，也可以呈持续性植物状态，持续性植物状态又叫类昏迷状态、永久植物状态、持续性生长状态或持续性发育状态。

国内神经内、外科和急诊医学专家 1996 年 4 月中旬在南京首次制定植物状态的诊断标准：①认知功能丧失，无意识活动，不能执行指令；②保持自主呼吸和血压；③有睡眠周期；④不能理解或表达语言；⑤能自动睁眼或在刺激下睁眼；⑥可有无目的性眼球跟踪运动；⑦丘脑下部及脑干功能基本保存。国际上又把"植物状态"分为三型：时间在 1 个月之内的称为"暂时性植物状态"；持续时间在 1 个月至 1 年的称为"持续性植物状态"；超过 1 年的称为"永久性植物状态"。在首次做出持续性植物状态的诊断须极其谨慎，在做出诊断以后的数周或数月内要反复地加以重新证实。

持续植物状态应与昏迷、闭锁综合征、功能性不反应状态、脑死亡等鉴别。昏迷患者无睡眠-觉醒周期，也不能自动睁眼或刺激下睁眼；功能性不反应状态是由精神因素所致，对外界环境刺激不发生反应的精神抑制状态，患者有情感反应(如眼角嚼泪)以及主动抗拒，扒开双眼时，眼睛反而闭合更紧；与脑死亡鉴别关键在于脑干反射是否存在，持续植物状态患者可自发睁眼转动眼球，瞳孔对光反射和角膜反射存在，并有咀嚼、吞咽等反射；脑死亡这些脑干反射全部消失。临床工作中不要把昏迷较长时间的病人误以为是植物人。

持续性植物状态的最常见的原因是急性损伤，如交通事故、枪伤及产伤等；还有如脑血管意外、中枢神经系统的感染、肿瘤、中毒、心跳呼吸骤停、窒息、绞死、溺水等非创伤性损伤。另外一些原因包括代谢性疾病、先天性脑积水、无脑畸形等疾病。

绝大部分持续性植物状态的脑电图(EEG)显示广泛、弥漫性、多形性 δ 和 θ 波。有 10% 的患者在晚期出现正常脑电图，持续性植物状态时很少有典型的癫痫样活动。随着临床症状的好转，EEG 中的 δ 和 θ 波相应减少，重新出现 α 节律。体感诱发电位(SEP)是诊断持续性植物状态最敏感和最可靠的检查方法，主要表现是 N13～N20 的中枢传导时间(CCT)延长和 N20 波幅降低。SEP 正常者预后可能良好。CT 和磁共振影像(MRI)只能证明大脑灰质和白质有弥散性多灶性病变。

目前对持续性植物状态缺乏有效治疗方法，主要是针对病因治疗。如维持呼吸循环功能、水电解质平衡；使用脑代谢促进药物；声光和电刺激治疗；保证充分的营养；高压氧及脑室分流术。Tsubokawa 等采用电刺激中脑网状结构及非特异性核团连续 6 个月以上，结果 8 例中有 3 例意识恢复。持续性植物状态患者的生命已稳定，只要照料适当，大部分患者可长期生存。年龄、病因和持续性植物状态的持续时间 3 项因素与患者康复密切相关。儿童预后好于成人，外伤性持续性植物状态预后好于非外伤性。

五、急性呼吸衰竭的早期诊断与防治

急性呼吸衰竭是指患者由于某种原因在短期内呼吸功能迅速失代偿，出现严重缺氧和(或)呼吸性酸中毒。其原因多为溺水、电击、创伤、药物中毒等，起病急骤，病情发展迅速，须及时抢救才能挽救生命。如何作到早期诊断是挽救病人生命的关键。

1.急性呼吸衰竭诊断标准

(1)有导致急性呼吸衰竭的原发疾病或其他诱因存在。

(2)有不同程度的呼吸困难和青紫等。

(3)血气分析：Ⅰ型呼衰时 $PaO_2 \leqslant 6.67kPa$(换气障碍)；Ⅱ型呼衰时婴幼儿 $PaO_2 \leqslant 6.67kPa$，$PaCO_2 \geqslant 6.67kPa$；儿童 $PaO_2 \leqslant 8kPa$，$PaCO_2 \geqslant 6.67kPa$。

2.治疗

(1)及时、积极处理引起呼吸衰竭的原发疾病。

(2)建立通畅的气道，是纠正缺氧和二氧化碳潴留的先决条件。其中常用的方法有：①清除气道内容物或分泌物；②解除支气管痉挛；③用抗炎药物治疗减轻气道的肿胀与分泌；④必要时作气管插管或气管切开术；⑤给予呼吸中枢兴奋剂；⑥掌握适应证，正确使用机械辅助通气。

(3)高压氧治疗，高浓度给氧，纠正缺氧；急性呼吸衰竭，必须及时使用高浓度或纯氧以缓解缺氧。纠正缺氧是保护重要器官和抢救成功的关键。

(4)改善微循环、肾等重要系统和脏器的功能。

(5)密切观察监护,综合治疗注意纠正酸碱平衡紊乱与水电解质紊乱;维持心、脑、肾等重要器官的功能;防治常见的严重并发症。

六、急性肾衰竭的临床表现特点

急性肾衰竭是肾脏本身或肾外原因引起肾脏泌尿功能急剧降低,以致机体内环境出现严重紊乱的临床综合征。主要表现为少尿或无尿、氮质血症、高钾血症和代谢酸中毒。根据发病原因的不同和各自的病理生理特点,病因可分肾前性,如失血、休克、严重失水、电解质平衡紊乱、急性循环衰竭等;肾性,如急性肾小球肾炎、急性肾小管坏死、大面积挤压伤等;肾后性,如完全性尿路梗阻等。其中以急性肾小管坏死最为常见,也最具特征性。

临床表现:以尿量多少为依据将急性肾衰竭分为少尿或无尿期、多尿期和恢复期三个时期:

(1)少尿期:大多数在先驱症状 12～24 小时后开始出现少尿(每日尿量 500ml)或无尿。一般持续 2～4 周。可有厌食、恶心、呕吐、腹泻、呃逆、头昏、头痛、烦躁不安、贫血、出血倾向、呼吸深而快,甚至昏迷、抽搐。代谢产物的蓄积:血尿素氮、肌酐等升高。出现代谢性酸中毒。电解质紊乱:可有高血钾、低血钠、高血镁、高血磷、低血钙等,尤其是高钾血症。严重者可导致心搏骤停。水平衡失调,易产生过多的水潴留;严重者导致心力衰竭,肺水肿或脑水肿。易继发呼吸系统及尿路感染。

(2)多尿期:少尿期后尿量逐渐增加,当每日尿量超过 500ml 时,即进入多尿期。最高尿量每日 3000～6000ml,甚至可达到 10000ml 以上。多尿期初始,尿量虽增多,但肾脏清除率仍低,体内代谢产物的蓄积仍存在。4～5 天后,血尿素氮、肌酐等随尿量增多而逐渐下降,尿毒症症状也随之好转。此期持续 1～3 周。

(3)恢复期:尿量逐渐恢复正常,3～12 个月肾功能逐渐复原,大部分患者肾功能可恢复到正常水平,只有少数患者转为慢性肾衰竭。

七、播散性血管内凝血的诊断与治疗

播散性血管内凝血(DIC)不是一个独立的疾病,而是许多疾病发展过程中的一个重要的中间过程,其特征为血管内凝血被激活,导致病理性凝血酶的形成而发生纤维蛋白微循环血栓形成,大量消耗凝血因子和血小板,导致继发性纤溶酶大量生成,引起出血、脏器功能障碍、微血管病性溶血及休克等临床症状。尽管有许多疾病可并发 DIC,但临床最常见于产科合并症、全身重度感染、严重创伤、转移性肿瘤等。

1.诊断

应具有引起 DIC 的基础疾病;符合 DIC 的临床表现;有实验室诊断依据。1994 年第五届中华血液学会全国血栓与止血学术会议制定的 DIC 诊断标准可供参考。

2.临床表现

(1)存在易引起 DIC 的基础疾病。

(2)有下列两项以上临床表现:①多发性出血倾向;②不宜用原发病解释的微循环衰竭或休克;③多发性微血管栓塞的症状和体征,如:皮肤、皮下、黏膜栓塞、坏死,及早期出现的肾、肺、脑等脏器功能不全。

3.实验室检查

(1)有下列三项以上异常:①血小板计数<100×10⁹/L或呈进行性下降(肝病、白血病患者血小板数可<50×10⁹/L);或有下列 2 项以上血浆血小板活化产物升高:β血小板球蛋白(β-TG)、血小板第Ⅳ因子(PF4)、血栓素 B₂(TXB₂)或颗粒膜蛋白-140(GMP-140)。②血浆纤维蛋白原含量<1.5g/L或进行性下降或超过 4g/L(白血病或其他恶性肿瘤患者<1.8g/L,肝病<1.0g/L)。③3P 试验阳性或血浆 FDP>20mg/L(肝病>60mg/L)或 D-二聚体水平升高(阳性)。④凝血酶原时间缩短或延长 3 秒以上或呈动态变化(肝病患者 PT 延长 5 秒以上)。⑤纤溶酶原含量及活性降低。⑥抗凝血酶Ⅲ含量及活性降低(不适用于肝病)。⑦血浆 Ⅷ:C活性<50%(肝病必备)。

(2)疑难病例应有以下 1 项以上异常:①Ⅷ:C 活性降低,vWF:Ag 升高,Ⅷ:C 与 vWF:Ag比值降低。②血浆凝血酶-抗凝血酶复合物(TAT)浓度升高或凝血酶原碎片 1+2(F1+2)水平升高。③血浆纤溶酶与纤溶酶抑制物复合物(PIC)浓度升高。④血(尿)纤维蛋白肽 A(FPA)水平升高。

4.治疗

(1)原发病的处理是终止 DIC 的主要措施:有些原发病,如产科的胎死宫内、子痫等,终止妊娠并清除子宫,病情即可显著好转。

(2)改善微循环:扩容,吸氧,纠正酸中毒,给予血管扩张剂等。

(3)抗凝治疗:适时应用抗凝剂可阻断 DIC 的病理过程,减轻器官损伤并改善其功能,特别是在病因持续存在的情况下。临床多应用肝素钠、低分子右旋糖酐、抗凝血酶-Ⅲ。

肝素其作用机制是增强抗凝血酶-Ⅲ的抗凝活性,故给药的前提条件是体内有足够的抗凝血酶-Ⅲ。用药时应结合补充凝血因子。剂量按每公斤体重 5～10U/h 静脉滴注,如治疗后APTT 缩短,FDP 和 D-二聚体水平下降,纤维蛋白原上升,说明抗凝有效;如上述指标无改善,需加大肝素用量,直至出现满意效果;如应用后 APTT 反而延长,应减少肝素用量。肝素治疗应持续至原发病清除或得到控制。

肝素使用的禁忌证:①DIC 晚期,明显纤溶亢进;②活动性出血,如溃疡病出血,肺结核空洞咯血;③有出血倾向的严重肝病或高血压脑病;④手术后或创面未经良好止血者。肝素应用时的检测:普通肝素应用时凝血时间(CT,试管法)不应超过 30 分钟;控制 APTT 不超过 100秒。肝素过量可用硫酸鱼精蛋白(鱼精蛋白)拮抗,一般可按 1:1 用药,每次不宜超过 50mg(1mg 硫酸鱼精蛋白中和肝素 100U)。

低分子右旋糖酐 500～1000ml/d,可解除红细胞和血小板聚集,并可疏通微循环,扩充血容量,用于早期 DIC 及轻症患者。

AT-Ⅲ:可加强肝素的抗凝效果。

(4)补充凝血因子及血小板:目前多用成分输血,常用的有:新鲜冰冻血浆、血小板浓缩液、冻干人纤维蛋白原(纤维蛋白原)。

(5)纤溶抑制剂:只可用于纤溶亢进期,如氨甲环酸。

(6)其他疗法:应用抗血小板药物(噻氯匹定),肾上腺皮质激素。应视原发病情况而定。

第六章　体液疗法与输血

一、体液代谢与酸碱平衡

体液平衡包括水、电解质平衡与渗透压平衡及酸碱平衡。即体液包括体内的水分和水分中的溶质两部分,人体各种组织都含有不同分量的水,而水中的溶质也不同,其最主要的有电解质、葡萄糖、蛋白质、激素及各种营养物质及代谢产物等。这些物质经电离成为阳离子和阴离子,使体液产生一定的渗透压和酸碱度。正常情况下,体液渗透压和酸碱保持平衡,使机体内环境处于相对稳定状态,进行能量交换和物质代谢维持人体生命活动。当人体遭受创伤、感染及患疾病时,体液代谢可受干扰,但又能通过机体调节使体液代谢维持其平衡状态。若体液改变超过自身调节能力,即可出现平衡失调,造成脱水、酸中毒及高血钾等疾病的发生,加重病情,甚或危及生命。因此,预防和及时纠正体液代谢、酸碱平衡的紊乱是至关重要的。

1.体液代谢

体液总量随性别、年龄、体重不同而异,体液在成年男性约占体重60%;成年女人约占体重55%;儿童、青年人体液量多,婴儿可达体重75%;老年人体液量少约占50%;肥胖者因脂肪组织含水分少,其液体量也少,故对失水的耐受能力较体瘦者差。体液分细胞内液和细胞外液。细胞内液和细胞外液的液体量,可按下列公式计算:细胞内液量=细胞内液量÷(细胞外液 Na^+ 量+细胞内液 K^+ 量)×总体液量;细胞外液量=(细胞外液 Na^+ 量+细胞内液 K^+ 量)×总体液量。体液总量计算,以男性为例,如40岁,70千克,血清钠为120mmol/L,液体量60%,则体液总量=70×0.6=42L。细胞内液量占体重量的40%,而且大部分存在骨骼、肌肉中。细胞外液在成年男性占体重的20%,细胞外液又分为血浆和组织间液两部分,其中血浆占体重的5%,组织间液占体重的15%。除此之外,还有一部分体液如脑脊液、胸腹腔液、消化道液及关节腔液和淋巴液等称为"第三间隙液",占体重的1%~2%。"第三间隙液"丢失大,因多存于体内,消除病因后这部分体液可恢复正常分布。体液中主要的电解质(表6-1)有阳离子 Na^+、K^+、Ca^{2+};阴离子有 Cl^-、HCO_3、HPO_4,而阴阳离子相等。细胞内液以 K^+、HPO_4 以及蛋白质为主,电解质总量约为388mmol/L(388mEq/L)。细胞外液离子以 Na^+、Cl^-、HCO_3^- 为主,电解质总量约为310mmol/L(310mEq/L)。Na^+、K^+ 是细胞代谢活动的基础。血浆含蛋白6~8g/dl;组织间液仅含蛋白0.05~0.35g/dl。各年龄组体液分布也有差异(表6-2)。

体液的渗透压取决于溶液所含溶质的微粒(离子或分子)数或浓度。由于水可自由透过细胞膜,其他物质则不能自由透过细胞膜,所以体液分布与渗透压密切相关。微粒数量越多,渗透压越高。血浆和细胞内液的渗透压大致相等,正常值为280~320(平均310)mOsm/kg(280~310mmol/L),高于此值为高渗,低于此值为低渗。改变某个间隙内的渗透压,可引起水分在相邻间隙的重新分布。由于溶液中的溶质主要是电解质、葡萄糖和尿素等,所以电解质、葡萄糖及尿素等晶体所产生的晶体渗透压,大大高于蛋白所产生的胶体渗透压,所以晶体渗透压是决定细胞内液与细胞外液水分转移的主要条件。细胞外液中主要阳离子 Na^+,细胞

内液中主要阳离子 K^+，分别是细胞外内液中维持渗透压的主要因素，然而，胶体渗透压也有一定的重要性，因为也影响到水分分布。这样细胞内液与细胞外液及间质液之间，水分受到渗透压的影响而不断流动，保持着体液的平衡。

表 6-1　血浆或血清的电解质浓度

离子		阳离子				阴离子					
		Na^+	K^+	Ca^{2+}	Mg^{2+}	Cl	HCO_3	Pr	HPO_4	SO_4^2	有机酸
浓度	rnEq/L	142	5.0	5.0	2.0	103	27	16	2	1	5
	mmol/L	142	5.0	2.5	1.0	103	27	1	1	0.5	5

表 6-2　各年龄组体液的分布（占体重％）

各年龄组	血浆	组织间液	细胞内液
新生儿	6	37	35
婴幼儿	5	25	40
2 岁～成人	5	15	40

血浆渗透压可以用渗透压测定，或用下列公式计算：

$$血浆渗透压 = (血浆钠\ mEq/L \times 2) + \frac{血糖\ mg/dl}{18} + \frac{血尿素氮\ mg/dl}{2.8} - 10$$

体液代谢受下列因素影响：

(1)进出量平衡：体内的水、电解质，在日常生活中不断地与外界进行交换。水的摄入主要通过饮料、食物及体内代谢过程中产生的水(内生水)。体液的排出主要通过皮肤、呼吸、胃肠道及泌尿道四条途径。正常人每日进量与出量一般为 2000～3000ml。各种交换量见表 6-3。

从表 6-3 中可以看出进、出量平衡，才能维持体液平衡。

(2)胃肠道的体液动态变化：正常人每日经胃肠道吸收人体所需要的水和电解质，同时分泌 8000～10000ml 的消化液，其中有 100～150ml 随粪便排出体外(表 6-4)。

表 6-3　体液日常交换量

摄入量(ml)	排出量(ml)
	尿　1000～1500
饮料　1000～1500	大便　150
食物　700～1000	皮肤蒸发　500
内生水　300	肺呼吸　350
共计　2000～2500	共计　2000～2500
(其中氯化钠 5～10g；氯化钾 4～5g)	(其中氯化钠：肾排出 4.5～9.5g，汗与粪排出 0.5g；氯化钾：肾排出 3～4g，汗与粪排出少量)

表 6-4　成人消化液每日分泌量及电解质含量(mg)

消化液	Na$^+$	K$^+$	Cl$^-$	HCO$_3$	pH	每日分泌量(ml)
唾液	10	26	10	15	6.6～7.1	1500(500～2000)
胃液	60	10	130	0	1.0～1.5	2500(100～4000)
胆汁	145	5	100	30	6.8～7.7	500(50～800)
胰液	140	5	70	70	7.8～8.4	700(100～800)
小肠液	140	10	100	25	7.2～8.2	3000(100～9000)
总量	495	56	410	140		8200

(3)皮肤蒸发与肺呼吸对体液的影响:由皮肤蒸发(含汗)和肺呼吸的水约有 1000ml(内含电解质少量),称为"不显性失水"。出汗和肺呼吸失水也是人体调节体温的一项重要措施。这个失水量不受体液多少的限制。因此,对禁食的病人决定"每日需要量"时,应当计算在内。

2.酸碱平衡

人体代谢过程中既产生酸,又产生碱,体液正常时始终保持一定的稳态。糖类、脂类和蛋白质经过分解、转化和氧化可产生 CO$_2$ 或碳酸;蛋白质中的磷和硫经氧化后产生磷酸、硫酸;肌肉运动可产生乳酸;还有许多代谢产物也属酸类。总之体液中产生 H$^+$ 的物质都属于酸类。另一方面,人体代谢也产生能与 H$^+$ 结合的物质属于碱类如碳酸氢钠、磷酸氢二钾等。除了一部分消化液外,一般正常人的体液保持着一定的 pH(即 H$^+$ 的浓度)为 50.12～39.81mmol/L(7.35～7.45);低于 50.12mmol/L(7.35)为酸中毒;高于 39.81mmol/L(7.45)为碱中毒。

正常人在生活中如饮食、运动以后,由于酸性物质能释放出 H$^+$,使体液的 H$^+$ 浓度升高,碱性物质能结合 H$^+$,使体液中的 H$^+$ 浓度降低,所以体液中 H$^+$ 浓度经常发生变动,增高或减少。然而,机体具有维持酸碱平衡的功能,能通过缓冲系统、肺的呼吸和肾的调节作用,使体液中 H$^+$ 浓度仅在有限的范围内变动,保持体液中的 pH 在正常范围内。

体液中缓冲系统由弱酸(缓冲酸)和弱碱(缓冲碱)及其相应的盐类组成,主要有四对:

$$\frac{缓冲碱}{缓冲酸} \quad \frac{BHCO_3}{H_2CO_3}; \frac{B \cdot pro}{H \cdot pro}; \frac{B \cdot H}{HHB}; \frac{BHbO_2}{HHbO_2}; \frac{B_2HPO_4}{H_2PO_4}$$

式中,Hb 代表血红蛋白,HbO$_2$ 代表氧合血红蛋白,pro 代表蛋白质,B 代表阳离子。前两者主要在细胞外液,后两者主要在细胞内液。H$_2$CO$_3$ ⇌ HCO$_3$+H$^+$ 缓冲对约占血液缓冲系统的 2/3 以上,所以血液中 pH 取决于两种成分浓度的比率。按 Henderson-Hasselbalch 公式:

$$pH = pK + \log \frac{BHCO_3}{H_2CO_3}$$

式中 pK 为解离常数,B 代表阳离子。

正常人血浆[BHCO$_3$]为 27mmol(27mEq/L),[H$_2$CO$_3$]为 1.33mmol/L(1.33mEq/L),两者之比为 20:1,而 log 20=1.3,pK 是 BHCO$_3$ 存在时 H$_2$CO$_3$ 解离常数为 6.1,所以血浆 pH=6.1+1.3=7.4。当血液酸多时强酸 HA(A 代表酸根离子)变为碳酸(HA+BHCO$_3$ ⟶

$H_2CO_3 + BA$），碳酸可分解（$H_2CO_3 \longrightarrow CO_2 + H_2O$），$CO_2$ 可通过肺呼吸排出，于是保持血液的 pH 正常。当血液中碱多时，例如，强碱 BOH，可变为弱碱 $BHCO_3$（$BOH^+ H_2CO_3 \longrightarrow BHCO_3 + H_2O$），而后可通过肾排出，使血液中 HCO_3/H_2CO_3 的比值维持在 20：1，pH 不变。这种调节机能称为代谢性酸碱平衡。

肾对体液与酸碱的调节起重要作用。人体内水分多时，肾脏就增加尿量，体内水分少时肾脏就减少尿量，以调节水的平衡。体内电解质缺乏时，肾对 Na^+ 和 Cl 有保留作用，但对 K^+ 保留作用较差。即使在缺 K^+ 时，肾脏仍照常排 K^+，故禁食病人易发生低钾。正常人体代谢过程中产生的废物，每日有 $50 \sim 60g$，需有比重 1.015 的尿 $1500 \sim 3000ml$ 方能充分排出，所以正常成人每日排出的水分最少需 1500ml；在缺水尿浓缩时，至少需比重为 1.035 的尿 500ml 方能排出体外，如果每日尿量少于 500ml，就有代谢产物蓄积体内。

肾脏调节体液成分和酸碱度的作用，是通过神经系统和内分泌系统的反应实现的。例如缺水时，血浆渗透压增高刺激下丘脑的渗透压感受器，引起口渴感觉而饮水；促使垂体释放抗利尿激素，肾小管回收水分增加（尿量减少），血浆渗透压可恢复。又如，代谢性酸中毒时，肾小管对 Na^+ 的再吸收可增加，而排出 H^+ 增多，从而提高血 pH。但是这种自身调节是有一定限度的，若超过这个限度，则会发生体液紊乱。

二、缺水

体液丢失以失水为主时，血钠高于 150mmol/L，血浆渗透压高于 320mOsm/L，为高渗脱水。常见的原因有：①水摄入量不足，如野外作业遇水源断绝，食管梗阻，昏迷或禁食输液量不足等。②水分丢失太多而未及时补充，如出汗过多、发热、气管切开、不恰当应用利尿剂、尿崩症等。此外静脉输入过多的高渗葡萄糖等，可先使血渗透压上升，继而因利尿引起缺水。

人体缺水后，细胞外液形成高渗，继而细胞内水分移向细胞外，可导致细胞内脱水，出现功能障碍。临床上按缺水量多少和症状轻重分为三度：①轻度缺水：缺水量占体重的 $2\% \sim 4\%$。表现为口渴和尿少。②中度缺水：缺水量占体重 $4\% \sim 6\%$。表现为"三少一高"，即唾液少、出汗少、尿量少及尿比重高，并有唇舌和皮肤干燥、眼窝下凹、声音嘶哑等症状。③重度脱水：缺水量占体重 7% 以上，病人呈现高热、烦躁、谵妄、血压下降，甚至发生休克、昏迷（脑细胞缺水所致）等。若缺水量超过体重的 15%，可导致病人死亡。诊断缺水可根据病史和上述的临床表现，结合实验室检查，如血清钠在 150mmol/L 以上、血尿素氮升高等。

缺水治疗原则是补充水分和低渗盐水，以恢复体液的渗透压。一般先补充 5% 葡萄糖溶液，然后再适量补充盐水。并发代谢性酸中毒者，可适量补充碱性液体，注意在补水的同时应适当补钾。缺水量不同的处理方法有所不同。对于轻度缺水，多可采用口服饮水或淡盐水。对于中、重度缺水或禁食者，给以静脉输液，当日只给计算量的一半，其余第 2 日补完。其计量方法有：①按体重减轻数计算，如体重减 2kg，则缺水量为 2000ml。②按上述临床表现估计，例如体重 60kg 的病人，表现中度缺水的症状，缺水量约占体重的 5% 即 60kg×5% ＝ 3kg（3000ml）。③按血清钠浓度计算法，例如病人体重为 60kg，血清钠 152mmol/L（正常者为 142mmol/L），则补液量为

$$60kg \times 60\% - \frac{60kg \times 60\% \times 142mEq/L}{150mEq/L} = 2.4kg（2400ml）$$

当日补液 1200ml,余下 1200ml 第 2 日补完。④临床上为了便于记忆,轻、中、重缺水量,可简化为占体重的 3%、6%、9%。如果病人体重 60kg 则缺乏水分分别为 1800ml、3600ml、5400ml。补其 1/2 量则为 900ml、1800ml、2700ml。故临床实际简化成 1000ml、2000ml、3000ml。

三、缺钠

体液丢失以失钠为主,血钠低于 135mmol/L,血浆渗透压低于 280mOsm/L,称"低渗性缺水"或"慢性脱水"。常见的原因有:①消化道功能紊乱,如呕吐、腹泻、胃肠道瘘消化液大量丢失,未充分补充钠盐。②大量出汗后,因口渴而饮水未给盐水。③大面积烧伤、挤压伤等创面渗出,只饮水或静脉输入大量的不含电解质的液体。④长期使用利尿剂,如速尿、利尿酸等,或失盐性肾炎,肾小管重吸收钠减少。

当细胞外液变成低渗时,其中水分可从肾排出,部分可从细胞外移入细胞内。由于细胞外液减少,血容量不足,醛固酮和抗利尿激素分泌增加,尿钠、氯离子减少。临床上按缺钠的多少和临床表现的轻重分为三度:①轻度缺钠:病人感头晕、软弱无力、恶心呕吐、手足麻木。由于细胞外液低渗,病人有缺水,但无明显口渴,尿量不少,每千克体重缺氯化钠 0.5g 或血钠在 130～135mmol/L。②中度缺钠:细胞外液继续减少,血容量明显不足,醛固酮和抗利尿激素分泌增多,肾小管对水、钠重吸收增加,出现尿少,尿中几乎不含钠、氯。病人皮肤干燥、弹力减低,眼窝下凹,浅静脉充盈差,脉压变小,脉快而弱,血压不稳或下降,发生站立性晕倒。每千克体重缺氯化钠 0.5～0.75g 或血钠在 120～130mmol/L。③重度缺钠:血容量继续下降,尿量明显减少,体内代谢产物蓄积,出现氮质血症和代谢性酸中毒。导致多器官衰竭,尤以脑损害严重,出现意识障碍,肌肉抽搐,腱反射亢进、减弱或消失,最后发生周围循环衰竭,血压明显下降或测不到,出现"缺钠性休克"。每千克体重缺钠 0.75～1.25g,而血钠在 120mmol/L。根据病史和临床表现,血钠在 130mmol/L 以下,血浓缩、红细胞压积增高、血尿素氮高,尿钠在血钠下降前就下降,即可诊断缺钠。

缺钠的治疗,主要是补充含盐溶液,恢复其血容量,提高细胞外液渗透压,使过多的细胞内水分外移。对于轻度或中度缺钠者,可补充等渗盐水。对于重度缺钠者,应先抢救周围循环衰竭和休克,快速补给一定量的胶体和晶体液,使血压回升。如先补给高渗盐水(一般为 5% NaCl 溶液)200～300ml,及时纠正低血钠和补充细胞外液容量,提高渗透压,使脑细胞中的部分水分外流,以减轻脑细胞水肿。然后,根据病情作其他处理。

补液量可按下列方法计算:①按减少的体重计算,每千克补给等渗盐水 1000ml。②按临床表现的缺钠程度估计,如病人有中度缺钠表现,体重为 50kg,估计每千克体重丢失氯化钠量为 0.6g,则应补钠量为 $50×0.6＝30g$。③按血钠浓度计算,如男性病人体重 50kg,血钠为 120mmol/L,诊断重度缺钠,则补钠量为 $(142-120)×50×0.6÷17＝47g$。用上述计算出的补钠量,当日只补给一半,可先用 3%～5% 高渗盐水补充一部分,其余一半第 2 日补完。补充时应将每日需要量氯化钠 4.5g 计算在内。④临床上为便于记忆,轻、中、重度缺氯化钠量,可分别简化成 0.3、0.6、0.9(g/kg)3 种。如病人体重 60kg 则分别为 18g、36g、54g 折合等渗盐水为 2000ml、4000ml、6000ml。其补 1/2 量为 1000ml、2000ml、3000ml 等渗盐水。

四、缺水与缺钠

水、钠同时缺少,又称混合性脱水。见于大量消化液的丢失和血浆成分丢失于第三间隙,

69

称为急性脱水,在外科临床上较为常见。

由于细胞外液减少时,人体的不显性失水照常进行,所以失水程度仍较失钠严重。临床既有缺水症状,如口渴、尿少等,又有缺钠症状,如厌食、恶心、倦怠无力、站立性晕倒等。体液在短时间内迅速丧失达体重的 4%～5%,则出现脉搏快而弱,四肢冰凉,血压下降,当体液丧失为体重的 6% 以上,则出现明显的低血容量性休克。诊断主要依靠病史和临床表现,化验检查表现为血液浓缩,血红蛋白值、红细胞计数及红细胞比容均增高,但血钠及血浆渗透压下降常不明显。

治疗原则为补给平衡液和等渗盐水,已出现明显休克者,除快速补给电解质液外,还给予一定量的胶体溶液。在补充血容量的同时,及时纠正酸中毒和补钾。常用平衡液有 1 份的 1.9% 乳酸钠和 2 份复方氯化钠溶液,或者 1 份的 1.25% 碳酸氢钠和 2 份的等渗盐水。补给液体量的方法与低渗脱水相同,无论何种计算法,当日只补给计算量的一半,同时补给当日需要量 2000～2500ml,余一半第 2 日补完。在补液过程中观察病人反应,可随时增减。

五、急性水中毒

水中毒是由于组织内水分过多引起的较严重的细胞内水肿。正常人因受神经、内分泌及肾脏的调节,血浆渗透压相对稳定,即使摄入水分多,也不至于发生水中毒(正常肾排水能力每小时 800ml)。急性水中毒的常见原因有:①手术后早期、麻醉、严重的创伤及感染等机体处于应激状态时,抗利尿激素分泌过多。②肾衰竭少尿期,误认为缺水,大量补充葡萄糖液。③休克时病人口渴或为了增加循环量补葡萄糖液过多。④缺钠时误认为缺水补水过多,造成细胞外液更低渗。⑤过量饮白开水及大量不含盐的清水灌肠而未及时排出体外时。

由于摄水量过多,细胞外液增多并稀释成低渗,血钠降低,而肾脏又不能将过多的水分排出体外。水向渗透压相对较高的细胞内转移,造成细胞内、外渗透压均降低,组织细胞发生水肿。临床表现分为急性水中毒和慢性水中毒两类:急性者以脑水肿症状为主,如头痛、记忆力减退、反应迟钝、思维错乱、共济失调。另外可出现皮下水肿、唾液多、腹泻、尿量开始增多,肾水肿后尿少或尿闭。严重者嗜睡、躁动、谵语,以致抽搐、惊厥、昏迷,最后形成脑疝而导致死亡。发生急性肺水肿者,出现呼吸困难、缺氧发绀、两肺湿啰音、泡沫样痰,并可出现颈静脉怒张、肝大等心力衰竭的表现。慢性水中毒者,症状不明显,表现有全身无力、嗜睡、呕吐及体重增加等,多为原发疾病所掩盖。化验检查血钠明显降低,血浆渗透压降低,红细胞计数、血红蛋白、红细胞比容、血浆蛋白及血氯均可下降。

防治措施以预防为主。对肾功能不全,有抗利尿激素增多,慢性心衰者,临床补充液体应特别注意,不可过多、过快。已发生水中毒者,应立即停止补液,轻者可自行恢复,严重者应使用脱水剂和高渗盐水。用 20% 甘露醇或山梨醇 250ml 快速静脉点滴,以利尿,减轻脑水肿。也可使用尿速和利尿酸等。再补给 3%～5% 氯化钠溶液,静脉滴注,每 kg 体重按 6～10ml 计算,计算量分成 3 次补完,每分钟 20～30 滴为宜,总量全天不宜超过 20g,以改善体液低渗状态和减轻脑细胞肿胀。一般补完到症状消失,不求血钠恢复到正常水平。也可采用肾上腺皮质激素如氟美松 10～20mg,静脉或肌肉给药,改善脑肺水肿情况。有急性肺水肿并发心衰者,肌注或静注吗啡 10mg,疗效较好。

六、钠过多

钠过多又称高钠血症,指血钠在 150mEq/L 以上,较少见。外科临床上见于过多过快输入等渗或高渗盐水后;创伤后第三间隙异常,大量回收引起急性钠过多;肾功能障碍时,过多地补充盐水,使用大量肾上腺皮质激素;或对左心衰竭、肝硬化腹水病人补充过多的盐水。应区别于高渗性脱水,后者血钠虽高,但血钠总量减少。

正常人肾脏,对于输入过多的氯化钠溶液,可通过机体的调节,减少抗利尿激素和醛固酮的分泌,增加水、钠排出量来维持体液平衡,并不引起血钠过多。当肾因醛固酮分泌增加,钠回吸收量增加,可导致血钠过多。特别是心力衰竭、肝硬化腹水患者或肾衰竭少尿期患者,过多摄入食盐或盐水,可导致红细胞外液容量增大。所以,血钠过多的临床表现特点为皮肤凹陷性水肿,特别是身体低垂部位水肿。严重者出现胸腔、腹腔及心包积液;如出现急性间质性肺水肿,病人呼吸困难、口唇发绀、两肺湿啰音、吐水泡沫样痰等;由于血容量增加和循环负荷加大,病人出现脉搏快而洪大、血压升高、脉压变大、颈静脉怒张、肝脾肿大等心力衰竭症状,尿量和尿钠增多,开始并无明显口渴;如果细胞外液高渗引起细胞内脱水,病人抗利尿激素增加,尿量减少,可出现口渴。

诊断主要根据病史和临床症状,化验检查可有血液稀释、血细胞比容降低、血钠浓度正常或偏高。治疗方面,停止补液,迅速利尿排出体内钠盐。如系补充高渗盐水引起,应适当补充水分,以期缓解细胞内脱水症状。然后使用非溶质性利尿剂,以免引起循环负荷增加或加重细胞内脱水。如系第三间隙异常大量体液回吸收者,已发现有钠过多,应立即停止输液,并限制钠盐摄入。若发现有肺水肿或心力衰竭,也应及时处理。

七、缺钾

正常血钾浓度 3.5～5.5mmol/L(3.5～5.5mEq/L),当血钾低于 3.5mmol/L(3.5mEq/L),并伴有临床症状者称为低钾血症。体内钾总量 98% 分布在细胞内,而血钾含量很少,所以血钾只代表细胞外液中钾的浓度。血钾降低常表示体内缺钾,而全身缺钾时血钾不一定都降低。诊断缺钾应结合病史和临床表现。

缺钾常见的原因有:①钾摄入量不足,长时间少食、不能进食或禁食时间较长者,而未补充钾或者补钾不足。②钾丢失过多,常是从消化道丢失,如呕吐、腹泻、肠瘘及胃肠减压等;此外还见于创面丧失和尿中丢失,如创伤、手术、感染后分解代谢增加,醛固酮分泌增多;急性肾衰竭的多尿期,补盐过多,细胞外液钠增多,可促使钾从尿中排出;长期使用利尿剂(如双氢克尿塞)或肾上腺皮质激素等,尿排出钾增多。③过量补充糖水,注射胰岛素,组织合成代谢及碱中毒等,钾转移细胞内,导致血钾在体内分布异常,血钾降低,但全身并无缺钾。所以,低钾时补充糖水注意同时补钾,防止加重低血钾。

低钾血症的临床表现差异较大,与失钾速度(失钾快症状出现快)和程度相关,还与细胞外液中 Na^+、Ca^{2+}、mg^{2+} 等离子浓度(Na^+、Ca^{2+} 增高则症状明显,若降低则被掩盖症状)以及原发症状等有关。

(1)骨骼肌:主要为神经肌肉应激性减低,四肢软弱无力,肌肉酸痛,腱反射消失,眼睑下垂,呼吸肌麻痹而出现呼吸困难。

(2)消化系统:胃肠功能减弱,表现食欲减退、恶心呕吐等,严重者出现腹胀等肠麻痹症状。

(3)中枢神经:有嗜睡、倦怠、萎靡、表情淡漠、呆板、少数情绪不稳、定向力差、烦躁不安,严重者昏迷。

(4)心血管系统:心律失常、心音变钝、心脏扩大、周围血管扩张、血压下降。心电图早期出现 T 波下降变宽、双相或倒相,晚期出现 S-T 段降低,Q-T 间期延长和 U 波。

(5)泌尿系统:肾的浓缩功能下降,尿多而且比重低。晚期尿少,以致无尿。膀胱平滑肌张力减退,出现尿潴留。

(6)代谢性碱中毒:血钾过低时,细胞内钾外移,K^+ 与 Na^+、H^+ 离子交换增加,使细胞外液中 H^+ 降低,远曲小管排 K^+ 减少,排 H^+ 增多,导致缺钾性碱中毒。

缺钾诊断,可根据病史和临床表现,化验血钾低于正常以及心电图 S-T 段下降,Q-T 间期延长、T 波平坦、倒置等改变。

缺钾的预防,主要在于治疗各种疾病时,注意补给钾盐和及早恢复饮食。若已出现心电图低钾改变,提示缺钾至少 500mmol/L(500mEq/L)。

处理方法:①口服法:口服 10%氯化钾 10～20ml,每日 3 次,或口服枸橼酸钾 10～20ml,每日 3 次。②对禁食者或严重缺钾者,可用 10%氯化钾 10ml 溶解于 5%～10%葡萄糖或0.9%生理盐水 500ml 中,静脉滴注,每分钟钾盐不宜超过 80 滴,每日补 10%氯化钾 30～60ml,严重者可补给 60～80ml。在补给较高剂量钾盐时,应准备胰岛素和葡萄糖液,以防备出现高钾血症的危险。

补钾应注意以下几点:①每小时尿量应在 30ml 以上才能补钾。②在可能的条件下,在心电图的监护下补钾较为安全。③如有酸碱失调者应同时给予纠正。④若缺钾同时缺钙者,应注意补钙,否则低钾纠正后,可出现低血钙性抽搐。

八、钾过多

血钾高于 5.5mmol/L(5.5mEq/L),并伴有临床症状者称钾过多或高钾血症。外科常见的原因有:①钾摄入过多:见于输入钾盐过多过快或输入大量库存血(库存血钾可高达10mmol/L。②钾排出量减少:见于缺水、休克、急性肾衰竭少尿期等。③钾在体内分布异常:见于酸中毒、溶血、严重感染、组织创伤等大量组织破坏、坏死,钾离子从细胞内移到细胞外液及血液中,导致血钾增高。④醛固酮减少症:醛固酮及肾素分泌减少。

血钾过高可降低心肌及骨骼肌的兴奋性。所以临床表现有:手足感觉异常、麻木、酸痛无力;腱反射减弱或消失,以致出现软瘫,累及呼吸肌可出现窒息;嗜睡或意识模糊;心肌抑制、应激性降低,脉搏迟缓、心律失常、期前收缩、心音减弱、心脏扩大;严重者出现心肌纤颤,心脏停搏于舒张期。心电图显示 T 波高尖、Q-T 间期延长、P 波消失、QRS 增宽、心室颤动、心搏骤停。此外,血钾过高常导致酸中毒。

依据病史和体征、测血钾及心电图检查即可诊断。

治疗原则应立即停止补钾,保护心肌,对抗 K^+ 的毒性作用,促使 K^+ 向细胞内转移,尽快排出体内过多的 K^+。具体措施如下。

(1)急救措施:①静脉推入 10%葡萄糖酸钙或 10%氯化钙 10～20ml,必要时重复注射,利用钙与钾有对抗作用,减轻 K^+ 对心肌毒性。若近期使用毛地黄者忌用钙剂。②静脉滴注 1/

6mol 乳酸钠 40～60ml 或者 5％碳酸氢钠 100ml,必要时重复注射。碱性钠盐的作用除补充血容量稀释血钾浓度外,提高血钠浓度,使 K^+ 离子转移到细胞内或从尿中排出。同时纠正酸中毒,降低血钾浓度,利用 Na^+ 与 K^+ 有拮抗作用,减轻对心肌毒性。③静脉滴注 25％～50％葡萄糖 100～200ml 加入胰岛素(4g 糖加入 1 单位胰岛素),将 K^+ 转移到细胞内,降低血钾。肌内或静脉注射阿托品 0.1～0.5mg,对心脏的传导阻滞有一定兴奋作用。

(2)尽早排出体内钾盐:①肾功能正常者,则补充血容量,纠正水、电解质紊乱及酸中毒,使用利尿剂等,增加尿量促使肾脏排出。②通过洗胃、灌肠等方法,促使钾排出体外。③肾功能障碍者,如急性肾衰竭少尿期,血钾可持续升高,则 25％葡萄糖 400ml、10％葡萄糖酸钙 100ml 以及 11.2％乳酸钠 50ml 的混合液,加入胰岛素 30 单位,24 小时内静脉滴注,每分钟 6 滴为宜,可预防血钾升高,严重者通过腹膜透析、血液透析等方法,使体内过多的钾排出体外。

九、镁缺乏与镁过多

镁是细胞内主要阳离子之一,含量仅次于钾。在细胞外液中占 1％左右。饮食正常的成年人每日需镁量为 2.5～5mmol,一般不致于缺镁。体内镁由尿和粪中排出约各半。镁从尿中丢失较慢,数天不摄入镁,血清镁浓度较低时,尿中仍继续排出镁离子。正常血清浓度为 0.8～1.1mmol/L,80％为游离镁,20％与蛋白质结合,起生理作用的是游离镁。镁离子有维持正常肌肉收缩和兴奋神经组织的作用,是多种酶的重要组成成分,为细胞代谢、能量储存、转化、利用所必需。

镁缺乏见于长期肠瘘、胆瘘、慢性腹泻或长期肠道外全静脉营养(简称 TPN)而没有及时补充镁者。当化验测定血清镁低于 0.75mmol/L 或 24 小时尿排出量少于 1.5mmol 时即可诊断为低镁血症。临床表现与低钙血症相似。表现神经肌肉兴奋性极度增高,有焦急、谵妄、震颤及手足搐搦等。耳前叩击、上臂压迫试验呈阳性反应。若注射钙剂后不见缓解即可诊断。治疗可用 25％硫酸镁溶液 4～6ml 加入 5％葡萄糖溶液 500ml 中缓慢地静滴,严重者可用 25％硫酸镁 10～12ml 加入上述液体中,2 小时内滴注。切忌血镁过高导致心动过速血压下降。与缺钾补充钾一样,不可操之过急,坚持 2～3 天,使细胞内逐步补充。尤其少尿病人更要小心。

镁过多见于肾功能不全的病人给镁抗酸剂或镁泻剂时、当化验测定血清镁高于 5mmol/L 以上,可造成高镁血症,病人突然昏迷、心跳停止而致死。早期临床表现主要是中枢神经和周围神经系统的抑制,如淡漠、嗜睡、腱反射减低、肌肉软弱、进行性四肢无力等。心电图改变与高血钾相仿。治疗针对病因、积极治疗原发疾病,改善肾功能,增加尿排镁措施。急救时可用 10～20ml 葡萄糖酸钙静脉注射,以对抗镁离子对心肌的抑制作用。后期可行腹膜和血液透析疗法,并注意纠正水、电解质紊乱和酸碱平衡、限制镁离子摄入等。

十、代谢性酸中毒

机体内正常代谢物或异常代谢产物过多,导致血液中非挥发性酸的积贮而[HCO_3^-]减少,引起二氧化碳结合力下降,测血 pH 小于 7.35 时,则为代谢性酸中毒,在临床外科中常见于下方面:①感染、高热、休克、惊厥及缺氧等,酸性代谢产物多;或者因长期禁食,机体动用脂肪氧化不完全,过多产生酮体,酮体蓄积可消耗多量的 HCO_3^-,而致血中碳酸氢盐含量减少。②严重的腹泻、肠瘘、胆瘘、胰瘘等,丢失大量的碳酸氢盐。③肾功能不全,如严重地缺水,肾血管痉挛或者碳酸酐酶抑制剂的使用,过多的酸性代谢产物不能经肾脏排出(肾排 H^+ 障碍)。

代谢性酸中毒临床表现,取决于体内 H^+ 的浓度。H^+ 生成愈多,HCO_3^- 愈减少,H_2CO_3 离解出 CO_2,使血 CO_2 分压增高,刺激呼吸中枢引起呼吸深快。临床表现:①呼吸深快,换气量增高,呼出气体可有酮味(烂苹果味),伴恶心、呕吐等。②由于钠盐减少,减弱心肌的收缩力,引起心律失常,降低心肌和外周血管对交感神经和儿茶酚胺刺激的反应,引起血管扩张,面部潮红,脉搏细而快,血压偏低。严重者周围循环衰竭、休克。③由于钠盐减少,减弱横纹肌的收缩力,引起肌力及肌张力减退,腱反射减弱或消失。④由于血中 H^+ 增高,肾脏排 H^+、NH_4^+ 和回收 HCO_3^-,提高血中 HCO_3^-/H_2CO_3 的比值,以重新恢复正常,故尿液呈酸性。开始尿量不减,以后逐渐尿少至尿闭。⑤中枢神经因代谢紊乱,表现嗜睡、感觉迟钝、烦躁不安,以致昏迷等意识障碍。

诊断除依靠病史和症状外,可测血液 pH、CO_2 结合力、标准碳酸氢盐(SB)、缓冲碱(BB)、剩余碱(BE)均降低来明确诊断。各种血液酸碱指标正常数值见表 6-5。

表 6-5 血液酸碱指标正常数值

名称		正常范围	平均值
酸碱度(pH)		7.35~7.45	7.4
缓冲碱(BB)		45~55mmol/L	50
代谢性指标	标准碳酸氢(SB)	22~26mmol/L	24
剩余碱(BE)		-3+3mmol/L	0
呼吸性指标	二氧化碳分压(PCO₂)	4.667~5.999kPa(35~45mmHg)	40
二氧化碳结合力(CO₂CP)		22~28mmol/L	25

本病治疗首先去除病因,纠正水、电解质平衡紊乱。轻症者可自行代偿,无须处理。严重者则补充碱制剂,防止心血管中毒和衰竭。常用的静脉注射碱溶液有碳酸氢钠、乳酸钠及三羟甲基氨基甲烷(THAM)3 种。

(1)碳酸氢钠溶液:碳酸氢钠进入体液后,离解为 Na^+ 和 HCO_3^-,HCO_3^- 与 H^+ 化合成 H_2CO_3,H_2CO_3 再分解为 H_2O 和 CO_2,CO_2 自肺中排出,H^+ 减少后可纠正酸中毒。同时 Na^+ 留于体内,提高细胞外液渗透压和补充血容量,具有抗休克作用。所以最为常用,具有用药后作用快、疗效显著等优点。常用碳酸氢钠浓度有 1.25%、2.5% 或 5%。一般将 5% 碳酸氢钠溶液稀释 4 倍成 1.25% 作静脉滴注。静脉补充用量计算公式为:

$$5\%碳酸氢钠(ml) = \frac{正常 CO_2CP 值 - CO_2CP 测得值}{2.24} \times 体重(kg) \times 0.3$$

(细胞外液以 20% 计算,5% 碳酸氢钠溶液量 1ml = 含碳酸氢钠 0.6mEq,则 $\frac{0.2}{0.6} = 0.3$)。例

如男性病人体重 60kg,血液中 $CO_2CP40\%$,则应补充 $5\%碳酸氢钠 = \frac{(55-40)}{2.24} \times 60 \times 0.3$

=120ml。

（2）乳酸钠溶液：由于乳酸钠进入体液后，Na^+ 与 HCO_3^- 结合成 $NaHCO_3$，乳酸可在肝内氧化为 CO_2 和 H_2O，并放出能量。但是，乳酸氧化时必需在有氧的条件下在肝内才能进行。在组织缺氧或肝功能障碍时，不宜采用，尤以呼吸停止、心搏骤停等引起的乳酸性酸中毒时不能应用。故使用范围受到限制，目前已很少采用。乳酸钠溶液常用的浓度为 11.2%（高渗）或 1.9%（等渗）。一般将 11.2% 乳酸钠溶液稀释 6 倍成为 1.9% 等渗液静脉点滴。用量计算公式为：11.2% 乳酸钠(ml)：$\dfrac{55-CO_2CP\ 测得值}{2.24} \times 体重(kg) \times 0.2$，（细胞外液以 20% 计算，11.2% 乳酸钠溶液量 1ml 含乳酸钠 1mEq，则 $\dfrac{0.2}{1}=0.2$）。如病人体重 60kg，测 CO_2CP 为 40vol%，则

11.2% 乳酸钠(rnl) $=\dfrac{55-40}{2.24} \times 60 \div 0.2 = 80ml$。作静脉滴注再稀释成 1.9% 等渗溶液即 $80 \times 6 = 240ml$。多用于小儿的酸碱平衡失调，常配制成 3：2：1 的溶液（3：2：1 液为 3 份葡萄糖、2 份 0.9% 盐水、1 份乳酸钠的混合溶液）静脉点滴。

（3）THAM：是一种不含钠的碱性缓冲剂，进入体液后与 CO_2 结合，或与 H_2CO_3 起反应生成 HCO_3^-，从而提高体液 pH，同时有利尿作用，从尿中排出酸性物质。作用较碳酸氢钠强，能在细胞内、外液中同时起作用，可以纠正代谢性或呼吸性酸中毒。常用浓度 7.2%（高渗）或 3.6%（等渗），一般 7.2% THAM 溶液稀释一倍做静脉滴注。以体液总量为纠正对象，用量计算公式为：3.6% THAM(ml) $=\dfrac{55-CO_2CP\ 测得值}{2.24} \times 体重(kg) \times 2$，（体液总量男以 60%，女以 55%，3.6% THAM 溶液 1ml 含 THAM 0.3mEq，则 $\dfrac{0.6}{0.3}=2$）。若病人体重 60kg，测 CO_2CP 为 40vol%，则补 3.6% THAM(ml) $=\dfrac{55-40}{2.24} \times 60 \times 2 = 800ml$。

由于 THAM 具有高度碱性(pH10)，静脉滴注对组织刺激大，可引起血栓性静脉炎；若有外溢时，可引起组织坏死、肌痉挛等；大剂量快速静脉滴注，可引起呼吸抑制、低血压、低血糖、低血钙等，应予以高度警惕。纠正代谢性酸中毒时应注意：①首次补充量按公式计算量 1/2～1/3，在观察中如 CO_2CP 在 45vol% 以上，尿量多而呈碱性，即可停药，否则用药过量引起碱中毒。②先纠正体液平衡失调，再给予碱性药物，根据见尿补钾的原则，一般应在尿量每小时 40ml 后再补给氯化钾。

十一、代谢性碱中毒

代谢性碱中毒主要是因体液内 H^+ 过多丧失，而 HCO_3^- 增多所引起的。常见于大量胃液丢失，外科临床上见于幽门梗阻、持续胃肠减压等。由于胃酸丢失，失 Cl^- 比失 Na^+ 严重，当 Cl^- 大量丢失后，造成细胞外液中 Cl^- 也相应减少，导致低氯性碱中毒。同时胃液丢失，也丢失大量 K^+，血 K^+ 也减少，引起低钾性碱中毒。

临床上轻症者常因为原发病如幽门梗阻时呕吐所掩盖。严重者除有低渗性脱水症状外，常有精神症状，烦躁、兴奋、谵妄、嗜睡、昏迷等。由于血中 HCO_3^- 增高后，pH 升高，抑制呼吸中枢，故呼吸变浅变慢以保留 CO_2，使血中 H_2CO_3 增加代偿。碱中毒时血中游离钙减少（总

钙量不减),神经肌肉兴奋性增加,出现手足麻木、抽搐、肌肉抽动、腱反射亢进、耳前叩击试验阳性等。若同时缺钾,则不发生抽搐,当低血钾纠正后,抽搐即可发生。

在诊断时除根据病史和症状外,可测血中 pH、CO_2、CP、SB、BB、BE、CO_2 分压正常或稍升高,血 K^+、Cl^- 减少,尿液呈碱性反应,则可明确诊断。

治疗上先处理原发性疾病,纠正体液平衡失调和代谢性碱中毒,并休克时,应尽快补充血容量,改善肾功能。具体措施包括:①静脉补给等渗盐水和氯化钾(每小时尿量在 30ml 以上)。因为盐水中 Na^+、Cl^- 含量相当,但 Cl^- 的含量较血中 Cl^- 的含量多 1/3,补氯化钾后提高 K^+,故能纠正低氯性碱中毒和缺钾性碱中毒。对轻症者可以奏效。②严重者 CO_2CP 超过 85mmol/L 或血氯低于 80mmol/L 时,可以给予一定量酸性药物。如口服 10% 氯化铵 10～20ml,每日 3～4 次,若不能口服者,可静脉滴注 0.9% 氯化铵溶液,补充细胞外液中的缺氨量。应用量应按血 Cl^- 的浓度来计算。如公式:

0.9% 氯化铵(ml)=(血氨正常值-测得值)×体重(kg)×2×6(细胞外液以 20% 计算,0.1Eq盐酸溶液 1ml 含盐酸 0.1mEq,则 $\frac{0.2}{0.1}=2$,1mEq H^+ 相当于 0.9% 氯化铵 6ml)。

例如代谢性碱中毒的病人体重 60kg,CO_2CP 为 32mmol/L,则补 0.9% 氯化铵(ml)=(32-24)×60×2×6=576ml。先补计算量一半,而后再根据症状和 CO_2CP、Cl^- 的值,随时调整补充。由于氯化铵的 NH_4^+ 需经肝内转化为尿素后经肾排出,过量时可引起氨中毒、肝性脑病,故肝功能不良者不宜采用。

十二、呼吸性酸中毒

呼吸性酸中毒是由于呼吸功能障碍,血中 CO_2 蓄积,H_2CO_3 增多所致。常见原因有:①呼吸道梗阻:如喉外伤,呼吸道烧伤,异物及颈部气管外肿物的压迫等。②胸肺疾患:如胸外伤、气胸、血胸、液胸、肺不张及肺休克等。③呼吸中枢抑制:如脑干损伤、脑疝及手术时用麻醉药过量或过长等。④胸-腹联合伤或手术时肺呼吸运动受限等。⑤高颈髓损伤,呼吸肌麻痹等。

临床表现,由于呼吸功能障碍,血中 CO_2 分压急剧增高、而血中缓冲系统及肾排酸保碱作用来不及代偿,导致失代谢性酸中毒。病人表现:①深而快的呼吸困难,换气量不足,口唇发绀、胸闷、头痛及全身无力等。②严重者出现高血钾症状和心血管系统症状,初期血压升高,心输出量增加、血管收缩、后期血压下降及心室纤颤等。③高碳血症的中毒症状,如嗜睡、木僵、谵妄以致昏迷等。

诊断方面,除了原发疾病所致呼吸障碍的病史和临床表现之外,诊断本病主要依靠血液化学分析、特别是血气分析、PCO_2 增高 9.3～11.3kPa、CO_2CP 增高、血中 pH 下降、血钾升高等。

治疗方法,主要是解除呼吸道梗阻,改善和加强呼吸,促使 CO_2 排出体外。初期可使用呼吸兴奋剂,如可拉明,每安瓿 0.375g,加于 5% 葡萄糖溶液中,静脉点滴。最大用量 7～8 安瓿。同时给氧、放入通气道等综合措施。若上述治疗效果不佳,可作气管插管或气管切开,减少死腔。若血中 pH 下降明显,可用碱性药物,如 3.6% 三羟甲基氨基甲烷(THAM)能直接与 H_2CO_3 的 H^+ 结合,减少 H_2CO_3,提高体液中 pH,用法和用量同代谢性酸中毒。

十三、呼吸性碱中毒

本病主要是肺的换气量过度,呼出的 CO_2 超过体内 CO_2 的生成,导致 HCO_2 减少,血中 pH 升高。外科常见于:①颅脑损伤或脑病变所致的过度换气。②高热、休克及昏迷等。③应用人工呼吸机或麻醉时进行的辅助呼吸过度、时间较长者。

临床表现常在过度换气后,因 PCO_2 降低抑制呼吸中枢,呼吸变浅变慢,以致出现间断叹气样呼吸。由于血清中游离钙降低,神经肌肉的兴奋性增加,病人出现口唇、四肢麻木和针刺样感等,严重者有肌肉震颤、抽搐等。如脑血管发生改变则表现头痛、头晕及其精神症状等。

诊断可根据病史和临床表现。在除外代谢性酸中毒的情况下,化验测得 CO_2CP 下降、血气分析 PCO_2 下降,血中 pH 升高,BB 正常,AB 和 SB 均减少即可诊断本病。

治疗主要是处理病因,增加 CO_2 吸入,提高血中 PCO_2,可采用纸袋作成的口罩或医用口罩等罩于病人口鼻上,增加死腔,以期吸回 CO_2,也可吸入含 5% CO_2 的氧气。有手足搐搦者,可静脉注射 10% 葡萄糖酸钙 10～20ml 或 10% 氯化钙 10～20ml,必要时可重复运用。中枢呼吸抑制药物要慎重应用。

十四、复合型酸碱失调

在临床上酸碱平衡失调常常遇到的是混合性的酸碱平衡紊乱,一般有下列 4 种情况:

(1)呼吸性酸中毒并发代谢性碱中毒。

(2)呼吸性碱中毒并发代谢性酸中毒。

(3)代谢性酸中毒并发呼吸性酸中毒。

(4)代谢性碱中毒并发呼吸性碱中毒。

如何诊断有赖于详细病史、临床检查及血液 pH,$PaCO_2$,BE 等化验指标,结合治疗过程动态进行分析进行诊断(表 6-6,表 6-7)。

表 6-6 4 种酸碱代偿紊乱的代偿范围与代偿限值

种类	原发性变化	代偿反应(正常值)	代偿预测值(范围)
代谢性酸中毒	$[HCO_3\downarrow\downarrow\downarrow$	$PCO_2\downarrow\downarrow$	$\triangle PCO_2=[HCO_3]\times1.2+2$
代谢性碱中毒	$[HCO_3\downarrow\downarrow\downarrow$	$PCO_2\downarrow\downarrow$	$\triangle PCO_2=[HCO_3]\times0.9+5$
呼吸性酸中毒			
急性	$PaCO_2\uparrow\uparrow\uparrow$	$[HCO_3]\uparrow$	$\triangle[HCO_3]=\triangle PaCO_2\times0.07+1.5$
慢性	$PaCO_2\uparrow\uparrow\uparrow$	$[HCO_3]\uparrow\uparrow$	$\triangle[HCO_3]=\triangle PaCO_2\times0.4+3$
呼吸性碱中毒			
急性	$PCO_2\downarrow\downarrow\downarrow$	$[HCO_3]\downarrow$	$\triangle[HCO_3]=\triangle PaCO_2\times0.2+2.5$
慢性	$PCO_2\downarrow\downarrow\downarrow$	$[HCO_3]\downarrow\downarrow$	$\triangle[HCO_3]=\triangle PaCO_2\times0.5+2.5$

表 6-7　各种混合型酸碱平衡失调示意

类型	原发性紊乱		
	HCO_3	PCO_2	pH
相加型			
呼酸＋代酸	↓	↑	↓↓
呼碱＋代碱	↑	↓	↑↑
相消型			
呼酸＋代碱	↑	↑	不定
呼碱＋代酸	↓	↓	不定
代酸＋代碱	不定	不定	不定
三重型			
呼酸＋代酸＋代碱	不定	不定	不定
呼碱＋代酸＋代碱	不定	不定	不定

治疗方面,根据原发病因,分析酸碱丢失或升高情况,结合血中 pH 和血气分析资料进行调整、避免由一种倾向导致另一种偏向。

十五、外科补液

外科补液是预防或纠正水、电解质紊乱和酸碱平衡失调以及抢救休克、维持营养的一项至关重要的措施,是外科治疗中经常遇到的问题。要作好此点首先要正确判断体液与酸碱平衡失调,尔后才能估计补液量、决定补液种类和使用方法。

1.体液与酸碱平衡失调的判断

要详细询问病史,认真体格检查,判断出入量(有条件时可采用记录体重的变化),并进行必要的化验检查等。对收集的材料进行综合分析,从 4 个方面做出判断:

(1)是水不足还是水中毒(表 6-8)。

(2)脱水是高渗或是低渗的鉴别,两者的区别见表 6-9。

表 6-8　水不足与水中毒的鉴别

	水中毒	水不足
病史	输糖水过多过快或肾衰竭少尿期	额外丢失体液或摄入水分过少
血渗透压	↓	↑
血钠	<120mmol/L	正常或增高
临床表现	特点脑水肿症状突出如嗜睡、抽搐、昏迷等,其他部位水肿;血压可升高,尿比重低	口渴、尿少、皮肤黏膜干燥,低血压,谵妄,红细胞比容增高

表 6-9　脱水的鉴别

	缺水	缺钠	缺钠、缺水
血浆渗透压	高渗性	低渗性	等渗性
口渴	明显	无	有
恶心呕吐	无	明显	有
直立性昏倒	无	明显	有
肌肉痉挛	无	有	少有
血压	正常	不稳定	下降
尿液	少、比重高	早期正常,比重低	少、比重正常
尿 NaCl	正常	无或少	正常
血 NaCl	升高	下降	正常

（3）酸碱平衡失调的类型：是酸中毒或是碱中毒，是代谢性或是呼吸性，需要鉴别（表 6-10）。

表 6-10　酸碱平衡失调鉴别

临床分类	代谢性酸中毒	呼吸性酸中毒	代谢性碱中毒	呼吸性碱中毒
$\dfrac{[HCO_3]}{[H_2CO_3]}$	↓↓ / ↓	↑ / ↑↑	↑↑ / ↑	↓ / ↓↓
血 pH	↓↓	↓↓	↑↑	↑↑
[HCO₃]或 CO₂CP	↓↓	↓↓	↑↑	↑↑
PCO₂	↓	↑↑	↑	↓↓
BB	↓↓	↑	↑↑	↓
EE	↓↓	↑	↑↑	↓
病史	丢失碱或产酸过多	换气障碍	丢失酸或摄碱过多	换气过度
呼吸	深快、带酮味	困难	浅慢	较浅较慢
面部	红赤	明显发绀	发绀	发红
腱反射	弱	弱	强	强
手足搐搦	无	无或有	有	有

注：①↑↑、↓↓表示原发性增高或降低↓、↑表示继发性或代谢性降低或增高；②化验结果须与病史和临床表现及体征进行综合分析判断

（4）离子代谢失调的判别：钾、钙、镁及氯等离子的代谢失调，可根据临床表现和化验所见判断、鉴别。

2.每日补液量的估计

当日补液量＝当日正常需要量＋以往体液丧失量的 1/2＋当日额外需要量。

当日生理需要量,成人每日 2000～2500ml,其中等渗盐水 500ml,余为 5%～10%葡萄糖液。

以往丧失量,指发病以后呕吐、腹泻、高热、出汗及创面渗出等所丢失的液体。有时体液丢失在体内如胃肠、第三间隙等。一般按临床表现和化验结果,估计缺水、缺钠的程度,判断有无酸碱中毒等。为了防止补液过量,一般当日先补给以往丧失量的一半,其余量在第三、第四天内根据当日情况分次补给。

当日额外丢失量,通常在计当日补液量时尚无法预计当日的额外丢失量,可参考昨日丢失体液的情况进行估计,尔后在补液过程中,根据丢失情况临时调整。

外科病人的额外丢失量常见于以下 3 种情况:

(1)胃肠道的额外丢失量:如呕吐、腹泻、胃肠道引流等。体液补充时水、盐及碱的比例如表 6-11。

(2)高热、出汗及气管切开等:一般体温升高 1℃应补给 5%～10%葡萄糖溶液 200～250ml。一般出汗湿透衬衣、衬裤时,丢失液体 500～1000ml 大量出汗丢失 1000～1500ml,由于汗液中含氯化钠 0.25%,因而也丢失一部分电解质,所以可按 5%～10%葡萄糖与等渗盐水的比例 3:1 或 2:1 补充。气管切开应每日补充 5%～10%葡萄糖溶液 500～700ml。

表 6-11　消化液丢失时补充水、盐、碱的比例

	5%～10%葡萄糖液	等渗盐水	等渗碱液(1.25%NaHCO₃或 1/6mol 乳酸钠)		5%～10%葡萄糖液	等渗盐水	等渗碱液(1.25%NaHCO₃或 1/6mol 乳酸钠)
胃液	1	2		胰液		1	1
胆汁		2	1	肠液	1	2	1

(3)创面丧失体液可按 2 份等渗盐水和 1 份等渗碱液的等量液体补给,并适当补充血浆。

3.补液的原则

(1)一般是缺多少,补多少;缺什么,补什么;见尿补钾的原则。

(2)公式化补液法:必须结合病人实际情况随时调整补液量。否则,会因补液导致医源性体液和酸碱平衡紊乱。

(3)补液的程序:临床上,体液代谢和酸碱平衡失调常常混合存在,在治疗上有一个大体的先后程序,才能取得预期的效果。这个程序依次为首先恢复血容量、纠正血管内胶体渗透压,调整酸碱平衡,调整钾、钙、镁等离子代谢紊乱,再其次为根据病人情况补给抗生素、维生素、激素及热量等,这是指一般的处理程序。但如有危及病人生命的情况,如有高血钾症导致心脏损害,或低钙、低镁等所致手足搐搦等紧急情况时,则应首先处理。

4.补液的种类和方法

(1)常用溶液的种类和成分(表 6-12),平衡液是常用的一种等渗的电解质溶液,其离子成分接近于细胞外液(血浆)。其成分为 2 份的等渗盐水和 1 份碱溶液组成(1.9%乳酸钠或 1.25%碳酸氢钠)或者 2 份林格液(复方氯化钠溶液)及 1 份等渗碱液配成的混合液。这样使 Cl⁻含量比等渗盐水少 1/3,近似血浆中 Cl⁻的浓度,其电解质浓度与细胞外液相似,符合生理要

求。平衡液的作用,可以较快地扩充血容量;维持血浆渗透压;纠正低血钠;纠正酸中毒;减低血液黏稠度。改善微循环、保护肾功能、防止肾衰竭;可部分代替输血,倘若抢救出血性休克如能在30～60分钟内快速输进1000～2000ml的平衡液,可以赢得进一步处理时间,尤其在边远地区或战地无法输血时。

血容量的补充要根据不同病情区别对待。如体液丢失伴有低血容量休克,应先补充胶体液体。所丢失的血液并不一定全部补给,部分可用平衡液或血浆代用品补给。尤其在抢救危重病人时,没有配好血可先用血浆代用品或平衡盐液。

(2)补液途径:一般争取口服,不能口服者,可用静脉补液。

(3)补液的速度:一般每分60～100滴,每小时250～400ml,每小时尿量40～50ml为宜。少数者静脉补液可加快,每小时可达1000～1500ml,必要时可快速加压输液。对于心、肺、肾功能障碍者,输液宜慢,防止在短时间内输入大量的液体,以免造成肺水肿、心力衰竭等危险并发症。在补液过程中,注意观察病情,依据血压、脉搏、尿量来掌握补液量和速度,必要时测中心静脉压及置导尿管监护。

表 6-12　常用溶液的成分

溶液名称	电解质(mEq/L)							
	渗透压	Na^+	K^+	Ca^{2+}	mg^{2+}	HCO_3	Cl	乳酸根
血浆	等渗	142	5.0	5.0	2.0	5.0	103	
6%右旋糖酐液	等渗	154					154	
0.9%盐水	等渗	154					154	
3%盐水	高渗	855					855	
格林液	等渗	146	4.0	5.0			155	
1/6mol乳酸钠	等渗	167						167
乳酸钠盐水(平衡液)①	等渗	158					102	56
1.25%碳酸氢钠	等渗	150				150		
碳酸氢钠盐水(平衡液)②	等渗	152				50	102	
10%氯化钾 10ml③	高渗		13.4				13.4	
10%氯化钙 10ml③	高渗			14			14	
10%葡萄糖酸钙 10ml	高渗			5.0				
10%硫酸镁 10ml③	高渗				8.1			

注:①等渗盐水:1/6mol乳酸钠=2∶1的溶液;

②等渗盐水:1.25%碳酸氢钠=2∶1的溶液;

③以下几项为10ml内电解质含量,非1升之含量

举例:腹股沟嵌顿疝病人,男性,体重60kg。发病3天,呕吐10次,每次呕吐量300ml左右,未进食。轻度口渴,尿少,全身软弱无力,呼吸深而快,躁动不安,腹胀,腱反射减弱,血压

$10.6/6.6kPa(80/50mmHg)$,皮肤弹力差,静脉萎陷。$CO_2CP40mmol/L$,血钾 $2.5mmol/L$,尿液呈酸性反应。

体液与酸碱平衡失调的诊断:①重度缺钠低渗性脱水,以细胞外液减少为主;②代谢性酸中毒;③缺钾(低血钾)。

当日补液量＝当天正常需要量＋当天额外丢失量＋1/2以往丢失量。

当日正常需要量＝2000ml,应补充 5%～10% 葡萄糖液。暂不补充。

以往丢失量:因为属重度缺钠,即每 kg 缺盐 0.75～1.25g,若按 1.0g 计算。缺盐量＝$1.0g×60＝60g$。换算成等渗盐水(0.9%氯化钠),故应补充 0.9%氯化钠溶液＝$60÷9＝6.7L$,当日只给一半为 $6700÷2＝3350ml$。由于并发酸中毒,在以往丢失量 3350ml 中,还应适当补充 5010 碳酸氢钠＝$55-40×60×0.3＝120ml$。所以,当日补液量＝$2000＋3230＋120＝5350ml$。即 5%～10% 葡萄糖液 3000ml,等渗盐水 3230ml(3350-120),5010 碳酸氢钠 120ml。

缺钾的治疗:应在补液过程中观察尿量达 30ml/小时以上时,可以补钾。当日补给 10%氯化钾 40～60ml,1g 氯化钾需要稀释,经半小时以上均匀持续静脉滴注。否则会引起高钾血症。一般采用 10%氯化钾 10ml＋5%～10% 葡萄糖液(或 0.9%生理盐水 500ml)静脉滴注补给。

5.外科各类伤病员的补液注意的问题

(1)禁食病人的补液问题:禁食 1～2 餐如无额外丢失,一般无须静脉补充;禁食 24 小时以上者按正常每天需要量补充、即静脉补给溶液为 5%～10%葡萄糖液 1500～2000ml 和 5%葡萄糖盐水(或生理盐水)500ml;禁食超过 5 天者,除补充水、盐;还应补充 10%氯化钾每日 30～40ml;长期禁食且伴有消化液丢失者肾功能正常,每天静脉补充 1g 硫酸镁(约 4mmol)。注意分次缓慢地滴注。

(2)创伤、手术后补液问题:由于创伤、手术后病人醛固酮和抗利尿激素分泌增加,补充液体时必须注意有储水、储钠,排钾及负氮平衡等特点。手术后第 1～2 天补充 5%～10% 葡萄糖液 1000～1500ml(因病人负氮平衡、内生水增多)等渗盐水 500ml 以下,再根据体温、出汗及消化液丢失等情况适量增加。注意术后早期不宜大量补钠。

(3)颅脑损伤后、脑水肿的补液问题:由于头部外伤后脑的应激反应,机体一般处于水钠潴留状态。而神经外科的病人中,其主要影响是发生难以克服的脑水肿和颅内高压。因此,在受伤后或手术后应限制补充液体总量和成分。一般每 24 小时补充 1500ml,其成分为 5%～10% 葡萄糖液 1000ml 和盐水 500ml 以内,输液速度每分钟在 60 滴以下,液体渗透压用 10% 葡萄糖液维持为宜。

(4)幽门梗阻:病人主要是呕吐丢失胃液。胃液中含有较高浓度的 H^+、Cl^- 及 K^+,较低浓度的 Na^+、病人表现为低氯、低钾性碱中毒。十二指肠溃疡所致幽门梗阻、胃酸较高、而代谢性碱中毒较重。可用 2 份等渗盐水和 1 份葡萄糖液补充。同时每丢失 1000ml 胃液再补 10%氯化钾 10ml。还可每日静滴 3%盐水 200～400ml。若静注盐水还不能纠正碱中毒,则可参考二氧化碳结合力(或标准碳酸氢盐、剩余碱等)注射 0.1mol/L 盐水葡萄糖液。

(5)肠梗阻:高位肠梗阻病员因有剧烈呕吐,其酸(胃液)和碱(肠液)丢失量大致相等。主要补充等渗盐水。低位肠梗阻碱性液体丢失较多,常出现代谢性酸中毒,可用 2 份等渗盐水和 l 份等渗碱液补充。若尿量正常,每丢失消化液 1000ml 应额外补充 10%氯化钾 10～20ml,若有血压下降,适应补充一定量胶体液如血浆、右旋糖酐等。

（6）肠瘘、胆瘘、胰瘘的补液问题:十二指肠、空肠瘘为高位肠瘘,主要丢失消化液,以补充等渗盐水为主。低位肠瘘时丢失的部分消化液可重吸收,碱丢失较多,可用 2 份等渗盐水,1 份等渗碱水补充。胆汁中含 Na^+、HCO_3 较血清为高,K^+、Cl 则与血清相似,胆瘘丢失大量胆汁时,可引起缺钠导致低渗性脱水和酸中毒,可用 2 份等渗盐水和 1 份等渗碱水液补充胰液为强碱性,HCO_3 的含量为消化液中最高,Na^+ 含量也较血清高,K^+ 含量与血清近似,Cl 含量则较低。胰液大量丢失可引起缺钠和酸中毒可用 1 份等渗盐水和 1 份碱液补充。

十六、输液反应与并发症

输液过程中,由于液体被污染或者液体中微粒过多,常引起热原性反应,发生血栓性静脉炎,严重者可引起血行感染发生败血症、脓毒血症,甚至导致死亡。

1.发热反应

属于变态反应的一种。由于液体在生产、处理和应用过程中受到污染,而使溶液内混有各种微小颗粒、杂质、坏死细菌或代谢产物等。这些异物随溶液进入人体则引起热原反应,即为发热反应。

（1）发热反应的原因:发生输液反应的原因是多方面的,主要有以下两点:①液体本身存在着热原,因为热原分布很广,凡有细菌和杂质微粒污染的地方都会产生,它普遍存在于天然水、自来水及不洁的水中。如配制输液所用的水不符合规定,配制输液用的原料带有热原,以及输血器具、自制的液体成品未经热原检查及其他规定项目的检查,就供给临床使用,则会导致发热反应。②输液操作中存在着问题,给病人输液前未能认真检查液体和包装情况,如大液体放置过久,液体是否洁净,有无混浊和污物;或输液时输液瓶(开放式)未加盖,由于液体暴露空气中过长,而被细菌和灰尘污染;或胶管、莫菲氏管、玻璃接头及针头等,没有按一定操作规程拆开、冲洗;或操作程序零乱,器具乱用乱丢,加药液时不用空针吸药加入,而是用启开口的安瓶直接将药物倒入输液瓶,致使玻璃碎屑落入或灰埃坠入,引起液体污染。

（2）输液反应的表现:热原的致热能力较强,一般当静脉输入污染的液体 5～10 分钟后,病人即发生寒战、发冷、发热、皮肤潮红,体温迅速升高,有时高达 40℃以上,随后出冷汗、恶心、呕吐、头痛、腰部及四肢关节疼痛,精神萎靡不振,甚至烦躁不安等,可持续长达 7～8 小时之久,周围血象白细胞明显增高。严重或处理不及时者可出现皮肤苍白、四肢冷凉、血压下降的休克征象,甚至导致死亡。

（3）预防和治疗:在预防方面主要是供应室严格规章制度,严格规程进行操作,严格消毒;输液工作人员要认真检查输液器具和液体,严格操作,以避免发生输液反应。输液反应一旦发生,应积极采取措施进行治疗,主要处理方面有:①输液反应症状轻者,如感有心悸、畏寒等不适者,可适当减慢输液速度进行观察;反应严重者应立即停用所输液体,并更换另一种型号大液体输液,且将出现反应的原液体送化验检查,以找出原因,证实后将同一型号液体弃去不用。②对症治疗,肌肉或静脉注射地塞米松 5～10mg 或非那根 25～50mg,可使症状迅速缓解;也可用温水、酒精擦浴、风吹等方法降温等。严重者如有呼吸不规律、血压下降者,应用升压药、强心药和呼吸兴奋药等急救。③若为细菌感染引起败血症和脓毒血症者,可应用抗生素治疗。

2.过敏反应

过敏反应是机体的一种强烈的免疫反应,实际与输液反应属于同一类型,两者不易鉴别,其特点是有明显的个体差异性,对每个人都有不同程度的反应,即使同一个人,在不同时间反应也不相同。在输液过程中,发生过敏反应,多系直接输入胶体溶液,如706代血浆、浓缩白蛋白、水解蛋白、氨基酸等所致;或者由于液体中合并用药,如青霉素、细胞色素C及碘剂等所致;或者因液体中存有某些异物导致抗原反应,引起过敏反应。虽然引起的原因不同,一旦发生过敏反应其临床表现大致相同,如药物热、药物疹及过敏性休克等,类似输液反应。故其处理方法与输液反应相同。

3.血栓性静脉炎

血栓性静脉炎是输液过程中常见的并发症,发生的原因是多方面的,但主要是液体中微粒子过多,粒子和杂质引起血栓形成,局部栓塞和供血不足,致使组织缺氧而产生水肿和炎症,其临床表现和治疗详见血栓性浅静脉炎。

4.并发血行感染

细菌、真菌及病毒等污染之液体,输入人体导致菌血症、败血症及脓毒血症,发生血行感染是输液过程中一种危险并发症。血行感染的发生原因与输液反应病因基本相同,其临床表现主要为头痛、发热、白细胞升高等全身性感染的症状,严重者可发生感染性休克,导致病人死亡。处理要点是全身应用抗生素,控制感染和对症处理。

5.气栓

人类对气栓有一定的耐受力,机体可耐受200ml的空气。但是,Durant等认为静脉进入空气40ml,可导致死亡,尤以危重病人在少于10ml的气体入血,就可以致死。静脉补液时有少量气泡进入静脉,流至肺脏可以逐渐被吸收,并不引起严重并发症。倘若进入气泡过多,顺血流至心脏,当右心房充满气体时,可阻塞血液回心,导致心搏骤停和循环衰竭。栓塞冠状动脉时引起持续性心室纤颤,危及病人生命。气体流至肺动脉,可引起急性肺动脉栓塞,导致呼吸困难、发绀等低氧血症,病人可很快因原发性呼吸衰竭而死亡。倘若栓塞脑动脉,导致病人持续性昏迷、抽搐、低血压,也可致死。若经过一段时间治疗,气体可以分散,部分被吸收,而逐渐恢复。发生气栓的原因是多方面的,如静脉输液胶管内未完全排空气体,针头、玻璃管及胶管衔接不严格,或者没有按时更换液体瓶,空气乘机进入静脉,尤以在颈部、腋部或者锁骨下静脉处穿刺插管连续补液时,气栓更易发生。一旦发现较多的气体进入静脉,立即让病人取左侧卧位,头低足高,促使气体顺血流进入右心房,防止和减少空气进入肺动脉,避免引起急性肺动脉栓塞;然后,经右心房穿刺抽出气体,穿刺时动作准确轻柔,避免穿破心脏引起心包填塞加重病情,同时严格无菌操作。另外给纯氧吸入和适当的镇静剂。一般经左侧卧位1～3天,残余气体缓慢地被吸收,可逐渐地恢复至正常。

十七、输血

输血的目的,对于急性大量失血者来说旨在充盈血管床,对于慢性失血者是为补充血中有形成分和血浆蛋白。近代的成分输血不单纯是为了补充血液中某几种有形成分,在外科中也有较好的应用。此点国外已有相当的经验,国内正在推广应用之中。

1.血源

大量的血源来自志愿献血,其次是亲缘血、胎盘血及自体血,极少数情况下可用尸体血。现分述于下:

(1)献血:献血前须行体格检查,原则是献血员献血后不影响身体健康,受血者不因输血而染患某种疾病。因此,所规定献血人血的体格检查标准是年龄在 20～60 岁,体重在 50kg 以上,发育正常,心、肺、肝、脾及诸重要器官无异常,无急慢性传染病史,如肝炎、丝虫病、血吸虫病、疟疾、梅毒、AIDS(获得性免疫缺陷综合征)等,无全身大面积皮肤疾病和双肘窝部皮肤炎症等。此外尚规定,从事高温、高空、水下作业、驾驶员及经常接触有毒物质和放射性物质的特殊工种者不宜献血。若有高血压、心脏病、肾炎或肾病、胃及十二指肠溃疡出血、结核病尚未痊愈或钙化、美尼尔综合征、重要器官切除、过敏体质、疟疾病痊愈未满 2 年、孕妇和哺乳期妇女以及体弱多病者等亦不宜献血。

对供血者血液检查要求有:①血型鉴定;②血清康-华氏反应阳性;③肝功能试验阴性;④肝炎表面抗原试验阴性;⑤艾滋病等。

(2)胎盘血:胎盘胎儿血循环与母体血循环不相通,母体与胎儿血型可以不一致。胎儿娩出切断脐带后,还有一部分血贮存在胎盘,可以利用这些血为血源。早在 1914 年美国 Rubin 首先提出用胎盘血来输血,我国自 50 年代有人收集利用,以后甚少。但若细心收集应用,此血源永不枯竭,十分经济。但是,胎盘血诸成分与成人静脉血不尽一样,血红蛋白较成人静脉血高 20％～45％,红细胞计数较成人多 10％～50％,输入胎盘血 35～40ml,可提高受血者血红蛋白 0.5g;白细胞与成人静脉血相同;血清钾较成人静脉血高 9～11mg,钠相近,氯、钙磷均偏高;白蛋白平均 3.5g/dl,球蛋白 2.1g/dl,前者略低;免疫球蛋白较成人血中高,成人一般为 IgG600～1600mg,胎盘血中 IgC 为 720～4100mg,平均为 1610.3mg。此外,胎盘血的凝血时间较常人快一倍,处于高凝固状态。

收集胎盘血的条件要求母子身体健康。对于合并重要器官疾病或产科严重并发症者应列为禁忌。如严重贫血、营养不良、糖尿病、高血压、低热、流产、死胎、羊膜早破合并羊膜腔感染、重症妊娠中毒症以及有心肝肺脾肾脑等重要疾患者。若有胎儿窘迫、胎儿严重畸形、死胎或死产、行产道分娩手术者也不宜采血。胎儿小于 2500g 者在脐带搏动未停止以前不宜断脐带采血。

收集胎盘血重要的一个环节是防止污染,若产房内温度超过 30℃,湿度达 80％以上,所收集的血 100％有杂菌污染;若 12～15℃,仅在操作过程中注意无菌即可。但即使无菌操作再严密,仍须留 10ml 作细菌培养,留 2～3ml 作交叉配血。

留胎盘血的贮血瓶为 250ml 容量即可,一般一例胎盘可收集血 100ml 左右,达 200ml 者甚少。瓶内盛保存液(枸橼酸 0.8g,枸橼酸钠 2.2g,葡萄糖 2.2g,加蒸馏水 100ml,调整 pH 至 5～6)15ml,加盖后在产包内一并消毒。采血时取下盖,使断端脐带血直接流入瓶内,然后盖好封好,贴好标签,鉴定好血型,放入 2～4℃的低温箱内可保存 7～14 天。

输胎盘血时要行交叉配血,若输数个胎盘血,除与受血者行交叉配血外还应在几个胎盘血间行交叉配血,互不凝集,方可连续输入一个病人体内。此外,输血时须用 8 层纱布在漏斗内过滤。

(3)亲缘血:是指父母亲和兄弟姊妹的血,由于遗传因素,相同血型的机会多,孪生兄弟和姊妹间不相同的极少。有些病人血型较特殊或血清内含有特异抗体,可采近亲血缘输血,减少反应。

(4)自体血:宫外孕腹腔内出血是自体输血机会最多的一类,输血前必须确定血液较新鲜,红细胞破碎率不超过35%,无感染等方可使用。

(5)尸血:从生前健康的因故暴死的尸体中采血使用,但要限制在死后4~8小时之内。自颈动脉采血后放入含有葡萄糖、磷酸钠、氯霉素和醋酰磺胺钠的保存液中备用。一次采血可多量,但采用尸血难以推广。

2.血液的保存

血液保存目的是为防止血液凝固和红细胞破碎,减少红细胞能量的损耗,维持最低限度的代谢。一般说,红细胞在输入体内时其存活率应在70%以上,保存时间越长,红细胞损耗越大,保存时间的长短与防凝剂、保存液有关,也与放置的温度有关。

常用的保存液有两种(共有30多种配方):一种是枸橼酸、枸橼酸钠、葡萄糖保存液(简称ACD保存液),pH5.0,在高压消毒时不易焦化,用量适中,每100ml血中加入25ml即可。此种保存液保存的血液中ATP较稳定,葡萄糖利用时间较长,红细胞有效保存期为21~28天。另一种保存液是在上述3种成分基础上,加磷酸二氢钠(简称CPD保存液),pH 5.63,有利于红细胞保存,较之ACD保存液保存的红细胞寿命延长1周,每100ml血中需用保存液量14ml。两种保存液的配方和用量如表6-13。

表6-13　ACD与CPD的配方和用量

保存液	枸橼酸钠 (g/100ml)	枸橼酸 (g/100ml)	葡萄糖 (g/100ml)	磷酸二氢钠 (g/100ml)	pH	抑菌剂
ACD	1.33	0.47	3.0		5.03	0.01%氯霉素
CPD	2.465	0.396	2.5	0.218	5.63	0.01%氯霉素

保存液内各种成分的作用:①枸橼酸钠除有抗凝作用外,能阻止红细胞溶解。因为它不能透过细胞膜,不影响细胞内的渗透压,故对保存红细胞有利。②枸橼酸为酸化剂,可防止葡萄糖在加热时炭化。③葡萄糖是红细胞代谢必需的营养物质。④为防止细菌污染可加入0.01%氯霉素,抑制细菌生长。

配制保存液器具要洁净,配好后过滤分装,高压消毒,消毒后放置在4℃的恒温箱内备用。

保存血液需要合适的温度,即在4~10℃较好;但最近认为低温或超低温(0~196℃)保存更好。但是,由于保存液结冰,使用时复温解冻能破坏红细胞,故需在保存液中加入防冻保护剂才能进行超低温保存。若在0℃以上,以4℃最适宜。

3.采血方法

采血方法有多种,目前常用的是密闭式重力采血法,是借静脉压和血液自身重力自动流入采血瓶或采血袋内。采血过程中要严格执行无菌操作,保证血液无菌和有形成分不被破坏。如果能够重视献血员采血部位的严密消毒,防止外界空气回流至贮血瓶内,避免对采血用器具的接触和污染,即可达到无菌要求。

采血室是一密闭的无菌室,对采血人员进入此室工作的要求必须与入手术室工作要求一样,洗净双手和前臂,更换成无菌隔离衣帽鞋及口罩,方能入采血室。采血前再用 1：1000 新洁尔灭溶液浸泡双手前臂 5 分钟,可接触无菌的采血器具。

献血人员仅有一缚好压脉带的手臂自小窗口伸入无菌室内,身体仰卧于室外。在采血过程中要自玻璃窗随时观察献血人员一般状况及变化。在采血前须核对献血人员的姓名、血型,然后再选定穿刺部位,用 0.75% 碘酊消毒 4cm×4cm 范围,将压脉带打气,使水银柱固定在 16.0kPa(120mmHg)左右,行静脉穿刺,贮血瓶置于床沿下 50cm 低处,待血液流出后将血压表压力降到 5.3～8.0kPa(40～60mmHg)固定,并且令献血者连续做松拳、握拳动作,以使血流通畅。同时不断摇动贮血瓶,使血液与保存液混均匀,以防凝固。当采血到预定量时,用止血钳夹住采血管,将血压表降到 0 位,拔除针头。在采血时留在试管内 3ml,以备配血用。然后将贮血瓶标好号码、姓名及血型等。

4.血型鉴定及血型鉴定错误

若属于一般供血,仅需检查 ABO 系血型,即用标准抗 A、抗 B 血清鉴定红细胞抗原;再用标准红细胞鉴定血清中抗体,然后判断献血者二型。若特殊需要应检查 Rh 系是阴性或是阳性。

ABO 血型系统分类及鉴定方法:

(1)红细胞上无 A、B 血型抗原,而血清中有抗 A、抗 B 抗体者称为 O 型血。

(2)红细胞上具有 A 抗原,而血清中有抗 B 抗体者为 A 型血。

(3)红细胞上具有 B 抗原,而血清中有抗 A 抗体者为 B 型血。

(4)红细胞上具有 A、B 抗原,而血清中无抗体者称为 AB 型血。

A 抗原与 A 抗体、B 抗原与 B 抗体互相结合能使红细胞发生凝集反应。因此,血型抗原称为凝集原,血型抗体称为凝集素,上述 4 种血型之间的凝集反应结果如表 6-14 所示。上述 4 种血型对两种标准血清和标准红细胞的凝集反应,如表 6-15 所示。

表 6-14　ABO 血型凝集反应

血型	抗原	血型 O 抗体 A、B	A 抗体 B	B 抗体 A	AB 无抗体
O	-	-	-	-	-
A	A	+	-	+	-
B	B	+	+	-	-
AB	AB	+	+	+	-

表 6-15　对两种标准血清及红细胞的凝集反应

血型	对标准血清凝集反应		对标准红细胞凝集反应	
	抗 A	抗 B	A 型红细胞	B 型红细胞
O	-	-	+	+
A	+	-	-	+
B	-	+	+	-
AB	+	+	-	-

　　与此相反,若将 A 型红细胞和 B 型红细胞作标准红细胞检验血清抗体,同样也能确定其血型。故在检验血型时,最好同时用两种方法,这样可以进一步核实,使之更正确无误。

　　根据上述最基本原理,即可进行交叉配血。最简单的方法是玻片法,即取一载玻片,自中间用红蜡笔划开。左边标明是 A,右边标明是 B;分别取抗 A 和抗 B 标准血清各一滴滴在标明的各端,各端再分别加入 3%的受检者红细胞混悬液各一滴,用细玻璃棒混均匀,手持玻片旋转摇动,使血清与红细胞充分混合接触,放置于室温下 10~15 分钟观察结果。若两边均不发生凝集为 O 型,A 侧不凝 B 侧凝为 A 型,A 侧凝集 B 侧不凝为 B 型,双侧均有凝集现象为 AB 型。

　　这种方法也可在试管内进行。即取试管两支,分别标明 A、B 字样,在 A 管内加抗 A 血清一滴,在 B 管内加入抗 B 血清一滴,各加入受检者的红细胞混悬液,振荡后离心 1 分钟,1000r/min,取出试管弹动数次,然后将试管内液倾倒于玻片少许,A 管的倾于玻片 A 端,B 管的倾于 B 端,置于显微镜下观察凝集现象。判断结果同玻片法。

　　做此项工作一定要细心,稍有疑点,重新做一遍。

　　当无标准血清时,也可根据交叉配血原理进行判断受血者的血型。即先从一名已知 A 型或 B 型血的人采血 2ml,分离出血清,取其红细胞制成盐水混悬液,将被检查的血也分离出血清并将红细胞制成盐水混悬液。然后在玻片上以被检者的 1 滴血清加入 A 型血红细胞液,再在玻片的另 1 端以被检者的红细胞混悬液 1 滴加入 A 型血清。使其混合,待 10~15 分钟后根据凝集结果判断血型(表 6-16)。

表 6-16　用 A 型血判断血型

已知 A 型血清 +受检者红细胞	已知 A 型红细胞 +受检者血清	受检者血型	已知 A 型血清 +受检者红细胞	已知 A 型红细胞 +受检者血清	受检者血型
不凝集	凝集	O	凝集	凝集	B
不凝集	不凝集	A	凝集	不凝集	AB

　　由此可类推,用 B 型血者的血也可判断血型。

　　由于技术或试剂方面的原因,血型鉴定也可出现假阳性或假阴性,有的因为标准血清质量差,有的则因为被检者的红细胞有异常因素存在,有的则因为检验技术不当。应记住,在鉴定血型之前不宜输右旋糖酐,因为右旋糖酐可引起红细胞凝集,特别是中分子右旋糖酐,以致于造成血型判断错误。另外,输入 O 型血后再取血鉴定血型也有可能发生错误。

十八、输血适应证

1.创伤性休克和失血性休克

　　正常人血容量为 70ml/kg,若失血 700~800ml,致临界休克或轻度休克;若失血 1000ml,需 48~36 小时经自身调节代偿才能恢复血容量,但血液仍处于稀释状态,红细胞的补充需 3~4 周,比较缓慢。所以,上述两种休克以输血补充血容量最有效,在 10~20 分钟内输入 300~600ml,必要时加压输入。临床上常见于四肢血管损伤、消化道大出血、脾破裂等疾病造成的失血性休克。

2.败血症及感染性休克

病人虽无大量失血,但由于感染和中毒,红细胞破坏及血浆消耗均很严重,同时造血系统也有不同程度的抑制,输入新鲜血可增强抗感染的能力。

3.一氧化碳中毒、严重放射性损伤和化学物质中毒

此类致病因素可使细胞、组织中毒,降低或丧失了携带氧的能力。输入新鲜血液可提高输送氧的能力,支持组织正常代谢。

4.手术中输血

当手术中失血较多,处于临界休克,或因病人机体状况衰弱,应及时补入血液。当手术中休克发生之后再补入所需的血量往往较预防休克补入的血量要多300～600ml。

5.慢性失血性贫血

临床常见于内痔、肠息肉病、溃疡病、钩虫病、月经过多以及肿瘤引起的慢性失血等。

但是,实际上许多病人并不需要输入全血或输入全血对病情无益,需要输入血液中的某种成分。各种血液成分的利用随着分离技术的不断提高近年来已更加广泛,常用的有以下几种。

(1)血浆:血浆较全血保存的时间要长,且可以制成干燥冰冻血浆粉。输入血浆增加白蛋白和带有免疫抗体的球蛋白,常用于烧伤、急性严重感染、营养不良及低蛋白血症等。

(2)人血浆白蛋白:常用于慢性肝病腹水、脑水肿及肺水肿等。

(3)血浆纤维蛋白原:可用于各种原因引起的纤维蛋白原减少症出血不止,如产科的死胎不下、胎盘早剥、羊水栓塞等引起的DIC,慢性肝病引起的纤维蛋白原减少者亦可试用。

(4)球蛋白:以丙种球蛋白最重要,内含有多种抗体,可用于严重的脓毒血症,提高机体的免疫力。

(5)抗血友病球蛋白:用冷沉淀法制备,专用于抗血友病和控制此类病人手术时出血。

(6)红细胞:可用于营养不良性贫血、再生障碍性贫血以及溶血性疾病。也可用于输全血有反应的病人,例如血液内有特殊抗体,可以输给用生理盐水反复洗涤过的红细胞。

(7)白细胞:主要用于放射性损伤或其他原因所致的粒细胞减少症。因其寿命太短,每日输一次,6～8天一疗程。

(8)血小板:用于血小板减少症和出血性疾病。

输血一般以输同型血为原则,但在血源缺乏或某种特殊情况下急需输血时,也可输入不同型血。在ABO系血型发现之初,把O型血的不凝集现象称O型血者为万能输血者,把AB型血者称为万能受血者,此后证明这些说法有一定局限性。临床实践证明,O型血不是万能而安全的血,只限于最危急且缺乏血源的情况下使用。若要把O型血输给不同型的受血者,要求把O型血的大部分血浆(至少70％)移去,因为输入一次(300ml)O型血之后,再不能输同型血。若过多的输入O型血,必将引起异型输血的种种不良后果,如溶血引起的血红蛋白尿,严重者亦可致肾衰竭。另外,输入O型血后再鉴定血型常发生错误。

十九、输血方法

1.静脉输血法

经静脉穿刺或插管,借流体压力行静脉输血,一般采用密闭式,20～60滴/分。贮血瓶可倒挂高出人体100cm,若用塑料血袋,可用手握持加压力,血流向静脉。输血前先用输血盐水

滴注片刻,后接血瓶或血袋。病人若是急性失血性休克,加压使血快速流入,但穿刺静脉的针头必须不小于12号,有时行静脉切开术插入塑料管更好。输完一个血后需用输血盐水或者等渗葡萄糖盐水冲洗管道,然后再输入第二个血。

输血前一定要核对受血者的血型、姓名、与贮血瓶上的标签所示的供血者血型、号码等,无误方可输入。静脉滴注的最初10~20分钟宜缓慢,若病人有严重反应,立即停止输入。查找原因并进行相应的处理。血库存血为4℃,血液冷,不可立即输入,可置室温下稍待回温或水浴复温后方可输入。若输入冷血,可因降温太快引起寒战,连续输入冷血可使血小板受到抑制,增加出血的机会。冷的血液或血浆可引起血管痉挛,故输血时应选择较大的静脉为宜。

若要加速输入,可用几种方法:①滑行加压输血的橡皮管,管外涂以凡士林,用左手捏住近血瓶的一端(过滤器以下),用右手捏着皮管向下滑动挤压,然后在下端捏住,松开左手,让血流下充盈胶管。反复做此动作,自上而下地滑行挤压。②若为塑料袋贮血,可直接挤压袋子。③用一个三通开关接50~100ml的注射器,快速推注血液。抽吸血液前需用防凝剂冲洗注射器,更换注射器时须夹住输入端,严防有空气逸入。④用空注射器向贮血瓶的进气针头内注入空气加压。但是上述任何一种方法都不要加压过大过猛。

2.动脉输血法

对于急性大量失血者可用动脉输血。此种情况动脉压力低下,甚至心搏停止,用此方法可迅速充盈血管床,当冠状动脉压力上升到4.0~5.3kPa(30~40mmHg)时,心搏可望恢复,这样,首先保证心脏和大脑的血液供应。动脉输血多选用股动脉穿刺或桡动脉切开术,若穿刺稍感困难,应当切开暴露动脉壁再行穿刺或插管,然后接上三通开关(或Y形管),用50ml注射器加压推注。要求在2~3分钟内注入100~200ml。因为输入动脉的是静脉血,输入300~400ml即应改为静脉输血补足血容量。动脉输血时应使其复温到35~37℃。

3.自家输血

宫外孕发病时间短的病人开腹探查时可收集腹腔内的游离血行自家回输。在外伤性腹腔实质性脏器破裂(脾、肝、肾),而无空腔脏器(胃肠、胆、膀胱)破裂污染的情况下,可回收利用。胸腔内急性出血无污染时亦可回收利用。回收方法是先将血吸入盛有保存液的贮血瓶内,经过8层纱布过滤可自家输入。

4.新生儿脐静脉输血和交换输血

此法常用于新生儿溶血症和其他原因贫血的婴幼儿。凡出生前估计有输血、换血可能者,出生后断脐带时保留10cm长,简单结扎远端后用1:5000呋喃西林液浸湿的纱布包裹脐带待用。一般可自脐静脉输入血液20~30ml。在需要换血时,先抽新生儿血20~30ml,再注入异体血20~30ml,反复交换,一次交换400~600ml即可。未成熟儿和低体重儿应相应少些。应说明,新生儿换血用的血细胞是用生理盐水洗涤过三遍的很少有表面抗原的全血型的血细胞和AB型血浆。

二十、输血反应与并发症

输入血液在短时间内出现的反应和并发症与血液质量有关,有的则与大量快速输血有关,少数空气栓塞、与操作不当有关。常见有以下几种反应:

1.发热反应

多发生在输血过程中或输血后 1～2 小时内,往往先有寒战,继而体温上升至 39～40℃,皮肤潮红、头痛,血压无改变。症状持续 1～2 小时后自然缓解,体温渐下降。在全身麻醉时发热反应较少见。

引起发热反应的主要原因是致热原,即在制备血液保存液和清洗输血用具的某一环节中未能有效地除去致热原。这些物质有高分子多糖体、细菌代谢产物等。多次受血的病人体内可产生白细胞凝集素及血小板凝集素,再次输血时对输入的白细胞和血小板产生凝集反应,并在网状内皮系统内破坏,可引起发热反应。

当出现较严重的反应时,应先排除溶血性反应,重新核对血型;若血型无误可减慢速度滴入并观察,严重者暂停输入,并给予肌内注射异丙嗪 25mg,或口服阿司匹林 0.5g,静脉推注地塞米松 5～10mg 效果最好。

2.过敏反应

常见于有过敏史的患者,表现为皮肤瘙痒,局限性或全身性荨麻疹,严重者出现血管神经性水肿、支气管痉挛等,但过敏性休克极少见。此种反应可给予静脉滴注氢化可的松(或地塞米松)大都能缓解,个别因会咽部水肿致呼吸梗阻者应行气管切开。若仅有少数荨麻疹可给予抗组胺类药,如非那根等。

3.溶血反应

由于血型不合输血后引起红细胞破坏即溶血,此为最严重的反应。溶血反应多发生于因 ABO 血型系统血型不合,其次为 ABO 血型系统各亚型间的血型不合,极少数发生于 Rh 血型系统血型不合的输血。临床症状的轻重程度取决于溶血的程度,轻度溶血与发热反应不易鉴别,而重度溶血可在较短时间内导致患者死亡。溶血反应典型的临床表现是输入 10～20ml 血液时,患者即有头痛、胸闷、全身不适、麻木、胃区胀痛感觉,继之寒战高热、烦躁不安、皮肤苍白湿冷、脉搏细弱、休克,甚至昏迷死亡。有的侥幸度过休克者,相继出现血红蛋白尿、少尿和急性肾衰竭、黄疸等症状,处理不及时或不当也可导致死亡。

红细胞破坏后释放出凝血活酶,临床已证明,输入 10ml 的异型血引起红细胞破坏,释放的凝血活酶,即可导致急性 DIC,使凝血酶原、纤维蛋白原和血小板大量消耗,致凝血功能障碍,引起广泛性出血和瘀斑。

由于溶血,血浆内游离血红蛋白增高可达 300mg/dl(正常 5～10mg/dl),当这种血红蛋白超过 150mg/dl,尿中即出现游离血红蛋白,尿液呈酱油色。尿少的原因一方面是过敏休克引起肾小球微血管灌注量减少,一方面是破碎的红细胞及游离血红蛋白淤积于肾小管,成为致肾衰竭的原因。临床上黄疸出现在输血反应后的第二天。

一般说,诊断溶血反应并无困难。但有时在全身麻醉下即使溶血,上述症状也不明显。如果手术区异常渗血,出血倾向明显以及出现低血压等,应想到溶血的可能性。为诊断清楚可立即抽静脉血数毫升,离心使血细胞沉淀,分离出血清后与输血前的血清对比。若血清中血红蛋白增加,即为溶血反应。若输血后出现血红蛋白尿也是溶血的佐证。

当怀疑有溶血反应时,应立即停止输血,再次核对血型,重做交叉配血试验,以明确之。治疗原则是抗过敏性休克,维持循环功能和保护肾脏。紧急情况下常作如下处理:①地塞米松

30mg、维生素 C2～4g,静脉滴注或推入;肾上腺素 0.5～1.0mg,肌内注射。②输入血浆或低分子右旋糖酐,5%白蛋白以维持血容量。③多巴胺或间羟胺提高血压。④5%碳酸氢钠纠正酸中毒、碱化尿液,以减轻血红蛋白在肾小管内瘀滞。⑤血压稳定、血容量充足时可用甘露醇利尿保护肾脏功能。但利尿应与增加血溶量同时进行。⑥若已查明误输异型血,可输新鲜同型血,以补充凝血因子和纠正贫血。⑦若出现 DIC,应对症处理。对严重溶血反应也可试行换血。

溶血反应是输血中最严重的反应,所以无论是配血、鉴定血型、甚至取血、粘贴标签,都要细心,不得有误。若疑有差错,应重做。

4.细菌感染反应

导致细菌感染的途径与采血操作、贮血器、采血器、保存液等消毒不严密有关。常见的污染细菌为革兰氏阴性杆菌,如大肠杆菌、副大肠杆菌、绿脓杆菌等,此类可在 4～6℃ 低温下生长。输入细菌,其症状如同菌血症、败血症乃至中毒性休克,其诊断方法是对未输完的血做细菌培养,直接涂片找细菌虽简单但阳性率低。对这类污染重在预防,严格各项操作规程当可以杜绝。

5.大量快速输血常引起的并发症有以下几种

(1)心力衰竭:心脏负担过重,可出现胸闷、紧迫感,呼吸次数增加,肺底有啰音,颈静脉怒张,脉搏快,动脉压下降,发绀,吐血性泡沫样痰,呼吸困难等心力衰竭症状。若有此症状,可给予西地兰 0.4mg 加入 25%葡萄糖液 20ml 内静脉缓慢推注,速尿 20mg 或利尿酸钠 25mg 静脉注射利尿,以减轻肺水肿。纠正缺氧酸中毒,除给予氧吸入外,可酌情给予 5%碳酸氢钠。处理原则同心力衰竭。此并发症重在预防,对于心功能减退的病人输血要注意速度的调节和输入量的多少,及时观察有无上述症状,若有此征兆,及早给予西地兰静脉注射,并调整输血速度,有条件者可行中心静脉压测定严密监视。

(2)枸橼酸中毒:随着大量输血,多量枸橼酸进入体内。枸橼酸可与血清游离钙结合致血清钙浓度降低,出现面肌抽搐、手足抽搐、血压下降以至心律失常等。据报告,只要机体代谢率正常,每 5 分钟内输入库存血 300～500ml,不致引起枸橼酸中毒症状;因为甲状旁腺激素在不断地调节着钙的平衡。但习惯上仍以输入 600ml 库血即给予 10%葡萄糖酸钙 10ml,除预防低钙,对钾离子的平衡也有稳定作用。

(3)出血倾向:大量快速输血常引起手术野或创面的异常渗血、出血。库存血血小板破坏迅速,24～48 小时后血小板仅余正常的 12%～2%,血小板下降是致凝血障碍原因之一。血浆中各种凝血因子都下降,其中纤维蛋白原消耗,纤维蛋白溶解也是凝血障碍的重要原因。正常状况下,毛细血管收缩对止血有很大作用,当大量输血枸橼酸可致血管张力低下,影响收缩止血功能。当因大量输血而引起出血倾向时,可测定血液中纤维蛋白原和凝血酶原时间,若凝血酶原时间明显延长,纤维蛋白原降低到 0.2g% 以下,应给予新鲜血或血浆来补充消耗的凝血因子,若有 DIC 倾向,可根据凝血功能适时应用肝素。

(4)高血钾症:因库存血钾离子浓度随库存的日期延长而逐渐增加,3 周后可上升至 10～14mEq/L,加之体内电解质调节紊乱以及创伤后细胞破坏,有可能引起高血钾症。但据临床观察,很少导致高血钾症。因为库存血由红细胞内释放出钾,输入人体后钾返回红细胞。人体对钾的代谢调节能力很高,即使在半小时内输入血5000ml,血钾也不一定升高。枸橼酸过多常给予钙剂,钙与钾离子相拮抗,实际上补给钙剂有多方面作用。但是如果发现高血钾致心动过缓,心电图示T波异常高尖,可给予胰岛素8～12单位加入葡萄糖液内静脉滴注。

(5)酸碱平衡失调:大量输血可引起酸碱平衡失调。新配制的枸橼酸保存液血pH为6.8～7.0,库存3周后下降到6.6,加之大量输血的病人多有休克,呈乏氧代谢性酸中毒,可使酸中毒加剧。但是,如果呼吸和肾功能正常,调节酸碱平衡的能力很强,故可参考血气分析和休克时的CO_2结合力等适当补给5%碳酸氢钠以调整,使其得到纠正。

6.由于操作技术疏误引起的并发症

常见有:①空气栓塞,多因操作不当或急速向血管内压血时将空气带入体内。若进入血管的空气量较大,可先出现右心、肺动脉高压症,严重缺氧,发绀,立即死亡。轻症者血压下降,心脏听诊有可能闻及特殊的水泡杂音,此时应令患者向左侧卧位,并头低足高位,防止聚集的空气阻塞肺动脉人口,并借助心搏将气栓打成碎泡沫,陆续入肺动脉使其吸收。同时高压给氧,纠正休克。②微血栓。血液积存的时间越久,凝集成小块就越多。这种微小凝集物可通过过滤网,如果数量较多可栓塞肺小动脉形成肺动脉高压症,右心负压加重,呼吸困难。因此,库血不可存放过久。

除上述并发症,输血还有可能传播病毒性肝炎、丝虫病、疟疾及梅毒等。在疟疾流行区,输血后要常规服用氯喹4天,每日0.5g。对于献血者严格体检是减少此类传染性疾病的有力措施。

二十一、外科病人成分输血

国外自20世纪70年代开始行成分输血,国内自80年代已逐步推开。临床医师和输血工作者已逐步认识到输全血的缺点及成分输血的优越性,至今已成为衡量一个地区输血技术先进和落后的重要标志。成分输血率先用于内科病人,后逐渐用于外科病人。红细胞悬液适用于术中,粒细胞输注用于围手术期抗感染,烧伤病人合并革兰氏杆菌感染时,输后有明显疗效。

1.成分输血的主要优点

(1)提高疗效:成分输血可以将血液成分提纯,得到高浓度、高效价的血制品,可以把多个献血者的同一成分混合在一起,成为一个有效的治疗剂量,输注后疗效显著提高。例如,一个70kg的血小板减少患者,有严重出血,其血小板数仅为$10×10^9/L$。要将血小板提高到$50×10^9/L$才能有效止血。稍一算便知,那要输入3000ml全血才有可能达到止血水平的血小板数。患者输入如此大量血是不能耐受的,而输入浓缩的血小板7个单位、350ml就满足了。用大量丙种球蛋白治病和第Ⅷ凝血因子治病也说明此点。从临床方面观察,有计划的输注红细胞用于补充和维持血容量使血液呈中等稀释,有利于改善微循环。如失血达50%血容量时,可输血浆和白蛋白液,失血量>50%时可输注浓缩红细胞,失血量超过2倍总血容量时,可输红细胞悬浮液及浓缩血小板以防止出血倾向。

(2)减少反应:成分输血后的发热与过敏反应均比输全血有明显的下降。血液成分非常复杂,现已知红细胞血型26个,400多种抗原,白细胞也有数百种抗原,血小板等都有它的特异抗原,故输全血不良反应机会多。成分输血应该是缺什么补给什么,避免了输入不必要的抗原成分。

（3）使用合理，经济，一血多用，节约血源。

2.外科病人常用的成分输血及其适应证

（1）新鲜冰冻血浆及白蛋白溶液：适于手术病人补充蛋白，增加循环血容量。1g白蛋白可保持 20ml 水分，5％白蛋白相当于正常血浆渗透压，20％～25％白蛋白适合用于手术、创伤性出血休克及低蛋白血症，并可提高手术的耐受性。如急性胰腺炎、肠梗阻、胆囊炎、体外循环后胶体渗透压过低，以及伴有胸腹水的恶性肿瘤手术，均有明显疗效。

（2）代血浆：即血浆分离后加入 6％的羟乙基淀粉代血浆，其中含有全部红细胞、白细胞、大部血小板，适于各类手术前后，代替全血。

（3）洗涤或冰冻红细胞：比全血约减少 30％容量，适合于单纯贫血的手术病人，可减少血循环的负荷。创伤或手术中手术后适于输注浓缩红细胞，细胞比积 70±5％，急性出血在600ml 以下者可不输血，失血量在 600～1000ml 可输红细胞，失血量大于 1200ml 者可用浓缩红细胞与全血并用。红细胞悬液 4ml/kg 可提高 Hb10g/L，并改善血流。为降低红细胞黏度一般加生理盐水，为防止溶血不用 5％葡萄糖和林格液。

（4）输注粒细胞适合于败血症、恶性肿瘤切除化疗后或伤口感染的手术病人，对伴有革兰氏阴性杆菌感染的粒细胞减少病人可输注浓缩的白细胞。但浓缩白细胞易发生输血反应。

（5）血小板的输注适合于单纯的血小板减少的病人，最好在手术开始时输用。对于再生障碍性贫血、白血病和肿瘤手术病人只可做辅助疗法。反复输入血小板易引起同种免疫反应，使后输注的血小板寿命缩短，临床效果不佳。所以，建立血小板 HLA 分型的献血队伍是必要的。

（6）凝血因子Ⅷ适合于血友病病人，须常规测定Ⅷ凝血因子，其水平维持在 20％～30％即可防止伤口出血。此因子的生物成活期（半衰期）为 8～12 小时，故应在 8～12 小时内重复输注。此外，第Ⅷ因子的替代治疗可用新鲜或冻干血浆。

总之，外科病人成分输血需要较深层次的理论指导。

第七章　麻醉学概论

第一节　概　述

（一）麻醉的概念和任务

麻醉(anesthesia,narcosis)的原意是指用药物或非药物手段使患者整个机体或机体的一部分暂时失去知觉,以达到无痛的目的。它来源于人们对减少手术疼痛的追求,也是人们对麻醉的最初理解。

自古以来,人们就在寻找减除疼痛的药物和方法。我国在春秋战国时期,《内经》中就已有针刺镇痛治病的记载;公元2世纪,后汉名医华佗用酒冲服"麻沸散",使用全身麻醉进行剖腹手术;《神农本草经》中收载的365种药物中的大麻、乌头、附子、莨菪子、椒等就具有镇痛或麻醉作用。1846年Morton首次在公开场合施行乙醚麻醉获得成功,这被视为近代麻醉学的开端。1847年Simpson首先采用氯仿作无痛分娩。1868年Andrews于吸入氧化亚氮时加入20%的氧气,使氧化亚氮麻醉的安全性显著提高。1884年可卡因首次用于局部麻醉。此后,普鲁卡因的合成又奠定了局部麻醉的基础。神经阻滞、椎管内麻醉、骶管阻滞的相继开展为局部麻醉的临床应用创造了条件。在以后的半个多世纪中麻醉的许多基本概念和理论得到了进一步的发展和充实,如乙醚麻醉分期的确立、各种不同类型麻醉回路的应用等。20世纪50年代以来,随着各相关学科的发展,麻醉的内容得到了迅速的充实,麻醉的技能也得到了显著的提高,并逐步形成了医学领域中的一门新兴学科——麻醉学。所谓麻醉学(anesthesiology)就是研究消除患者手术疼痛,保障患者安全,为手术创造良好条件的一门学科。

随着外科手术及麻醉学的发展,麻醉已远远超过单纯解决手术止痛的目的,工作范围也不局限于手术室,因而麻醉和麻醉学的概念有了更广的含义。现代麻醉学的含义不仅包括麻醉镇痛,而且涉及麻醉前后整个围术期的准备与治疗,其主要任务包括:开展各种临床麻醉工作,为外科提供良好而安全的手术条件;参加各科危重患者的复苏抢救,包括心、肺、脑复苏等;管理重症监护室(intensive care unit,ICU),开展呼吸、循环功能监护和治疗工作;治疗临床上各种急慢性疼痛。工作范围从手术室扩展到病房、门诊、急诊室等场所,从临床医疗到教学及科学研究。现代麻醉学分为临床麻醉学、复苏与重症监测治疗学及疼痛诊疗学等,成为一门研究麻醉镇痛、急救复苏及重症医学的综合性学科。

（二）麻醉方法的分类

随着麻醉理论和技术的不断发展和新的麻醉药物的不断发现,麻醉方法也不断充实增多,特别是近几年来复合麻醉应用的日益广泛使得麻醉方法的分类更加复杂。目前,临床常用的麻醉方法包括:

1.全身麻醉

将麻醉药通过吸入、静脉、肌肉或直肠灌注进入体内,使中枢神经系统抑制的方法称全身麻醉。其方法包括:①吸入麻醉;②静脉麻醉;③基础麻醉:直肠灌注,肌内注射。

2.局部麻醉

应用局麻药暂时阻滞身体某一区域的脊神经、神经丛、神经干或更细的周围神经末梢的神经传导的方法称局部麻醉。将局麻药注入椎管内的不同腔隙,使脊神经所支配的相应区域产生麻醉作用则称为椎管内麻醉,它包括蛛网膜下隙阻滞和硬膜外间隙阻滞两种方法,后者还包括骶管阻滞;由于其特殊性,习惯上所称的局部麻醉多不包括椎管内麻醉。通常所说的局部麻醉包括:①表面麻醉;②局部浸润麻醉;③区域阻滞;④神经及神经丛阻滞:颈丛阻滞、臂丛阻滞及上肢神经阻滞、腰骶丛神经阻滞及下肢神经阻滞,躯干神经阻滞(肋间神经阻滞、椎旁神经阻滞),会阴神经阻滞、交感神经阻滞(星状神经节阻滞、胸腰交感神经阻滞)及脑神经阻滞(三叉神经阻滞、舌咽神经阻滞);⑤静脉局部麻醉。

3.复合麻醉

不同麻醉药物或麻醉方法的复合应用称复合麻醉如静吸复合麻醉、硬膜外复合全麻、全麻复合控制性降压及神经安定镇痛麻醉等。

第二节　门诊手术患者的麻醉

随着麻醉和外科技术的进步及新型麻醉药物的应用,门诊手术的种类和数量较以往有了很大的提高。门诊手术的麻醉(outpatient anesthesia)又称非住院手术麻醉(ambulatory anesthesia)已成为麻醉学中的一个重要课题。

门诊手术的优点包括:①能及时治疗更多的患者,使患者等候手术的时间缩短;②减轻患者与家庭分离的思想负担,尤其对小儿可减少精神创伤;③减轻家属往返探视患者所花费的时间及精力;④减少医院内交叉感染的机会;⑤降低医疗费用,减轻患者及社会的经济负担。其缺点是患者可能有潜在的急性或慢性疾病不能及时被发现。此外,如果需要特殊的术后处理仍需短期住院治疗。

（一）患者的选择

门诊手术麻醉强调安全,这除对麻醉工作的质量提出了更高的要求外,还对患者的选择提出一定的要求。选择的因素包括患者的健康状况、患者的心理承受能力、手术种类及术后并发症的发生率、手术时间及外科医师的配合。手术方面原则上手术必须简短、出血量少、术后可早期离床活动,一般以小手术为主;患者方面其全身健康状况属 ASA Ⅰ～Ⅱ级或伴有慢性疾病的 ASA Ⅲ级患者必须使其慢性疾病得到良好的控制。

（二）术前准备

所有的患者都必须作术前常规检查,包括了解完整的病史、作常规的体格检查和有关的实验室检查。实验室检查包括血、尿、大便常规,出凝血时间及肝、肾功能,大于 40 岁的患者还应进行心电图检查。如伴有慢性疾病可作相应的检查以判断疾病控制的情况。术前应向患者说明麻醉的过程及麻醉前后的注意事项,减少患者的焦虑;必要时可予以麻醉前用药。

(三)麻醉方法

门诊手术患者麻醉原则是:麻醉方法简便有效,对心血管和呼吸系统影响小;麻醉诱导和苏醒迅速平稳、可控性好;术后恶心呕吐发生率低、并发症少;麻醉恢复快,医院留观时间短。

目前,国内门诊手术最常用的麻醉方法为局部麻醉,包括黏膜表面麻醉、局部浸润、区域阻滞和周围神经阻滞。采用局部麻醉时应注意预防局麻药的毒性反应;如选择神经阻滞或椎管内麻醉,手术后必须等肢体的感觉和运动功能基本恢复正常方可离院。

除局部麻醉外,近年来随着麻醉技术及药物的发展,全身麻醉已越来越多地应用于门诊手术,在国外全身麻醉是最常用的门诊麻醉方法。门诊全麻的方法应以简单有效、苏醒迅速和副作用少为原则,所用麻醉药应具有诱导苏醒快、可控性强、代谢快且代谢产物无毒性、治疗安全指数高、麻醉后副作用(如恶心、呕吐)发生率低的特点。丙泊酚是门诊全麻最常使用的药物,既可用作全麻诱导,又可持续给药以维持麻醉,停药后苏醒快且少有恶心呕吐的发生。吸入麻醉药(如七氟烷、地氟烷)由于具有诱导苏醒快、可控性强的优点,也较广泛地应用于门诊手术的麻醉。一般门诊手术都不需要进行气管插管,而喉罩的应用越来越多,其并发症要远少于气管内插管;使用喉罩与面罩或口咽通气道相比,能减轻麻醉医师的劳动,有更多时间进行监护和用药。

此外,一些门诊手术在局部麻醉下进行时,通常请麻醉医师进行监测,此时可应用一些镇静药和麻醉性镇痛药以弥补局麻的不足,这称之为监测麻醉处理(monitored anesthesia care,MAC)。目前,MAC 在门诊手术患者中的应用也越来越多。

(四)麻醉后恢复和离院标准

门诊手术患者麻醉后恢复分三期:Ⅰ期即患者从麻醉中清醒,恢复自主反射并按指令行动,此期应加强护理监测;Ⅱ期即患者达离院标准;Ⅲ期即患者完全恢复生理和心理状态。前两期在医院完成,应在恢复室留观,达离院标准方可回家。

离院标准为:①生命体征平稳;②保护性反射恢复;③通气和呼吸完全正常;④完全清醒,有自己行走的能力,可以活动而不感到头晕、疼痛;⑤恶心和呕吐轻微;⑥手术部位的出血很少。

推迟离院的原因最常见为恶心呕吐、疼痛、手术部位的出血。如在恢复室观察一段时间后仍不能离院的应继续留观或入院治疗,一般门诊手术的入院率为1%。

第三节 椎管内麻醉

将局麻药注入椎管内蛛网膜下隙或硬膜外隙,使脊神经根被阻滞而该脊神经支配的相应区域产生麻醉作用,称为椎管内麻醉(intrathecal anesthesia)。根据局麻药注入的腔隙不同,分为蛛网膜下隙阻滞(subarachnoid block,简称脊麻 spinal anesthesia 或腰麻)和硬膜外间隙阻滞(epidural block),后者还包括骶管阻滞(caudal block)。将腰麻和硬膜外两种技术联合应用称腰麻-硬膜外联合阻滞(combined spinal-epidural,CSE),该方法则取两者的优点,在临床上的应用日趋增多。

(一)蛛网膜下隙阻滞

1.蛛网膜下隙的解剖

脊髓被膜自外而内为硬脊膜、蛛网膜和软膜。软膜和蛛网膜之间的腔隙称蛛网膜下隙,其上至脑室,下端止于 S_2 水平。此腔内含有脊髓、神经、脑脊液和供应脊髓的血管。成人脊髓一般止于 L_1 下缘或 L_2 上缘,新生儿在 L_3 下缘,随年龄增长而逐渐上移。从 L_1 或 L_2 至 S_2 之间的腔隙称为终池,内无脊髓,且蛛网膜下隙前后径亦增宽,穿刺较易成功并较安全,故脊麻穿刺间隙一般选择 $L_{3\sim4}$ 或 $L_{2\sim3}$。

2.生理影响

成人脑脊液总量为 $120\sim150$ mL,脊蛛网膜下隙仅占 $25\sim30$ mL。脑脊液透明澄清,pH值7.35,比重 $1.003\sim1.009$。脑脊液在腰麻时起稀释和扩散局麻药的作用。局麻药在蛛网膜下隙直接作用于脊神经根及脊髓,产生阻滞作用。麻醉阻滞平面是指感觉神经被阻滞后,用针刺法测定皮肤痛觉消失的范围。通常,交感神经最先被阻滞,其阻滞平面比感觉神经高 $2\sim4$ 个节段,运动神经最晚被阻滞,其阻滞平面较感觉神经低 $1\sim4$ 个节段。蛛网膜下隙阻滞对机体生理影响主要取决于麻醉阻滞平面的高低,如果阻滞平面达 T_4 水平以上,交感神经系统可被完全阻滞。

(1)循环系统:交感神经被阻滞可引起小动脉和静脉容量血管的扩张,使体循环阻力降低和静脉回心血量减少,心输出量下降而导致低血压。低血压的发生率及血压下降幅度与交感神经节被阻滞的平面相关。感觉阻滞平面在 T_{12} 以下者,血压下降发生率很低。脊麻平面在 T_4 以上者,血压约下降 44%,T_4 以下者下降 21%。中位(脊麻平面 $T_{5\sim9}$)和低位(T_{10} 以下)脊麻由于静脉压下降,右心房压下降,通过静脉心脏反射致心率减慢。高位脊麻(T_4 以上)时由于心加速神经被麻痹而引起心动过缓。脊麻时平均动脉压下降程度与冠状动脉血流灌注量下降成正比,但由于左心室后负荷降低,心率减慢,心肌氧耗也相应减少,故冠状血管血流灌注量在一定范围内的减少尚不致发生心肌缺血。

(2)呼吸系统:脊麻对呼吸的影响取决于阻滞平面的高低。当胸脊神经被阻滞,可致肋间肌麻痹,胸式呼吸减弱或消失,但只要膈神经($C_{3\sim5}$)未被阻滞,仍能保持基本肺通气。当膈肌被麻痹,腹式呼吸受影响,则可导致呼吸抑制。低位脊麻对通气影响不大,随着阻滞平面上移,肋间肌麻痹,可引起通气量不足。当阻滞平面上达颈部时,由于膈神经被阻滞,可因膈肌麻痹而发生呼吸停止。另外,高位脊麻时由于支配支气管平滑肌的交感神经被阻滞,有可能诱发支气管痉挛。

(3)消化系统:脊麻对胃肠道的影响多系交感神经节前纤维被阻滞的结果。交感神经被阻滞,迷走神经兴奋,胃肠蠕动增强,易诱发恶心呕吐。高位脊麻时胃交感神经被阻滞后胃蠕动增强,胃液分泌增多,幽门括约肌及奥狄括约肌均松弛,胆汁反流入胃。肠交感神经被阻滞后,肠曲收缩力增强,呈节段性收缩及慢蠕动,故高位脊麻时,饱胃患者可发生反流及胃肠逆蠕动。

(4)泌尿生殖系统:脊麻对肾的影响是间接的。当血压低至 17.7 kpa(80 mmHg)时,肾血流量及肾小球滤过率均下降。当平均动脉压低于 4.67 kpa(35 mmHg)时,肾小球滤过停止。但低血压对肾功能的影响是暂时的,血压回升后,肾功能即可恢复正常。膀胱壁受副交感神经控制,脊麻时副交感神经被阻滞,膀胱平滑肌松弛,但括约肌不受影响。来自 $S_{2\sim4}$ 的副交感神经纤维被阻滞可导致尿潴留。

3.适应证和禁忌证

蛛网膜下隙阻滞适用于手术时间<3 小时的会阴、直肠肛门、下肢、下腹部及盆腔手术。其禁忌证包括:①中枢神经系统疾患,如脑脊膜炎、颅内压增高等;②脊柱外伤、结核、肿瘤或严重畸形等;③穿刺部位有感染;④严重低血容量;⑤脓毒症等全身性严重感染;⑥出凝血功能障碍;⑦患者拒绝或不合作。

4.蛛网膜下隙阻滞分类

按所用药液的比重高于、相近或低于脑脊液比重分为重比重液、等比重液和轻比重液腰麻,目前一般多用重比重或等比重液。根据脊神经阻滞平面的高低分为低平面(T_{10} 以下)、中平面($T_{4\sim10}$)、高平面(高于 T_4)脊麻。根据不同的给药方式分为单次和连续法,连续法是用导管置入蛛网膜下隙,分次给药,可使麻醉状态维持较长时间。

5.穿刺术

临床多用单次法。穿刺时患者多取侧卧位,鞍区麻醉常取坐位,穿刺间隙一般选择 $L_{3\sim4}$ 或 $L_{2\sim3}$。穿刺时常用旁正中法,于棘突间隙中点向尾端移 1 cm 并离中线 1~1.5 cm 用 1.0% 利多卡因作局麻,然后用 9 号导针向中线和头端进入达到黄韧带使之固定。取 5 号(相当于 25G)腰麻穿刺针,采用不接触针干技术,经导引针针尾插入直达黄韧带,轻轻推入约 1 cm,常有黄韧带和硬脊膜两次突破感,之后有脑脊液缓缓滴出,表示穿刺成功。若有困难,可试正中直入法进针。目前脊麻最常用局麻药为布比卡因,常用剂量为 7.5~15 mg,可用脑脊液稀释至 3~5 mL 注入。常用局麻药见表7-1。

表 7-1　腰麻常用局麻药

局麻药	常用浓度(%)	常用剂量(mg)	一次限量(mg)	起效时间(min)	作用时间(min)
利多卡因	2	60~100	120	1~3	75~100
丁卡因	0.33	10	15	5~20	120~180
布比卡因	0.5~0.75	8~12	20	10~15	120~150

6.麻醉平面的调节

局麻药注入蛛网膜下隙后,应设法在短时间内调节麻醉平面,使其控制在手术所需的范围内。影响麻醉平面的因素很多,其中药物剂量、比重、穿刺部位、患者体位较为重要,而注药速度、针尖斜口方向及患者情况如老人、产妇、肥胖者及腹内压增高等亦影响麻醉平面的高低。

7.麻醉管理

蛛网膜下隙阻滞可引起一系列生理扰乱,其程度与阻滞平面密切相关。平面愈高,扰乱愈明显。故应切实注意平面的调节,准确记录上界阻滞平面,注意平面"固定"后再扩散,如鞍麻采用重比重液,手术取头低位,平面会逐步扩散为中、高阻滞平面。阻滞平面低于 T_{10} 可称安全,即使心肺功能不全患者亦可用。平面超过 T_4 易出现低血压和心动过缓,此时可快速输注晶体液并静注麻黄碱 5~6 mg,心动过缓者可静注阿托品 0.2~0.3 mg。呼吸抑制多发生在高平面阻滞,一旦发生应立即面罩给氧,必要时静脉注射镇静药物后作辅助呼吸或控制呼吸。术中恶心呕吐常见原因有麻醉平面过高造成低血压、迷走神经亢进或手术操作牵拉腹腔内脏等,应针对原因采取相应的治疗措施。手术结束后,应测阻滞平面是否开始消退,送患者回病房时注意血压,防止体位性低血压,并及时随访感觉与运动阻滞完全消退的时间。

8.麻醉后并发症

(1)头痛:一般发生于脊麻后 1~3 天,以女性、年轻人更为多见。疼痛多位于枕部或顶部,也可发生于颈项部;可受体位改变的影响,于抬头或坐起时加重,平卧时减轻或消失。其原因主要是脑脊液自穿刺孔漏出致颅内压降低所致,与穿刺针粗细和穿刺技术密切有关。术后头痛一旦发生可嘱患者卧床休息,并给予林格液 1 000 mL 静滴,每日一次,连续 3~5 天,以增加脑脊液的生成。如头痛明显可予以镇静、镇痛药。

(2)背痛:脊麻后背痛的发生率在 2%~5%。穿刺时骨膜损伤、肌肉血肿、韧带损伤及反射性肌肉痉挛均可导致背痛。脊麻后发生背痛须排除神经损伤的可能性。处理办法包括休息、局部理疗及口服止痛药。如背痛由肌肉痉挛所致,可在痛点行局麻药注射封闭治疗。

(3)尿潴留:主要是支配膀胱的骶神经被阻滞后恢复较晚引起。术后应经常检查膀胱,发现尿潴留应及时放置导尿管。

(4)神经系统并发症:为脊麻后严重的并发症,包括脑神经麻痹、粘连性蛛网膜炎、化脓性脑脊膜炎和马尾综合征等。随着目前脊麻一次性穿刺用具的应用,局麻药的谨慎使用,此类并发症愈来愈罕见。重在预防,谨慎操作。

(二)硬膜外间隙阻滞

1.硬膜外间隙的解剖

硬膜外间隙是介于硬脊膜与椎管壁之间的一潜在腔隙,内有脂肪、疏松结缔组织、血管与淋巴管。硬膜外隙在枕骨大孔处闭合,其尾端止于骶裂孔。骶管是硬膜外隙的一部分,长度成人约 47 mm,始于 S_2 止于骶裂孔。硬脊膜与蛛网膜之间也存在一潜在腔隙称为硬膜下隙,进行硬膜外间隙阻滞时若穿刺针或导管误入此间隙,注入硬膜外间隙阻滞的常用药量即可引起广泛的脊神经阻滞,但此意外极罕见。

2.硬膜外间隙阻滞的作用机制

硬膜外间隙阻滞的作用机制迄今尚不十分清楚。目前认为,硬膜外间隙阻滞时,局麻药可经多种途径发生作用,其中以椎旁阻滞、经根蛛网膜绒毛阻滞脊神经根以及局麻药直接透过硬脊膜和蛛网膜,进入脑脊液为主要作用方式。

3.生理影响

硬膜外间隙阻滞对全身系统的影响,主要取决于阻滞的范围及阻滞的程度。

(1)循环系统:硬膜外间隙阻滞时由于节段性地阻滞交感神经传出纤维,引起阻力血管及容量血管扩张。当阻滞平面高至 T_4 以上时,可阻滞心交感神经,导致心动过缓、心输出量减少并进一步降低血压。此外,注入的大剂量局麻药可被吸收进入体循环,导致心肌抑制。局麻药中加入的肾上腺素也可被吸收而产生全身作用,如心动过速和高血压。

(2)呼吸系统:硬膜外间隙阻滞对呼吸功能的影响主要取决于阻滞平面的高低,尤以运动神经被阻滞的范围更为重要,平面越高,影响越大。当感觉阻滞平面在 T_8 以下时,呼吸功能基本无影响,感觉阻滞高至上胸段($T_{2\sim4}$),因膈神经受累而引起肺活量降低。

(3)肝脏和肾脏:硬膜外间隙阻滞对肝、肾无直接影响。阻滞期间因血压降低可致肝、肾血流减少;由低血压引起的肝肾功能减退是暂时的,在血压回升后,其功能亦可恢复正常。

4.适应证和禁忌证

硬膜外间隙阻滞是目前国内最常用的麻醉方法之一,主要用于胸壁、腹部、下肢及会阴部手术。也可与全麻联合用于胸内及腹部大手术。禁忌证与腰麻相似。

5.穿刺术

临床多用连续法,即通过硬膜外穿刺针将一导管置入硬膜外腔,根据病情可连续分次给药。穿刺时患者多取侧卧位,穿刺点一般选择手术区域中央的相应间隙。常见手术穿刺点的选择见表7-2。硬膜外间隙阻滞一般采用旁正中穿刺法。必须强调无菌操作和不接触技术,即穿刺针尖端和导管前端均不要与手套接触。在下一个棘突的上缘,离正中纵线 $1\sim1.5$ cm 处,用 1% 利多卡因作皮丘,并逐层浸润皮下、肌肉组织直至椎板骨膜,然后探寻椎间隙,了解穿刺针进针方向和皮肤至椎板的距离;用粗针在皮肤上戳孔,经此孔将 17G 穿刺针插入,直达椎板。按原试探的方向进针到黄韧带(用 2 mL 带生理盐水的针筒测试有明显的黄韧带阻力感),继续缓慢进针可有阻力消失的突破感,提示已进入硬膜外间隙,取出针芯,用 2 mL 空针盛生理盐水并留小气泡测试,若阻力已经消失,证实穿刺成功。

表7-2　常见手术硬膜外间隙阻滞的穿刺点选择

部位	手术	穿刺间隙(向上置管)
胸壁	乳房手术	$T_{2\sim3}$
胸内	食管、肺	$T_{7\sim8}$(加全麻)
上腹部	胆道、胃、肝、脾、胰腺	$T_{8\sim9}$ 或 $T_{9\sim10}$
中腹部	小肠、结肠、乙状结肠	$T_{10\sim11}$
下腹部	阑尾切除	$T_{10\sim11}$
腰部	肾、肾上腺、输尿管上段	$T_{10\sim11}$
经腹会阴	直肠癌	$T_{10\sim11}$ 加 $L_{3\sim4}$
盆腔	全子宫	$L_{2\sim3}$ 或 $L_{3\sim4}$
下肢		$L_{2\sim3}$ 或 $L_{3\sim4}$
会阴	肛门会阴部手术	$L_{4\sim5}$ 或骶管

6.常用局麻药

用于硬膜外间隙阻滞的局麻药应该具备弥散性强、穿透性强、毒性小,且起效时间短,维持时间长等特点。目前常用的局麻药有利多卡因、丁卡因、布比卡因和罗哌卡因(表7-3)。药液内加肾上腺素1∶200 000浓度。

表7-3 硬膜外间隙阻滞常用局麻药

	利多卡因	丁卡因	布比卡因	罗哌卡因
常用浓度(%)	1.5~2	0.25~0.33	0.5~0.75	0.5~1.0
起效时间(min)	5~8	10~20	7~10	7~10
作用时间(h)	1~1.5	1.5~2	2~4	2~4
一次限量(mg)	400	60	150	200

(1)利多卡因:常用1%～2%浓度,作用快,5～12分钟即可发挥作用,在组织内浸透扩散能力强,所以阻滞完善,效果好,作用持续时间为1.5小时。成年人一次最大用量为400 mg。

(2)丁卡因:常用浓度为0.25%～0.33%,10～15分钟起效,维持时间达3～4小时,一次最大用量为60 mg。

(3)布比卡因:常用浓度为0.5%～0.75%,7～10分钟起效,可维持2～4小时,但肌肉松弛效果只有0.75%溶液才满意。在硬膜外复合全麻时,其应用浓度可降低为0.25%～0.375%。一次最大用量为150 mg。

(4)罗哌卡因:常用浓度为0.5%～1.0%,7～10分钟起效,可维持2～4小时。一次最大限量为200 mg。其麻醉效能和作用时效与布比卡因相似,但心脏毒性较小,产生运动神经和感觉神经阻滞分离的程度较布比卡因更明显。鉴于上述特点,临床上常用罗哌卡因硬膜外间隙阻滞作术后镇痛及无痛分娩。

(5)常用局麻药混合液及临床应用:临床上常将长短时效不同的两种局麻药混合使用,包括1.6%利多卡因+0.2%丁卡因混合液、1%利多卡因+0.15%～0.2%丁卡因混合液等;其起效类似利多卡因,维持时间1.5～2小时。临床应用:胸壁手术和乳癌根治可予以1%利多卡因+0.15%丁卡因或0.25%～0.375%布比卡因;胸腔内手术0.375%～0.5%布比卡因或1%利多卡因+0.2%丁卡因合并浅全麻;腹部手术1.6%利多卡因+0.2%丁卡因或0.5%～0.75%布比卡因;下肢及会阴部手术1%利多卡因+0.2%丁卡因或0.5%布比卡因。

7.麻醉管理

(1)给药方法:硬膜外间隙阻滞用药剂量与腰麻相比大3～5倍,在开放静脉通路的前提下,应先予以试验剂量3～5 mL,观察5～10分钟,若患者无明显下肢运动障碍和血压下降的,则可注入追加剂量,每间隔5分钟注药3～5 mL。试验量和追加量之和称为初始剂量,一般不超过局麻药使用的最大限量,在初始剂量作用将消失时,一般1～1.5小时再次追加局麻药,再注入初量的1/3～1/2以维持麻醉。

(2)测试麻醉平面:注试验剂量后若无蛛网膜下隙阻滞症状,多数仅有轻度感觉减退,而无完全的阻滞平面,因此不必过多地对患者进行测试。随着用药量增加,一般于 10~15 分钟才会出现较完全的平面,依此调节用药初量。若平面出现早而完全,常提示药液散布广,应酌减用药量。测试阻滞平面时不应暗示患者。麻醉阻滞完全,预计效果良好才能开始消毒、手术。硬膜外阻滞的麻醉平面与腰麻不同,是节段性的。

(3)影响阻滞范围的因素:局麻药的容积大,浓度高则阻滞范围广;穿刺间隙,胸段比腰段扩散广;导管的位置和方向,导管向头侧时,药物易向头侧扩散;向尾侧时,则可多向尾侧扩散 1~2 个节段,但仍以向头侧扩散为主;注药的方式,一次集中注入则麻醉范围较广,分次小量注入则范围小;注药速度和患者体位;老年、动脉硬化、产妇、失水、体质差的患者较健康者阻滞范围广。

(4)辅助用药:中上腹手术中探查、牵拉内脏时,患者常有不同程度的不适、内脏牵拉痛、恶心、呕吐等。切皮前可给哌替啶 50 mg+氟哌利多 5 mg 肌内注射或分次静脉注射,咪达唑仑 1~2 mg 或硫喷妥钠 50~75 mg 静脉注射。内脏探查时可按需追加芬太尼 0.05 mg,必要时氯胺酮 10~20 mg 静脉注射。原则上应保持患者安静,浅睡眠状态。

8.并发症

(1)术中并发症:①全脊椎麻醉:硬膜外间隙阻滞所用局麻药全部或大部分误注入蛛网膜下隙,使全部脊神经被阻滞。患者可在注药后数分钟内发生呼吸困难、血压下降、意识模糊甚至呼吸停止、心搏骤停。一旦发生应立即抢救,有效进行人工通气和维持循环功能。②局麻药毒性反应:硬膜外导管误入血管未及时发现而将局麻药注入血管内引起;此外,一次用量超过限量,也可引起局麻药毒性反应。③血压下降、呼吸抑制和恶心呕吐:前两者与硬膜外间隙阻滞平面过广或过高有关,恶心呕吐的发生机制与腰麻相同。

(2)术后并发症:较腰麻为少。有些患者可出现腰背痛或暂时性尿潴留,一般多不严重,但也可发生严重的神经并发症,甚至截瘫。其原因有:①神经损伤:多为脊神经根损伤,术后出现该神经根分布区疼痛或感觉障碍,一般预后较好;②硬膜外血肿:应及早做出诊断,尽快(8 小时内)清除血肿;③感染:罕见,多为全身感染的一部分,预后取决于及早诊断和治疗;④脊髓血管病变等,此类并发症应以预防为主。此外,还发生过导管折断体内的情况,一般不必急于外科手术取出。

(三)骶管阻滞

骶管是硬膜外腔的一部分,长度成人约 47 mm,始于 S_2(髂后上嵴连线为 S_2 平面)止于骶裂孔。经骶裂孔将局麻药注入骶管腔内阻滞骶脊神经,称骶管阻滞,是硬膜外间隙阻滞的一种。适用于直肠、肛门和会阴部手术,也可用于婴幼儿及学龄前儿童的腹部手术。

1.穿刺方法

患者取俯卧位,髋部垫高。先摸清尾骨尖,沿中线向头端方向触摸,约 4 cm 处可触及一个有弹性的凹陷,即为骶裂孔,在孔的两旁可触到蚕豆大的骨质隆起为骶角,两骶角连线的中点即为穿刺点。用 0.5%~1% 利多卡因局麻药先作皮丘,穿刺针垂直刺过皮肤边进针边注药,针尖略指向头端,当针刺过骶尾韧带有突然阻力消失的落空感,即已进入骶管腔。接上注射器,抽吸无脑脊液,注射生理盐水和空气全无阻力,也无皮肤隆起,证实针尖确在骶管腔内,即可注入试验剂量,观察无蛛网膜下隙阻滞现象后,可分次注入其余药液。

2.常用局麻药

1.5%利多卡因、0.375%～0.5%布比卡因或1%利多卡因＋0.15%丁卡因(均加入肾上腺素 1∶200 000)等。成人用量一般为 20～25 mL。

3.并发症

骶管腔内有丰富的静脉丛,穿刺易损伤血管且局麻药吸收快,易发生局麻药毒性反应。故在注药时应采用分次给药的方法,即每间隔 5 分钟注 5 mL 药液,密切观察患者的反应。

(四)腰麻·硬膜外联合阻滞

腰麻-硬膜外联合阻滞(CSE)既保留了腰麻起效快、镇痛和运动神经阻滞完善的优点,同时又具有硬膜外间隙阻滞可连续给药满足长时间手术需要的长处。目前临床多采用一点法,即经 $L_{2\sim3}$ 间隙用特制的联合穿刺针进行穿刺。当硬膜外穿刺针进入硬膜外间隙后,取脊麻针经硬膜外穿刺针内向前推进,当出现穿破硬脊膜的落空感,拔出脊麻针的针芯,回抽见有脑脊液通畅流出,即可证实。此时将局麻药注入蛛网膜下隙,然后拔出脊麻针,再按标准方法经硬膜外穿刺针置入导管。近年来,CSE 在临床上已广泛应用于下腹部及下肢手术。

第四节　气管内插管术

气管内插管术是建立通畅呼吸道简洁而有效的方法,不仅广泛应用于临床麻醉,而且在危重患者呼吸循环的抢救及治疗中也发挥重要作用。因此,每个麻醉工作者都必须熟练掌握此项技术。

(一)插管前准备

1.术前检查和评估

术前应检查并判断气管插管有无困难,根据检查和评估结果选择适当的导管和插管方法。评估内容包括:①口、齿情况:正常张口,上下门齿间距介于 3.5～5.6 cm,平均 4.5 cm(相当于 3 指宽),如小于 2.5 cm(约 2 指宽),喉镜置入有困难。上切牙前突、面部瘢痕挛缩及巨舌症等常妨碍喉镜置入或影响声门显露。缺齿,尤其是上门齿缺如,虽不影响喉镜放置,却遮挡了气管导管的进路,也会造成插管困难。②鼻腔、咽喉情况:拟行鼻腔插管者,应检查双侧鼻道通畅情况,有无鼻中隔偏斜等。咽喉部的新生物或炎性肿物,喉的病变如声带息肉、喉外伤、喉水肿、会厌囊肿等或先天畸形等均可影响气管插管时的声门显露。嘱患者张口伸舌,通过所能看到的结构,可判断插管有无困难,即 Mallampati 分级。Ⅰ类、Ⅱ类患者一般不存在插管困难,Ⅲ、Ⅳ类患者需警惕发生插管困难。③头颈活动度:颈部正常伸屈活动范围为 160°～90°。头颈充分后伸时,下颌骨下缘的中点与甲状软骨切迹间的距离一般大于 6.5 cm。如颈部后伸小于 80°,或下颌骨与甲状软骨切迹间的距离＜4 cm,常提示气管插管有困难,多见于强直性脊柱炎、颈椎结核或其他疾病(如颈椎骨折、脱位等)致使头颈活动受限。④气管:重点了解有无因颈部肿块(如甲状腺肿瘤、主动脉瘤)压迫致气管软化、变窄等情况。如是气管内肿瘤,更应重点了解肿瘤的范围、气管狭窄的程度等。⑤体重:病态肥胖患者气管插管常会遇到困难。

2.插管用具及准备

①气管导管:通常以导管内径(ID)表示,每号相差 0.5 mm。经口气管导管成年男性一般选择 ID 7.5~8.5 的导管,女性成人选用 ID 6.5~7.5 的导管;经鼻气管导管的内径则需分别减少 0.5~1 mm。小儿导管可用下列公式:导管内径(ID)=4.0+年龄/4,导管长度(cm)=12+年龄/2。小儿应避免选用过粗的气管导管,也应避免选用口径更细的弯衔接管,以免增加通气阻力及妨碍吸痰管插入。②套囊:以往使用的套囊多为低容高压套囊,顺应性小,易造成局部缺血。目前已常规采用高容低压套囊,套囊半径大于气管导管内径,用较低压力充气即可使正压通气不漏气。③喉镜:由镜柄及不同类型的镜片组成。目前成年人及婴幼儿一般用弯喉镜片(Macintosh 镜片),新生儿一般用直喉镜片(Miller 镜片)。④其他用具包括:面罩、插管芯、插管钳(经鼻腔插管用)、口咽或鼻咽通气道和牙垫等。

(二)气管内插管术

1.经口明视插管法

是临床最常用的插管方法。一般在浅全麻并用肌肉松弛药后进行,即快速诱导插管。具体操作步骤如下:①插管前安置一定的头位,可去枕或枕部垫高 10 cm。具体有经典式喉镜头位和修正式喉镜头位,无论何种头位,在插管时应使上呼吸道的三轴线(口轴线 OA、咽轴线 PA 及喉轴线 LA)重叠成一条轴线。②使用喉镜前应常规应用面罩施行纯氧吸入去氮操作,以提高体内氧的储备量和肺内氧浓度。③使用喉镜显露声门,应依次看到以下三个解剖标志:腭垂、会厌的边缘和双侧杓状软骨突的间隙;看到第三标志后,上提喉镜,即可看到声门裂隙。④将导管斜口端对准声门裂,在直视下缓缓推入导管,明视下见套囊全部进入声门后,退出喉镜,套囊充气后,证实导管确在气管内,将导管妥加固定。⑤确诊导管的位置:明视下见气管导管通过声门,一般不会误入食管;也可通过胸、腹部听诊或利用呼气末 CO_2 浓度监测来协助判断导管的位置。

插管时应注意动作轻柔,避免损伤唇、舌等软组织及牙齿。

2.经鼻气管内插管

经鼻气管内插管主要适用于颈椎不稳定、下颌骨折、颈部异常、颞下颌关节病变或需要放置导管时间长的患者。本法操作较费事,比经口插管创伤大,易引起鼻出血。对于颅底骨折、鼻骨骨折、出凝血功能异常、有菌血症倾向(如心脏瓣膜置换)的患者应禁用。本法可在喉镜或纤维支气管镜明视下插管,也可盲探插管。操作时可保持自主呼吸,利用呼吸气流强弱引导插管。插管前应作好鼻腔、咽部、声门和气管的表面麻醉,并适当使用镇静药和镇痛药。具体操作步骤如下:①选择通畅侧的鼻孔,滴入 2%利多卡因 3 mL,作鼻腔黏膜表面麻醉,1%麻黄碱收缩鼻黏膜血管。口咽和声门用 1%丁卡因喷雾或经环甲膜注入 2%利多卡因 3 mL 作气管内表面麻醉。②选择比经口插管小一号的气管导管,导管前 1/3 应涂润滑剂。③导管沿下鼻道推进时,必须将导管与面部作垂直的方向插入鼻孔,沿鼻底部出鼻后孔至咽腔,可托住患者的头部并调整位置,手持气管导管左右捻转,保持自主呼吸的可同时倾听导管口呼吸气流声,在吸气最响亮时,迅速探插。④鼻翼至耳垂的距离相当于鼻孔至咽后壁的距离,导管推至上述距离后,如可用喉镜显露声门的,明视下可借助插管钳将导管送入声门。⑤一般经右鼻孔插管可使患者头部略向左偏斜,经左鼻孔插管应使患者的头部向右偏斜。

3.清醒插管

适用于预计插管有困难的患者以及有反流、误吸危险的饱胃患者等。施行经口或经鼻清醒插管,应对患者做好适当的解释工作,重点说明配合的事项,争取患者的全面合作;并可予以麻醉前用药,使患者充分镇静。具体操作步骤如下:①口腔和喉头用 1%丁卡因喷雾 3～4 次,也可以同时加用喉上神经阻滞;②作环甲膜穿刺,注入 2%利多卡因 3 mL 麻痹气管和声带;③做经口明视气管插管;④插管完成后立即注入静脉全麻药。

4.纤维支气管镜引导气管内插管

本法始用于 1967 年,尤其适用于困难气道的患者。操作方法如下:①施行口鼻咽喉气管黏膜表面麻醉,取自然头位;②拟经鼻插管者,先将气管导管经鼻插入口咽腔,然后将纤维内镜插入;③拟经口插管者,应将气管导管套在纤维内镜上,将纤维内镜从舌面正中导入咽部;④明视下寻找会厌和声门,窥见声门后将纤维内镜插入气管直至看见隆突,再引导气管导管进入气管,确定导管深度后,退出纤维内镜。

5.逆行引导气管内插管

当经喉气管内插管失败,而声门未完全阻塞的情况下,有指征施行逆行插管术。由于操作费时、创伤较大,此法多作为其他插管方法失败后的选择。操作步骤如下:①用粗针穿刺环甲膜(为减少损伤,也可经环气管膜穿刺,即环状软骨与第二气管环之间的间隙),注入 2%利多卡因 3 mL 作气管内表面麻醉;②经穿刺针向喉的方向置入细的引导管(可使用硬膜外导管),引导管逆行经声门抵达口咽处,引出口外,或经鼻先插入吸痰管至口咽部,再将硬膜外导管插入吸痰管,一起拉出鼻孔外;③在气管导管尖端,用 18 号穿刺针由内向外穿孔,经此孔将硬膜外导管由气管导管外壁穿入内壁,并在气管导管内侧打结,然后将硬膜外导管经气管导管腔,由上端引出;④操作者右手牵引颈部的硬膜外导管,左手轻推气管导管经鼻(或口)咽部入声门,拉推力量并举;⑤贴近颈部皮肤处剪断硬膜外导管,由另一端拔除气管内硬膜外导管,推进气管导管至适当深度,并妥善固定。本法可引起出血、血肿、声音嘶哑、皮下气肿、纵隔血气肿等并发症。

6.气管造口术插管法

当经口或经鼻气管内插管存在禁忌证或插管失败,需建立紧急气道解除上呼吸道梗阻以控制呼吸道时选用。紧急气管造口术要求喉损伤的程度最低,原则上由专科医师进行操作。随着气管内插管特殊器械如光芯(light stylets)、气管导管引导器、硬质纤维光束喉镜及可视喉镜的应用,气管内插管技术也更加多样。无论使用何种插管器械和技术,实施者的熟练程度

和技能起着决定性的作用,经口气管插管施行呼吸管理仍然是最为常用和有效的气道保护技术

(三)气管插管的常见并发症

1.损伤

包括插管时伤及牙齿、嘴唇、咽喉、声门等,注意使用适当大小的气管导管,避免粗暴的声门显露和插管动作,常可预防插管的机械损伤。

2.反流误吸

容易发生于饱胃急诊患者。可采用清醒插管或压迫环状软骨(Sellick 手法)。

3.导管误入食管或一侧支气管

插管后应仔细听诊胸部,确定气管导管的位置。

4.喉痉挛、支气管痉挛

麻醉期间的疼痛刺激,浅麻醉下或不用肌松药的情况下试图气管插管或拔管后气道内仍存留血液、分泌物等因素,都容易诱发喉痉挛和支气管痉挛。处理应予以面罩吸氧或加深麻醉,必要时静注肾上腺皮质激素、雾化吸入 β_2 受体兴奋剂等。

5.喉或声门下水肿

主要因导管过粗或插管动作粗暴引起;也可因头颈部手术中不断变换头位,使导管与气管及喉头不断摩擦而产生。成人为喉水肿,一般仅表现声嘶、喉痛,可以自愈。婴幼儿一旦发生喉水肿或声门下水肿,往往足以引起窒息致命。处理上可予以吸氧、静注或雾化吸入肾上腺皮质激素。注意插管操作轻巧、术中避免长时间呛咳和吞咽,小儿避免导管过粗等可预防喉水肿发生。

6.声带麻痹

大多数的声带麻痹原因不清楚,通常都是暂时性麻痹。套囊充气过多可能导致喉返神经分支受压,被视为一个诱因。

7.杓状软骨脱白

喉镜置入过深并上提时可引起,患者表现为不能发声。术后早期复位可治愈。

第五节　疼痛的治疗

疼痛是一种与组织损伤或潜在的损伤相关的不愉快的主观感觉和情感体验,是许多疾病具有的共同症状。长期以来,人们对疼痛的机制和疼痛的治疗进行了大量的研究,迄今疼痛治疗已成为麻醉学中又一个重要分支。尽管疼痛的机制尚未完全阐明,现有的疼痛治疗措施大多还是对症治疗,但经过麻醉工作者的努力,疼痛治疗一定会有新的突破。

(一)疼痛的传导途径

疼痛的传导甚为复杂,简单地说可分为四个过程:传感、传递、整合和调控。

1.伤害感受器

潜在性的组织损伤感觉信息经由位于皮肤和非皮肤组织(内脏和躯体组织)的游离神经末梢传至中枢神经系统,这些游离神经末梢称为伤害感受器。有髓 Aδ 纤维和无髓 C 纤维的游离末梢被认为是疼痛的特定感受器,可感受机械、物理或化学性的伤害刺激。伤害感受器按其分布可分为:①表层伤害感受器:主要分布在皮肤和体表黏膜的游离神经末梢,浅在于皮肤的表皮、真皮和毛囊、黏膜和角膜,口腔的复层鳞状上皮细胞间;②深层伤害感受器:分布于肌膜、关节囊、韧带、肌腱、肌肉、脉管壁等处,其分布密度比表层稀疏,肌肉更少;③内脏伤害感受器:为内脏感觉神经的游离裸露末梢,分布于内脏器官的被膜、腔壁、组织间以及进入内脏器官组织的脉管壁上,其分布密度较稀疏。

2.疼痛传导的周围神经

疼痛感觉的传导纤维为快传导的 Aδ 和慢传导的 C 纤维,其周围的行径又分为躯体传导与内脏传导。①躯体疼痛的周围神经:躯体、四肢和头面部的疼痛神经属躯体感觉神经。躯体和四肢部分是由脊神经通过相应的后根进入脊髓后角,头面部及其器官的疼痛随三叉神经、迷走神经和舌咽神经分别传入三叉神经感觉核和孤束核。②内脏痛觉的周围神经:交感神经中的感受纤维由内脏的感受器传出沿交感神经纤维椎旁交感神经节行于白交通支从后根进入 T_1 ~T_3 的脊髓后角,副交感神经则在内脏器官的腔壁层神经节换元。

3.疼痛的传导束

疼痛信号经后根神经节传入脊髓后角,在此交换神经元,然后在脊髓内经多条传导束向高级中枢传递。这些上行传导束并非疼痛的特异传导束,包括:①脊髓丘脑束,是传导疼痛觉的主要通道;②脊髓网状束;③脊颈束;④背柱突触后纤维束;⑤脊髓下丘脑束等。

4.疼痛的皮层下中枢

与疼痛有关的皮层下中枢主要包括丘脑、下丘脑以及脑干的部分核团和神经元,主要参与疼痛的调控。

5.疼痛的高级中枢

大脑皮质是疼痛的感觉分辨和反应发动的高级中枢,第一感觉区对体表的疼痛分辨更为明确;第二感觉区主要感受内脏的疼痛;第三感觉区参与深感觉的分辨和疼痛反应活动;边缘系统则与内脏疼痛和心理疼痛有关。

6.下行控制系统

在中枢神经系统内有一个以脑干中线结构为中心,由许多脑区组成的调制痛觉的下行控制系统。它主要由中脑导水管周围灰质、延髓头端腹内侧核群(中缝大核及邻近的网状结构)和一部分脑桥背侧部网状结构(蓝斑核群)的神经元组成,它们的轴突主要经脊髓背外侧束下行,对脊髓背角痛觉信息传递产生抑制性调制。

7.痛觉信息传递的递质

许多神经递质参与痛觉传导。基本分为快速作用的兴奋性胺类(天门冬氨酸)和抑制性胺类(γ 氨基丁酸)、作用缓慢的兴奋性调质(P 物质)和抑制性调质(脑啡肽)。

（二）术后急性疼痛的治疗

术后急性疼痛是指机体对疾病本身和手术造成的组织损伤的一种复杂的生理反应,常伴有自主神经过度反应的体征,一般随伤口的愈合而消失。以往外科医师和麻醉医师对术后急性疼痛引起的病理生理改变未有足够的认识,而患者也将其作为术后一种不可避免的经历,因此对术后镇痛未引起足够的认识。迄今,随着对术后疼痛病理生理改变认识的不断加深,人们已将术后镇痛视为提高患者的安全、促进术后早日康复的重要环节。

目前,许多患者的术后疼痛并未得到令人满意的控制,导致这种状况的原因在很多情况下与医护人员及患者对于使用阿片类药物心存恐惧有关。现有的研究已证实,术后疼痛会对患者产生十分不利的影响,而完善的术后镇痛能使患者早期活动,减少下肢血栓形成及肺栓塞的发生,也可促进胃肠功能的早期恢复,从而减少了手术的并发症和死亡率。

1.术后急性疼痛引起的病理生理改变

术后急性疼痛对患者病理生理的影响是多方面的:①可引起内源性儿茶酚胺和血管紧张素Ⅱ的释放。内源性儿茶酚胺可使心率增快、心肌耗氧量及外周阻力增加。血管紧张素Ⅱ可引起全身血管收缩,导致术后患者血压升高、心动过速和心律失常,在某些患者甚至引起心肌缺血;②胸腹部手术后的疼痛可使患者肌肉张力增加,肺顺应性下降及通气量减少,导致缺氧、二氧化碳潴留、肺通气血流比失调及肺不张;③术后疼痛还可引起体内多种激素的释放,除内源性儿茶酚胺和血管紧张素Ⅱ外,促肾上腺皮质激素、生长激素和胰高血糖素的分泌也增加,最终导致血糖增高、蛋白质和脂肪分解增加,引起负氮平衡及体内水钠潴留;④疼痛引起的交感神经系统兴奋反射性地抑制胃肠道功能,使平滑肌张力增高,临床上患者表现为腹胀、恶心、呕吐等;⑤疼痛引起的应激反应可以导致机体淋巴细胞减少,白细胞增多和单核-吞噬细胞系统处于抑制状态,因而使得术后患者机体的抵抗力降低,术后感染和其他并发症的发生率增加;⑥术后疼痛刺激还可使患者出现失眠、焦虑等情绪反应,并影响术后早期下床活动,进而影响恢复过程。

2.术后镇痛常用药物

（1）外周性镇痛药:主要是指非甾类抗炎药(nonsteroidal antiinflammatory drugs, NSAIDs)。常用的药物有阿司匹林、吲哚美辛、双氯芬酸、布洛芬、布洛芬缓释胶囊等,多为口服药,可用于门诊及小手术的术后镇痛;而环氧化酶-2(COX-2)抑制剂(塞来昔布和罗非昔布)的研发应用,则明显减少了胃肠道的副作用。

（2）中枢性镇痛药:可分为非阿片类和阿片类镇痛药。阿片类药常用的有吗啡、哌替啶、芬太尼、舒芬太尼和阿芬太尼等,都是强效镇痛药。临床上最常用阿片类镇痛药是吗啡,其镇痛效果最佳,可口服、静脉给药,也可用于椎管内镇痛;而芬太尼为脂溶性,经皮给药易于吸收,芬太尼贴片应用也非常方便,可获得稳定的血药浓度。非阿片类药物有曲马朵和氯胺酮等;前者也可与阿片受体结合,但亲和力很弱,此外,还可抑制神经元突触前膜对 5-HT 及去甲肾上腺素的重摄取而发挥镇痛作用;曲马朵可口服,亦可用于静脉和椎管内镇痛;氯胺酮可抑制脊髓背角的自发活动,抑制神经元对 5-HT 的再摄取,也可用于肌肉、静脉或椎管内镇痛,但目前临床应用尚存在争议。

（3）局麻药：低浓度的利多卡因或布比卡因等局麻药可与阿片类药物联合应用于椎管内镇痛。

3.术后镇痛的给药途径

临床常用的给药途径有：①口服：口服给药方便、患者易于接受，比较适合小手术引起的轻度疼痛。但口服药起效慢，达到镇痛所需血药浓度的时间较长，且药效受胃肠道功能的影响较大，故不适用于术后中、重度急性疼痛；用于口服的镇痛药有 NSAIDs、吗啡和曲马朵等。②肌内注射：与口服药相比，肌内注射镇痛药起效快、易于迅速产生峰效应。其缺点在于注射部位疼痛、可发生呼吸抑制、血药浓度的波动而影响镇痛效果。③静脉注射：可分为单次静脉注射和持续静脉给药。单次静脉给药起效快，但药效维持时间短，需反复给药。持续静脉给药具有节省人力、药物的血药浓度较恒定的优点。静脉注射镇痛药物必须注意防止发生呼吸抑制，特别是持续静脉给药的患者。④椎管内镇痛：临床上常将阿片类药物和（或）局麻药注入硬膜外腔或蛛网膜下隙，使药物直接作用于脊髓和神经根，从而产生镇痛效果。此种方式镇痛效果确切，且持续时间较长，可单次给药，亦可持续给药，是术后常用的镇痛方法；常见的并发症有皮肤瘙痒（严重时可用纳洛酮 0.1～0.2 mg 拮抗，另外有研究表明静注异丙酚 10 mg 也可有效防治瘙痒）、恶心呕吐（多见于女性，氟哌利多对其有较好的疗效）、尿潴留及呼吸抑制（可用纳洛酮拮抗）等。⑤患者自控镇痛（patient controlled analgesia，PCA）：此种方法的原理是根据患者的具体需要设置药物剂量，而用药的时机完全由患者自己掌握，使患者在疼痛时能最迅速地得到适当的药量，获得最佳镇痛效果，并能最大限度地减少用药过量的意外；此方法需要特殊的仪器——PCA 泵。PCA 泵一般包括以下几个部分：注药泵、自动控制装置和输注管道及单向活瓣（防止药液反流）。需设置的参数包括药物总量（maximal dose）、负荷剂量（loading dose）、连续背景给药量（background infusion）、单次给药量（bolus）、锁定时间（lockout time）等；PCA 镇痛可经静脉给药，也可经椎管内给药；静脉常用的药物是阿片类镇痛药，椎管内常将阿片类镇痛药与局麻药合用以提高镇痛效果。由于用药合理、镇痛效果好且患者自己可参与，因此，PCA 已越来越多地被广大患者所接受。

PCA 镇痛效果评定的方法有多种，目前最常用的是视觉模拟评分法（visual analogue scale，VAS）：采用 10 cm 长的直线，两端分别标有"安全无痛"（0）和"极度难忍的疼痛"（10），患者根据自己所感受的疼痛程度，在直线上某一点作记号来表示疼痛的强度并以此作为评分，镇痛人员则根据患者的评分调整药物的用量。

（三）慢性疼痛的治疗

一种急性疾病过程或一次损伤的疼痛持续超过正常所需的治愈时间，或间隔几个月至几年复发，持续达 1 个月者称作慢性疼痛。因此，急性疾病或损伤在治愈后 1 个月仍存在疼痛，就考虑是慢性痛。由于慢性疼痛对人的正常生理和心理都有着严重的影响，因此，慢性疼痛应采用综合措施治疗，既要消除或减轻疼痛，又要强调正常生理和心理功能的恢复。

1.慢性疼痛的分类

常见的慢性疼痛包括：①骨关节软组织疾病及损伤性疼痛如颈椎病、肩周炎、椎间盘突出症、关节炎、腱鞘炎、骨折、残肢痛、手术后瘢痕等；②神经痛如偏头痛、周围神经炎、带状疱疹、三叉神经痛等；③神经血管性血行障碍性疼痛如血栓闭塞性脉管炎、肌肉痉挛性痛、雷诺病等；④与自主神经系统有关的疾病如周围血管疾病、灼性神经痛、交感和副交感神经功能失调等；⑤癌性疼痛。

2.慢性疼痛的治疗方法

慢性疼痛的治疗原则是综合治疗、安全有效。常见的治疗方法有：①药物治疗：慢性疼痛的治疗通常以药物治疗为首选，常用的药物有镇静药、催眠药、安定药、非中枢性镇痛药和麻醉性镇痛药等。药物的选择应根据病情从作用柔和者开始，除癌性疼痛外不宜首选阿片类镇痛药。另外，可采用几种药物搭配，如患者精神紧张影响睡眠可同时给予镇痛药和催眠药；情绪低落者可适当加用抗抑郁药。临床上常用药物有苯二氮䓬类，如地西泮，非甾类抗炎药如阿司匹林、吲哚美辛、双氯芬酸、布洛芬缓释胶囊、保泰松、吡罗昔康等，也可用曲马朵等中枢性镇痛药。癌性疼痛可采用三阶梯疗法，轻至中度癌痛患者应采用非阿片类镇痛药（非甾类抗炎药）；当非阿片类药物不能满意止痛时，应用弱阿片类止痛药（如可待因），称第二阶梯；中度和重度癌痛选用强阿片类止痛药（如吗啡缓释剂），称为第三阶梯。②痛点阻滞：用局麻药加适量激素如曲安奈德、地塞米松等施行局部压痛点阻滞。适用于肩周炎、腱鞘炎、肱骨外上髁炎及肋软骨炎等引起的疼痛。③神经阻滞：是指直接在末梢的神经干、丛、脑神经根、交感神经节等神经组织内或附近注入药物或给予物理刺激而暂时或永久阻断神经功能传导。可分为化学性神经阻滞和物理性神经阻滞。化学性神经阻滞又称封闭疗法，所用药物为局麻药或神经破坏药如高渗氯化钠、无水乙醇和酚甘油等；物理性神经阻滞是指用加热、加压、冷却等物理手段阻断神经传导功能。神经阻滞的适应证非常广泛，人体各部位各种性质的疼痛几乎都可以采用神经阻滞，如三叉神经阻滞可治疗三叉神经痛；肋间神经阻滞可治疗胸壁和上腹壁痛；星状神经节阻滞可治疗偏头痛和紧张性头痛；椎旁神经节阻滞常用于治疗腰腿痛；腹腔神经丛阻滞可用于治疗腹腔内恶性肿瘤所引起的顽固性腹痛等。④椎管内阻滞：包括蛛网膜下隙阻滞和硬膜外阻滞。蛛网膜下隙阻滞主要适用于癌性疼痛治疗，将比重不同的神经破坏药注入蛛网膜下隙，利用体位调节，阻断脊神经后根，从而达到镇痛的目的。硬膜外阻滞适用于治疗腰背痛、下肢慢性疼痛、癌性疼痛及术后镇痛。硬膜外隙可以单次给药，也可置管后分次或持续给药，常用的药物为局麻药和麻醉性镇痛药。⑤手术治疗：包括周围神经切断术、脊神经根切断术、脊髓前侧柱切断术、脑白质切断术、丘脑切开术及交感神经部分切断术等，彻底阻断痛觉传导通路，从而达到镇痛目的。⑥其他：常用的慢性疼痛治疗方法还有针灸和推拿疗法，电疗、光疗、声疗和磁疗等物理疗法以及生物反馈疗法。此外，精神和心理治疗对慢性疼痛的治疗也有一定的帮助。

第八章　颈部和甲状腺疾病

一、颈部淋巴结肿大

颈部淋巴结肿大,临床常见。最常见的原因是炎性肿大和恶性肿瘤转移引起的肿大。两者的鉴别十分重要。炎症性肿大往往既有全身性的也有局部性的,常伴有不同程度的疼痛。只是特殊性感染,如结核则疼痛轻微,淋巴结有不同时期的硬变。一般细菌感染则表现不同程度的红、肿、热、痛。而转移性淋巴结肿大特点为质硬、无痛。

颈部淋巴结肿大作定性诊断尤为重要,须行各种辅助检查:如化验、B超、CT、MRI、穿刺组织细胞学检查、切除淋巴结做病理检查等。

颈部淋巴结转移性肿大,有时原发灶很小,不易发现,但应尽量寻觅原发灶部位,有助于治疗。表 8-1 可供诊断时参考。

表 8-1　颈淋巴结转移与原发部位

淋巴结	原发部位
颏下淋巴结	口腔、牙齿、舌
颌下淋巴结	口腔、上颚、舌、牙齿、咽部
颈深淋巴结	咽喉部、甲状腺
颈前淋巴结	甲状腺
锁骨上淋巴结	甲状腺、肺、胃、胰腺、胆道、纵隔、乳腺等

二、甲状腺舌骨囊肿

本病是一种与甲状腺发育异常相关的疾病。起初囊肿很小,数年以后始被发现。临床表现,在颈前中线有一硬结,有的被误认为"喉结"(甲状软骨凸起),无任何不适感,触之光滑,较硬而有弹性,可随吞咽和伸舌动作而活动。一部分囊肿感染穿破表面皮肤,内容物溢出,形成甲状腺舌骨瘘。瘘外口有时可封闭,重新积液或感染后再次破溃,如此反复。

除了较小的囊肿可保留不做处理外,已形成瘘者或较大的且表面皮肤较薄的囊肿,均宜手术切除。对小儿病人可在局部浸润麻醉或加基础麻醉下施行。瘘管或囊肿的基部可达舌骨,有的甚至达舌根盲孔,术中应在美蓝液指示下,将其完全切除,必要时应包括切除部分舌骨,否则易复发。

三、胸腺咽管囊肿

胸腺在胚胎发育过程中起源于口底,由胸腺咽管下降至胸骨后形成。如果胸腺咽管未能闭锁退化,出生后可形成囊肿或瘘。临床上此病少见,患者多在儿童少年时就医。囊肿或瘘位于颈前胸锁乳突肌前缘。瘘口内可溢出澄清或稍混浊的液体,可在短时间内封口。应行手术治疗。在小儿基础麻醉加局麻下,先向瘘管或囊肿内注入少量美蓝液作为标记,将残留的胸腺咽管组织完全切除。

四、甲状腺术后引流法

甲状腺手术后一般都要放置引流物,将术后创面渗出物引流出来,以免出现并发症。引流物的选择多采用乳胶类,如橡皮片、橡皮管等。引流部位的选择应视手术的大小和部位的高低左右决定,不应千篇一律,要灵活掌握,以引流通畅为原则。下面介绍一种常用的引流方法:在胸骨切迹处局麻后做 $0.5\sim1cm$ 长的切口(根据引流管直径大小而定),用血管钳由此向颈部刀口通开。将提前剪好的人字状乳胶管从孔中穿出,劈开的胶管分别置于残余甲状腺后方的气管隐窝部。单侧者剪去劈开单管一半,在引流口加以缝线,这样不仅固定引流管,也有利于拔管后皮肤切口的再拉紧结扎,避免了撑开的引流口日后形成较大的瘢痕。拔管时间视引流量多少而定,一般 $1\sim3$ 天。每日引流量少于 $5ml$ 可将其拔除。

五、异位甲状腺

甲状腺始基发自第 1 对咽囊,胚胎第 4 周时在咽的腹侧壁,内胚层增厚下陷,呈囊状增长,形成甲状舌管,其末端细胞增生并分向两侧,各形成细胞增生团,然后下降并发育成甲状腺两侧叶及峡部。第 $5\sim6$ 周,甲状腺管退化,第 8 周完全消失,仅在其起始部残留一浅凹陷,即盲孔。当胚胎发育异常时,可形成胸骨后甲状腺、舌部、舌下甲状腺、颈侧位甲状腺、气管内异位甲状腺等。

在异位甲状腺中,以胸骨后甲状腺多见。病人常伴有气管压迫症状和甲亢症状。诊断可借助于 [131]I 扫描、超声波探查、X 线、CT、MRI 及穿刺活检等。对无症状者可不作治疗,但应严密观察;有症状者可用药物或行手术治疗。

舌部及舌下部甲状腺,多见于女性,均在正中线,舌部较舌下部为多。幼年期不引起注意,常在青春期或妊娠期因性激素水平变化而出现生理性改变被发现,可因吞咽出现梗噎感就医。若腺体出血、迅速增大可引起呼吸困难。舌部甲状腺位于盲孔处,常形成 $2\sim3cm$ 大小肿块,分叶状,表面黏膜正常,触之较软。舌下部者多在舌骨上方,易误诊为甲状舌骨囊肿。使用 131I 扫描、细针穿刺活检、B 超、CT、MRI 等检查有助于确诊。异位甲状腺常为 $0.5\sim2.0cm$ 大小,可引起咳嗽、异物感和呼吸困难,若上述症状严重时,应行喉裂切开术切除之。颈侧位甲状腺常作为颈部肿块切除,行病理检查后确诊。

六、甲状腺腺瘤

甲状腺腺瘤多见于青年女性,病理分为滤泡状和乳头状囊性腺瘤两种,后者少见。典型者为单发,呈圆形或椭圆形,常局限于腺体一侧,质韧有弹性、光滑,随吞咽上下活动,生长缓慢,一般无其他不适,多在无意中发现而就医。若为乳头状囊腺瘤,较大者有时可发生囊内出血,而突然短期内变大出现胀痛,随后纤维化或钙化。结节性甲状腺肿的单发结节,经过一段时间后可演变为多个结节,与腺瘤有所不同。腺瘤包膜完整,与正常组织分界明显,便于手术。甲状腺腺瘤可用 B 超、CT 或细针穿刺活检帮助诊断。其转归如下:缓慢长大,甚或长期维持原状;发生退行性变;可转为毒性结节及恶性变。

治疗:对年龄较大病程较长的病人,一般行腺瘤病侧的大部切除术或整个腺叶切除。若年龄较轻、肿瘤较小可行单纯腺瘤摘除术,但必须行冰冻切片病理检查以除外恶性。若术后病理检查为恶性时,应根据病理类型、肿瘤包膜完整与否,以及前次手术切除的范围,来决定下一步的处理方法。

七、颈淋巴管瘤

颈淋巴管瘤巨大者称囊状水瘤,是一种胚胎性淋巴组织异常发育形成的疾病。多见于婴幼儿。常在颈侧锁骨至乳突之间,沿胸锁乳突肌间向颈后三角发展,外形突出柔软,边缘不规则,生长缓慢,少数生长活跃,在数日或数月内逐渐增大。有的水瘤可有透光性;多数水瘤可用细针穿刺抽出淋巴液或血性淋巴液。除在颌颈部扩展外,向下可透过筋膜间隙与肌肉层,包绕颈部重要器官,也可进入纵隔、胸膜,有的还可伸入腋窝,从而增加了手术摘除的困难。为明确囊肿的界限,可采用泛影葡胺稀释液作囊腔造影。

囊状水瘤的诊断一般容易确定。应与发生侧的腮裂囊肿和较大的海绵状血管瘤鉴别。腮裂囊肿较近于下颌骨,较水瘤稍硬有弹性,境界清楚。血管瘤的范围大多不如水瘤广泛,有的触之如脂肪瘤,有的体积稍可压缩、穿刺抽出血液,X 线照片可有静脉结石。还可用 B 超、CT、MRI 协助诊断。

为保证手术安全,一般对巨大者采用气管内插管乙醚吸入麻醉,为防止插管损伤、喉头水肿等并发症,也可用乙醚开放点滴或复合麻醉。根据婴幼儿特点,应作好术中、术后的补液、输血及水电解质平衡问题,常采用头皮静脉或四肢静脉切开。手术切口既要暴露肿瘤,并保证皮肤血供,又要在完成手术后能覆盖颈部血管。在术区皮下注射含有低浓度的肾上腺素的局麻药,可减少失血量,增强全麻效果。术中操作必须轻柔,避免因创伤发生休克,特别是在分离颈部血管、暴露颈动脉时,应先在其附近注射 1%普鲁卡因 1~2ml,以防止心跳过缓或骤停,同时避免刺激损伤迷走神经或膈神经。对合并感染的病例,应控制感染后方能手术。

为了克服术后加压包扎引起的压迫症状,应采用负压吸引装置,使皮瓣与深部组织紧密贴合消灭死腔,一般引流量在 24 小时内少于 10ml 时即可拔除。范围广泛的囊状水瘤,宜分期手术;深入胸壁或纵隔者不应勉强手术,可用放射疗法制止其发展,常用深部 X 线照射法。

八、亚急性甲状腺炎

此症又称急性非化脓性甲状腺炎,易与急性甲状腺炎相混淆。病人多为中年女性,常继发于上呼吸道感染或流行性腮腺炎。其真正原因目前仍不清楚,多认为由于甲状腺滤泡破裂后胶体外溢引起的异物样反应。

早期症状和严重程度差异很大。可有发冷、发热、全身不适、咳嗽及咽部疼痛等上呼吸道感染症状。甲状腺一叶或两叶,由小到中度的肿大,呈弥漫性,触之质硬及压痛。疼痛可放射至下颌、耳部或胸前部,并随吞咽及转动颈部而加剧。有时出现气促、声音嘶哑等压迫症状。部分病人甲状腺肿大并不明显,全身症状也很轻微。有的病人有怕热、多汗、心慌等轻度甲亢症状。淋巴结肿大少见。有疑问时试用治疗性诊断法,常用强的松,用药后肿大的甲状腺往往很快消退、症状减轻,有助于诊断。有的可用细针穿刺活检帮助诊断。病程可数周至数月不等,有的不治自愈,有的可再复发。

实验室检查:血浆蛋白结合碘升高,甲状腺吸^{131}I率降低,血沉加快。有人提出血沉、α-球蛋白升降与病情呈平行关系,可作为观察疗效和有无复发的指标。

亚急性甲状腺炎,是一种自限性疾病。用肾上腺皮质激素症状可减轻,如用强的松10mg,每日2～3次,连续用药2～3周后逐渐减量,至6～8周停药。有人主张急性期用甲状腺干制剂或三碘甲状腺原氨酸T3治疗,症状消退快。

九、慢性淋巴细胞性甲状腺炎

此病由日本桥本在1912年首先报告,故又称桥本甲状腺炎,属自身免疫性疾病。此病多见于中青年妇女。起病缓慢、甲状腺逐渐增大,一般无疼痛。早期可出现一过性甲亢症状,如多汗、心悸、食欲亢进和情绪不稳等;后期可出现甲状腺功能低下症状,如乏力、水肿、食欲下降、记忆力减退等。检查发现:早期甲状腺呈弥漫性肿大、对称、质地较硬而有弹性如橡皮、表面光滑、边界清楚。少数呈单侧结节样肿大。晚期可有不对称改变,肿大结节及压迫症状。化验检查:血清γ-球蛋白增高,肝功能絮状试验阳性,血沉可增快,T3、T4降低。穿刺活检可作为诊断参考。

本病应与亚急性甲状腺炎和慢性纤维性甲状腺炎(黑特病)相鉴别。亚急性甲状腺炎常有上呼吸道感染的前驱表现,可突然发病,甲状腺处疼痛,并向耳后放射,并有全身性炎症性表现,如低热、畏寒或发热。甲状腺明显触痛,结节感不明显。慢性纤维性甲状腺炎罕见,甲状腺纤维化、硬而缩小,有的呈结节,可引起局部压迫症状、针吸活检可帮助鉴别。本病还应与甲状腺癌相鉴别。

治疗:由于桥本病的慢性炎症已破坏了正常的甲状腺组织,故勿用抗甲状腺药。对无明显自觉症状者,可暂不治疗。有症状者应以补偿性药物治疗,如甲状腺干制剂,每日量100～150mg,三碘甲状腺原氨酸(T3),每日用量25～100mg,同时用免疫抑制剂,可使甲状腺变软变小,缓解压迫症状。常用强的松,每日10～30mg,并根据情况逐渐减量,共2～4周,然后小剂量维持2～4个月。对有以下情况者可考虑手术治疗:①甲状腺肿大且有压迫症状;替代疗法3个月以上无效者,可行峡部切除,解除压迫症状。②甲状腺质地坚硬,表面结节状,术前无法除外甲状腺恶性病变,应手术探查,除外恶性病变之存在。③对与桥本病并存的单个良性肿瘤可行肿瘤切除。术中怀疑为癌肿,应做冰冻活检,证实为癌肿者应行根治术。

十、甲状旁腺囊肿

甲状旁腺囊肿,临床罕见。"无功能性"病人居多,常在无意中发现。"功能性"者与甲状旁腺腺瘤不易区别。甲状旁腺囊肿发病原因可考虑为:①胚胎发育中第3、第4裂孔的残留。甲状旁腺上下两对分别由源于第3、4咽囊、胸腺也源于第3咽囊发育下降,以致下一对的甲状旁腺异位较多(占10%～20%)。可变位于胸腺、甲状腺、颈动脉鞘、食管后方及前纵隔等处。所以甲状旁腺囊肿也常有异位。若甲状旁腺在出生后残留咽囊,形成上皮内管可变成甲状旁腺囊肿。②甲状旁腺微小囊肿融合成较大囊肿。③微小囊肿的液体潴留变大。④甲状旁腺或腺瘤的退行性囊性变。有人用醋酸钙和二氢速甾醇对小鼠进行刺激试验也能导致甲状旁腺囊肿的发生。

临床表现及诊断:"无功能性"者仅表现为颈部肿块,且常在无意中发现,查体或 B 超、CT、MRI、同位素扫描、血清检查都很难与甲状旁腺肿瘤区别。若发生在纵隔内更难发现,可用影像学检查辅助诊断。除与鳃裂囊肿、甲状舌骨囊肿区别外,还需进行囊肿穿刺液测定甲状旁腺激素(PTH),可高达正常血清含量的 100 倍。如找到高浓度的 PTH 或嗜酸性粒细胞是临床确诊的依据。"功能性"囊肿血钙和 PTH 的升高与血磷降低以及骨骼、泌尿系统症状。如伴甲状旁腺危象还可伴神经、精神上的改变,严重者可昏迷。如出现出血肿块可迅速增大、吞咽困难、呼吸困难、颈/胸腔瘀血斑,须与主动脉瘤、颈胸部恶性肿瘤、脓肿相鉴别。

甲状旁腺囊肿(PTC)的治疗,主要为手术摘除,如系"功能性"囊肿,术后血钙、血磷及PTH(甲状旁腺激素)都可恢复正常。对伴甲状旁腺危象或大出血者,急症手术探查摘除,预后也良好。有人对"无功能性"囊肿作针吸后注射四环素治疗 1～2 次,效果亦佳。

十一、颈部淋巴结核

颈部淋巴结核较常见,患者多为儿童和青年。近年来,中老年患者也有上升趋势,感染多来自口腔、鼻、咽喉及头部,少数继发于肺结核,当机体抵抗力低下时易患本病。

发生结核感染后,淋巴结即逐渐肿大,炎症常累及淋巴结包膜,出现淋巴结周围炎,易与相邻的淋巴结及其他软组织,如肌肉、血管、皮肤等发生粘连。这些肿大的淋巴结可由结缔组织增生而呈纤维化,但大多数发生干酪样变性、坏死及液化而形成寒性脓肿。形成瘘管和溃疡,会不断有干酪样碎屑及稀薄脓液流出。

由于起病缓慢,早期检查淋巴结肿大,活动,当发生粘连后则固定不动;晚期形成寒性脓肿,皮肤也不红不热,无压痛,但有波动感。如有混合感染,则出现红、肿、热、痛等症状。淋巴结结核病人也常有午后低热、盗汗、易疲倦、食欲不振等全身症状。辅助检查包括:胸透、结核菌素试验、针吸活检、活组织病理学检查等。

颈部淋巴结核是全身结核病在颈部的局部表现,其特点是病程长,易复发。治疗也必须从整体出发,适当休息,增加营养,进行正规的抗结核治疗,持续 1 年左右。中药清瘰疬丸、消遥散和二陈汤也可应用。此外,对局灶型活动,无全身中毒症状的稳定患者可行病灶切除。对局限性寒性脓肿可采取穿刺抽脓注入抗结核药物。穿刺时先与皮肤平行进针,再垂直刺入脓腔。若出现混合感染,应切开引流。

十二、甲状旁腺腺瘤

此病少见,往往以其他疾病就医,如多发性骨折、泌尿系结石等,而甲状腺改变并不明显,只要临床医生想到此病并作进一步检查多能发现。

临床分三型:①肾型:主要表现为泌尿系结石;②骨型:主要表现为肌无力、肌张力降低、骨关节疼痛、X 线改变为骨质脱钙、疏松、骨组织被纤维组织所代替,并形成囊性或巨细胞瘤样改变;③混合型:又称肾骨型,表现为尿路结石和骨的脱钙病变,部分病人可有胃肠道症状和病变。

若临床上遇到反复发作的泌尿系结石(尤其是双侧),以及骨骼疼痛、乏力、胃肠道症状、或轻微外伤所致的病理性骨折,且 X 线片示广泛骨脱钙、疏松呈囊样变时,就应考虑本病。另外,化验检查,如血中钙含量增高,磷含量降低,甲状腺侧方可扪及肿块,可初步确定诊断。而 B 超、CT、MRI 等检查均有重要诊断参考价值。必要时可试行针吸活检。

一旦确诊,就应尽早手术,摘除甲状旁腺腺瘤,腺瘤有完整包膜,呈椭圆形、红褐色,术后应补钙。

十三、颈项部韧带纤维瘤

此病又称为肌腱膜纤维瘤病,起源于筋膜及腱膜而浸润骨骼肌,是一种非转移性局部侵袭性纤维组织肿瘤。该肿瘤以颈后部、肩胛带处常见,也见于臀肌。一般无痛性,有时可产生神经压迫症状,如麻木、放射痛;肿瘤一般较大,边界不太清楚,质韧、硬如橡皮。手术时肿瘤组织与正常肌腱膜界限不清,切面呈白色或灰白色,切之硬,有砂砾感,常因肿瘤包绕重要血管、神经,切除不彻底,多在术后数月之内复发。肿瘤组织学特点是肿瘤由增生活跃的成熟纤维细胞和丰富的胶原纤维构成。由于病程进展较快,肿瘤向周围浸润性生长,外形高低不平,只有活检方能确定诊断,应与肉瘤相鉴别。此肿瘤切除后复发率高,约 50%,而患者年龄越小越易复发。确诊后手术切除肿瘤,要求手术彻底,切除包括筋膜、侵及的肌肉及邻近的组织,对复发的肿瘤也可反复切除。此外,其他治疗均无效果。

第九章　乳房疾病

一、急性乳腺炎

急性乳腺炎是初产妇常见的疾病。多发生在哺乳期的最初几周内,产前对乳头的护理不当、乳头凹陷、乳头皮肤皲裂、导管阻塞等均为发病的诱因。感染的细菌多为葡萄球菌或链球菌,细菌经乳头表面的擦伤处,或皲裂侵入乳房,或经乳管口进入乳头而引起感染;如为淋巴管感染常引起蜂窝组织炎或形成脓肿,而链球菌感染往往引起弥漫性蜂窝织炎并严重的全身中毒症状。起病初患者常感患乳肿胀、疼痛;积乳感染的局部有压痛的肿块,表面皮肤水肿、红热,因产后患者全身抗病能力低下,多有明显的全身中毒症状。先感发冷、寒战,继之高热、伴精神不振、食欲下降、乏力;检查患乳多红肿、张力增大,局部压痛,或伴有同侧腋淋巴结的肿大、压痛,体温呈弛张热,高达 38～39℃,白细胞总数及中性粒细胞分类明显增高。出现症状后即应停止哺乳、局部热敷、用抗生素控制感染,多能在短期内消退,避免发展或形成脓肿。停止哺乳后应用吸奶器或其他方法吸出乳汁,使乳管通畅避免乳汁的再淤滞。局部热敷应每日数次,每次约 30 分钟,最好在乳汁吸出之后热敷,能促进炎症的消散。如局部肿胀、炎症水肿明显,可用 3％温热盐水湿敷或用 25％的硫酸镁溶液湿热敷。抗生素多选用青霉素、链霉素联合应用,有时对局限性早期炎症区以 100 万 U 青霉素溶液行 4 周的封闭,常能早期控制感染。局部炎症严重伴有全身中毒症状者应以大量青霉素或红霉素等药物静脉点滴,效果较好。临床上常以中药配合以上治疗,促进消炎、通乳,常用方剂为通乳散结汤,以疏肝清热、通络为主。

早期治疗是关键,一般 3～5 天炎症可消退。如延误治疗或治疗不当,常形成脓肿。感染在乳腺纤维间隔,蔓延后形成多房性脓肿,最后造成乳腺组织的严重破坏。有时脓肿自行溃破,而后仍需扩大引流及清除坏死组织,造成病人的痛苦也延长了治疗时间。临床检查肿块有波动,或病史较久脓肿较深,表面检查虽无波动也应及早试行深部穿刺,或在超声引导下穿刺,及早发现深部脓肿。引流的切口应选择放射状切口或乳晕处的环形切口,根据脓肿的多少、大小及部位选择 1 或 2 个切口。切开脓腔后以手指伸入腔内,分离坏死、脱落的组织,要求一次彻底引流。如为多房性脓肿,应以手法将其各间隔分开,使之汇合成一大腔以便引流。如脓腔过大、深,可在其最低部位另作一切口,形成对口引流。深部、多发性脓肿引流时,应采用全身麻醉,便于操作及引流彻底,避免遗留脓腔、坏死组织,日后还需再次引流。对感染严重、脓肿引流后并发乳瘘或短时间内不易治愈者,可考虑终止哺乳。常用的断奶方法为用炒麦芽 60g,水煎分 2 次口服,连续 3 天,局部以适量芒硝,纱布包好敷患乳处能消炎症、水肿,协助回奶;也可用己烯雌酚 1～2mg,每日 3 次,共 3 日或肌内注射苯甲酸雌二醇,每次 2mg,每日 1 次,至乳汁回收。

预防急性乳腺炎，早在妊娠期应经常以温盐水、肥皂水洗净乳头；如有乳头凹陷、扁平，应经常挤、捏、牵拉，使乳头逐渐突出，以便产后能顺利地哺乳。哺乳期保持乳头的清洁卫生，对乳头、乳晕部的裂伤、炎症应及时治疗，并保持局部的清洁。注意婴儿口腔卫生，合理的哺乳，每次应尽量将乳汁吸尽；如有乳汁淤积，须用吸乳器和按摩法促使乳汁排出。

乳房的慢性炎症或脓肿、窦道，多为急性炎症或脓肿引流不当引起。反复引流及发作的慢性炎症，局部多呈水肿、变硬、边界不清，形成增生的瘢痕，有时成为一包绕厚壁的慢性炎块，易误诊为恶性肿瘤；长期不愈的窦道可能有小的乳管瘘或坏死组织、异物，对此应扩大引流，使各窦道敞开，切除窦道的壁，或刮除厚壁的瘢痕组织，使之成一新鲜的创面，以便愈合。有些病例需要配合应用抗生素、理疗、热敷以促使炎块的吸收和伤口愈合。

乳腺结核病是继发于肺或其他部位结核的病变。多见于青年病人，局部肿块无红、热和压痛、起初较硬似肿瘤，待结核灶发生干酪样坏死时变软，可向皮肤表面溃破形成窦道，也可能从乳头流出稀薄样液体。有时怀疑为癌肿，经穿刺或活组织检查能做出确切的诊断。治疗原则为先抗结核治疗制止结核病活动，然后施行病灶清除或窦道切除。

二、乳房纤维腺瘤

乳房纤维腺瘤是一种含较多纤维组织及腺体的良性肿瘤，常见于未婚女性青年或青年妇女。病因不清，雌激素水平过高，可能诱发生长此瘤。瘤体大多为单发，约10%病例为多发。此肿瘤的临床特点是表面光滑，活动度大，扪诊时可在指下滑动，直径多在2cm以内，圆形或椭圆形，界限清楚。病人常无意中发现乳房有一肿块，而后引起重视。一部分病例在月经前肿块可有胀感或轻度疼痛（提示瘤体腺组织居多）；在妊娠、哺乳或经绝前期，肿瘤也可能较快生长。诊断除靠以上检查的特征外，X线片可显示一边界清楚、质地均匀、密度一致的肿块，肿块周围常有脂肪带明显相隔。临床检查诊断时，还应仔细检查有无多发及对侧乳房有无肿瘤。

治疗应手术切除肿瘤（并行病理检查）。术前应扪清肿瘤的位置，标好切口以免局麻后扪不清肿瘤所在。一般采用小的放射状切口。分离皮下脂肪后，再以手指扪清肿瘤，以组织钳牵引固定瘤体，顺导管方向切开乳腺，沿肿瘤包膜分离即能顺利摘除肿瘤。如肿瘤包膜破损，注意勿使肿瘤组织残存，以防日后复发。多发性肿瘤，可多处小切口分别摘除（切下的肿瘤应是包膜完整、质地均匀、有光泽，其切面可见发白的纤维组织，呈漩涡状排列）。切除肿瘤后应仔细止血，并将切开的腺体组织以细丝线间断缝合数针，避免留有残腔。术后加压包扎，以免形成血肿。

三、乳房囊性积乳

囊性积乳也称游乳囊肿，多发生在青年妇女的哺乳期或停止哺乳之后。因导管被瘀滞的乳汁和脱落上皮阻塞逐渐形成囊肿；导管的壶腹部梗阻，常在乳晕区发生囊肿，也有在较远部位阻塞形成囊肿者。一般起病较快，常在哺乳后扪到肿块，呈圆形或椭圆形，具有压痛及波动感，无发热及局部红肿。仔细触诊能扪出导管变粗大，略加压力有时可使囊肿压缩，以后又充盈肿大。慢性经过时常因积乳的水分被吸收，囊内仅存黏稠如乳酪或皮脂样物，扪诊及超声探查近似实质性肿瘤。此种肿块位于乳房的外上象限，腋淋巴结肿大时，也可误诊为乳腺癌。囊肿合并感染时，疼痛明显，有发热伴腋淋巴结肿大、压痛，应与急性乳腺炎鉴别。

诊断囊性积乳,除根据临床表现以外,早期可行试验穿刺,抽出乳汁即可诊断;以后内容物变稠,呈黄绿色;或穿刺不能抽出液体,但仍可感觉为非实质性肿块。超声波探查,显示为囊性肿块可助诊断。

治疗方法应根据不同时期选择。哺乳期发生者,应先行穿刺抽出乳汁,并经乳头部吸引、局部按摩,使肿块缩小。停止哺乳后形成或复发者以手术切除为宜。因囊肿可继发感染或局部钙化形成硬块,手术应将囊壁完全切除,尽量少损伤周围乳腺组织及导管。继发感染时应先控制感染,以后切除;脓肿形成时需及时切开引流。

四、乳房脂肪坏死

乳房的脂肪坏死常以肿块为主要临床表现,多见于脂肪丰富及下垂乳房的中年妇女。过去史中约半数以上有乳房外伤史,伤后局部有疼痛,但未引起注意,日后发现乳房肿块。此肿块较硬,有轻度压痛,自发现后很少有继续长大者。检查时,肿块不若纤维腺瘤可活动,其边缘不清楚,可有表面皮肤稍凹陷,但无橘皮状改变。X线片检查,肿块多不均质,与皮肤间距缩小,边缘不规则或有毛糙及较粗大的钙化点。临床及辅助检查有时难与癌肿鉴别。诊断应根据病史、体征等考虑此病,确诊靠穿刺或手术活检。病变组织内能见到脂肪内的出血;部分病例有脂肪液化,呈囊样结构,后期的病理改变以瘢痕形成为主。组织学的特点在早期病变是脂肪皂化和脂肪组织结构的模糊;发生坏死后有慢性炎症,病变中心见异物巨细胞和淋巴细胞浸润,大量巨噬细胞和新生结缔组织围绕其中心核,形成瘢痕组织。切除病变并作病理检查是合理的疗法。但对临床不能排除癌肿者,应在做好根治术准备的条件下施行手术,术中活检证实为癌肿者可及时根治。临床上有将脂肪坏死误诊为癌而行根治手术的病例,应引起注意。

五、乳腺导管内乳头状瘤

本病是一种单发的导管上皮增生性的肿瘤,常见于40～50岁的妇女。70%的肿瘤发生于乳晕下方的输乳管内。瘤体一般很小,数毫米,带蒂,有小的绒毛及许多薄壁的血管,故易出血。最常见的症状是乳头分泌血性液体。

多为自发性溢液,为鲜红色。有时伴有疼痛。因肿瘤较小、质软、位于乳晕或乳头下方,常不易扪清。在检查时应用示指按照顺时针方向逐渐轻压乳晕区,乳头相应部位可溢出血水,此区即病变所在区,可以帮助定出病变导管。如乳晕处扪到小肿块,同时伴乳头血性溢液,90%可能是导管内乳头状瘤。无肿块扪及者,通过溢液的导管行导管造影可以确诊。导管内乳头状瘤的治疗方法为乳腺的楔形切除。扪到肿块或造影证实定位确切的病例,切除比较容易。肿块不能扪到时,应先顺着溢液的导管插入探针,沿着探针切开导管,一直到发现导管内肿瘤,而后行楔形切除。仍未发现肿瘤时,按照溢液导管的解剖部位进行连同周围乳腺组织的楔形切除。此种肿瘤一般在0.4～1cm大小,很少有较大者,因此探查时应仔细,剖开导管时勿损伤、挤压肿瘤组织过甚,以免影响病理检查。对年龄较大的病人可考虑行单纯乳房切除,因有时切除肿瘤后,在同一乳房内可再长出乳头状瘤。一般认为导管内乳头状瘤为良性肿瘤,但有的人统计6%～8%的病例发生恶变,故确诊后应早期手术切除。切下的肿瘤都应进行病理检查,如有恶变,应及时做根治手术。

六、乳腺导管造影

乳腺导管造影能发现和定位导管内病变,可以借此推断病变的性质,因此对有病变乳头溢液的乳房检查有重要的诊断意义。

检查方法:一般先行物理检查初步定位,将分泌的溢液作细胞学检查;再行乳房摄影检查,而后作乳腺导管造影。病人取仰卧位或是坐位,不需要麻醉,但应做好解释工作取得病人合作,操作时轻柔细致,多能成功。以酒精清洁乳头和乳晕,然后轻轻地施以压力,使乳头溢出分泌物,就可看到导管的开口。用 20 号平头注射针慢慢插入导管内,至乳头下方,以手指轻轻将乳头捏紧,然后将灭菌水溶性造影剂缓慢地注入导管内。一般无痛苦,如注射过快,造影剂进入乳腺组织,病人可感到剧烈疼痛。注入造影剂的量一般为 0.5~3ml(多用 1ml 左右)。推药时避免注入气泡,影响效果;导管充盈后,拔出针头,必要时以小夹子夹住乳头,照两个不同部位的 X 线片。正常的导管和其分支像树枝一样分布,在病理情况下,可有不同程度的狭窄、大小不一的扩张。有时可见导管分支的移位、数目的减少;囊肿、乳腺肿块或肿瘤可发生导管移位;慢性炎症可出现导管分支的弯曲、数目的减少。导管内乳头状瘤可以见到明显充盈缺损,此缺损显示的是瘤体表面;较大的乳头状瘤也少有阻塞导管引起造影剂不向远端导管扩散的情况,因此诊断较可靠。乳腺导管造影无禁忌证,操作简易,对诊断导管内病变的性质、部位、大小有帮助,尤其对只有乳头溢液症状而其他检查阴性的病人,是一项重要的检查手段。

七、乳腺导管扩张症

此病有不同的命名,如浆细胞性乳腺炎、粉刺性乳腺炎等,而其基本的病理变化是导管扩张,故多采用乳腺导管扩张症名称。常见于 30~50 岁的妇女,多在非哺乳期发病,以往常有哺乳困难的病史。检查时多数病例乳房能触及肿块,位于乳晕深部,少数位于乳晕的外周;大小 1~5cm,边界不太清楚。乳头溢液也是一常见的症状,液体呈淡黄色、浆液状,也可为脓性或血性液体。少数病例出现乳头内陷、局部皮肤有橘皮样改变。个别病人有周身症状,表现寒战、低热、乳晕下病灶区有压痛,或有同侧腋淋巴结肿大。导管扩张症虽为良性病变,但临床上可以因为有乳头回缩、皮肤粘连及腋淋巴结肿大,并有坚韧、弥漫的肿块,难以与癌肿鉴别。病理检查时,切面见病灶无清楚的界限,内有灰白及灰黄色的坏死,乳晕下的导管扩张常为索条状,其中可见土黄色的栓子条。镜检时,早期见导管扩张、上皮萎缩,为单层立方或扁平形,导管内有大量脂肪酸结晶及少量泡沫细胞、上皮细胞;后期见导管周围脂肪坏死及乳腺小叶结构破坏,病灶有大量浆细胞、淋巴细胞浸润,管内外可见坏死组织。临床上常分为三个时期:

(1)急性期:表现乳房疼痛、肿胀、局部皮肤发红,身体不适伴寒战、发热、腋淋巴结肿大、压痛,常误诊为急性乳腺炎。此期用抗生素治疗多不显效。

(2)亚急性期:以上症状消退,乳房出现肿块,与皮肤粘连,无波动,疼痛轻微。

(3)慢性期:肿块逐渐缩小,但出现乳头凹陷,乳房内残留的肿块可达数年之久,此期的表现极易与癌肿相混。

诊断依据为 40 岁以上非哺乳期或绝经期妇女,以往有哺乳困难史,乳晕处有肿块,结合乳头溢液的性质为淡黄色浆液性液体可考虑为此病,乳腺导管造影及 X 线片有助诊断。X 线的特征为乳晕下区均匀致密的肿块阴影,边缘不规整与乳腺实质融合,有时见钙化斑,管内钙化多呈管柱状。为了避免误诊为乳癌而行根治手术,应在术中作快速切片病理检查。

治疗方法是手术切除病变。对较小比较局限的肿块,可局部切除;导管扩张明显的病例,应将扩张的导管连同周围组织及乳头的根部作区段切除;占据大部乳房的肿块或侵犯较多导管者,应作单纯乳房切除。

八、乳房囊性增生病

囊性增生病是妇女最常见的乳房疾病,也称囊性小叶增生、乳腺纤维囊性病或乳腺腺病。常见于 25～40 岁的女性,可能是乳腺随着经期正常周期的一种变化。当体内激素平衡失常达到一定程度时(此激素产生太多和黄体激素活性不足)乳腺发生良性增生。这种增生可能在乳腺间质,或发生在腺管周围,伴有大小不等的囊肿形成;或发生在腺管内形成乳头状改变,伴乳腺管的囊性扩张。另一种类型为小叶实质性增生,病变多发生在双侧乳房的外上象限,以生育年龄后期的妇女、生育较少的扁平型乳房者多见。

突出的临床表现为乳房胀痛及肿块,病变处可有压痛,内可扪到多数散在的小肿块或结节,与正常乳腺的界限常不清楚。两侧乳房的增生程度及范围多不相同,症状轻重也不同。病人常以肿块及疼痛怀疑为癌肿而来就诊。检查肿块扁平、呈结节状,大小不一,质地较韧,与皮肤及深部组织之间并无粘连,活动度大但有触痛。以手掌平压肿块,使其紧靠胸壁可使肿块稍变扁平、结节分散,以排除实质性较大的肿瘤。腋淋巴结一般不肿大。肿块常在月经来潮前后有所变化(软硬度、大小、压痛等)。15％的病人有乳头溢液,为清而透明的液体,也有时为血性液体。

值得注意的是囊性增生病和乳癌都是常见病,囊性增生的恶变率为 2％～3％,故两者可能同时存在。因此,对单侧性病变、部位局限者应注意随访,每 2～3 个月复查 1 次,必要时活检以排除癌肿。肉眼所见,囊性增生病的乳腺组织质地硬韧,色黄白,无包膜。切开组织时,可见到许多散在的小囊,导管内充满灰绿色脱落的细胞.呈膏状。组织学的变化为导管上皮呈腺样增生;常有小囊肿形成,或由于囊内出血及扩张导管阻塞而形成较大囊肿。囊内的上皮细胞增生可形成乳头;导管周围结缔组织和纤维性间质增生能使腺泡变形。

目前尚无公认有效的治疗方法。多数病人在发病数月或数年后能自行缓解。诊断确定、症状较轻者多不需治疗,但应定期复查或病人定期自检。症状较重者,可戴胸罩托起乳房;口服 5％碘化钾 5ml,每日 3 次,或中药逍遥散 9g 每日 3 次,有缓解疼痛的作用。少数病人疼痛严重而影响工作、生活时,可以考虑应用雄性激素,以软化结节、减轻疼痛,其缺点为可能进一步扰乱体内激素之间的平衡。用法为月经前 1 周内口服甲基睾丸素,每次 5mg,每日 3 次,或肌内注射丙酸睾丸酮 25mg,每日 1 次,共 3～4 次。对临床不能排除乳癌的病人,应密切随访,必要时进行活组织检查。如切片检查发现上皮细胞增生活跃时,应行单纯乳房切除;切片检查证实为癌变时,应即行乳癌根治。

九、巨大乳房纤维腺瘤

巨大乳房纤维腺瘤是较少见的一种纤维腺瘤。肿瘤较大,因内有许多大囊,呈肉样组织,且有裂隙如分叶状,故又称为叶状囊肉瘤。发病年龄多在 30 岁左右。临床表现为乳房逐渐长大的巨大膨胀性肿块,可占据整个乳房,使表面皮肤拉紧,但不粘连。有时肿瘤生长过大,使局部皮肤发红、发亮,伴有明显的静脉充盈,局部温度可略增高。较小的肿瘤多呈扁平状、分叶如姜块,表面光滑、活动度大。腋窝淋巴结一般不肿大。此病介于纤维瘤及乳癌之间,应与乳癌及肉瘤相鉴别,主要靠活组织病理检查证实。治疗为手术切除;较小的肿瘤虽占据乳房的大部分,但乳腺组织被挤于一侧。单纯肿瘤切除并不困难,采用乳房底部的弧形切口,能完整的将肿瘤及其包膜切除,保留乳腺及乳房外形;较大的肿瘤作乳房单纯切除较局部切除更为可靠。切除后如病理检查为恶性者,应作根治术。对局部切除或单纯切除乳腺后局部复发者,可再手术切除。此肿瘤 20% 是恶性的,其转移主要是血管受侵引起血行扩散,因此术前均应常规进行全身检查,包括胸透、肝脏超声波探查,以除外转移灶。

十、男性乳房发育症

男性乳腺增生即男性乳房肥大,也称男乳女化。常见为单侧发病,以年轻人发病多。双侧发生者,应考虑有全身性的疾病,以肝硬化伴血内雌激素含量增高及用雌激素治疗前列腺癌的病人为多见,因此双侧者多见于中年及老年人。男性乳腺增生的病理改变为只有腺管增生而无腺泡增生。有时青少年在发育成熟期可出现乳房肥大,多数为暂时性,能在短期消退。临床主要表现为乳房出现肿块,硬度如橡皮,无压痛,但自觉有轻微胀痛。肿块为绕乳头的圆形、扁平状,小者数厘米,大者可如女性乳房,光滑,活动。由于年轻人患此病常引起精神上的负担,一般观察数月,如不消退,应手术切除。明显增大的乳房,影响外观者也应手术整形。一般可在局麻下作乳晕下方半环形切口,在皮下组织以下,将乳腺组织从胸大肌肌膜以上分离切除。注意应保留乳头,分离时保留乳晕下结缔组织以免影响皮肤的血运。此病应与男性乳癌鉴别,乳癌虽也为单侧发病,但其肿块多在乳晕外偏一侧,并可向周围组织浸润,易与胸大肌肌膜粘连,因而活动受限。如有怀疑可经活检鉴定。

十一、副乳腺

副乳腺属先天性发育异常,为胚胎发育过程沿原始乳嵴生长的多乳头残留部分,常见于正常乳房的外上方,也可在其内下正常乳房和脐之间,在其他部位罕见。副乳腺多发育不完全,虽然其中含有乳腺组织,组织结构与正常乳腺相似,但表面常无乳头及乳晕或仅有一小皮赘。临床上可发现上述好发部位的皮下扁平肿块,大小不定,扪之柔软。在经前期,妊娠或哺乳期能发现肿块增大,胀感不适;月经过后或断奶后肿块又渐缩小。如上述症状不明显常误诊为皮下脂肪瘤。副乳腺在男性,女性均可发生,以女性多见。由于副乳腺有癌变的可能,多主张手术切除。手术时注意应辨清副乳腺的界限,彻底切除。过于肥胖的病人,脂肪组织过多,不易与副乳腺辨别界限。有时过多地切除局部脂肪组织,影响外观。术中应仔细止血,以免术后积血形成血肿,继发感染。

十二、乳癌

乳癌是妇女最常见的癌症,发病年龄多在 40～60 岁,与性激素的变化有很大的关系。由于绝经期妇女的卵巢功能逐渐衰退,而垂体前叶活动加强,促肾上腺皮质产生雌激素;而在 60

岁左右,肾上腺皮质又可产生较多雄激素。这些变化都可引起乳房腺上皮细胞的过度增生,对发病有直接关系。流行病学的研究,在已患乳癌的妇女中,对侧患乳癌的发病率高;妇女直系家属有乳癌者,乳癌发病率也高;不育妇女和30岁以后妊娠的妇女及高脂肪饮食者容易患乳癌。

乳腺癌的最常见、最早的症状是乳腺内无痛性肿块,多为无意中发现,少数病人是医师查体时发现乳房肿块。其他症状有乳头溢液、乳头回缩或局部发红、皮肤橘皮样改变等。少数病人的最早症状是来自全身转移病灶,如骨、肺,远处淋巴结的转移灶。乳癌最多见于乳房的外上象限,占50%;次为乳房的中心部,内上,下方者较少见。肿瘤在1cm以下时,触诊常不能发现,有经验的临床医师在体检乳房时发现的准确率只是70%左右,故对40岁以上妇女,乳房上有肿块时应排除癌肿。乳癌的肿块质硬、表面不光滑与周围组织界限不太清楚,动度小;肿瘤发展到一定程度侵犯Cooper韧带时,产生表面皮肤凹陷,侵入乳管时使乳头收缩,偏向癌肿部位并凹陷。腋淋巴结有转移癌时肿大,数个淋巴结可以粘连一起,但确诊此淋巴结有无转移常是困难的。除上述症状、体征外,乳腺X线摄片在乳癌的诊断上有一定的意义,可用于普查筛选乳腺内扪到肿块的病人,作为癌肿诊断的参考,癌肿时常有微细的钙化点,边缘不规则,病变密度不匀,有时可见细小的彗星状的毛刺。临床上高度怀疑癌肿,不能确定时,早期活检有重要意义。

确诊后,在手术前应根据局部检查情况、病变范围、有无转移,判定临床分期,以决定治疗方案。目前三种临床分期,都未包括肿瘤在乳腺内的部位、病人的年龄、肿瘤存在的时间等影响病人预后的因素。还应考虑乳癌病理分型作为乳癌治疗规划和估计预后的因素。

乳癌的理想治疗原则应是:对无淋巴结转移和血行播散的肿瘤,能预防发生远处播散转移;能预防治疗后复发。基本要求是选择一种治愈率高、功能障碍最小和并发症最少的治疗方案。手术治疗和综合治疗的方案很多,但尚存在着不同的缺点,目前尚在研究中。对乳腺癌的经典式根治术和改良根治术,都能有效地切除原发病变,可防止肿瘤进一步扩散和减少局部复发,随访病例证明此两型手术的疗效基本相同。对乳腺中部和内半侧肿瘤,应行扩大根治术(廓清胸内淋巴组织)以补根治手术的不足。单纯乳腺切除合并放疗或肿瘤切除合并放疗等方法,可治疗某些病例(如年龄高、晚期的病人),获得一定的疗效。选择各种治疗方案时应慎重考虑体质情况、年龄、病理类型、临床分期等以及医师的经验。

乳癌的综合治疗包括放射治疗、化学治疗、内分泌治疗、免疫治疗等。术后放疗可使局部和区域淋巴结的复发率降低。对肿瘤位于内侧或直径大于3cm者,术后辅加胸内淋巴结放疗;腋淋巴结转移阳性者,辅加腋部和锁骨上区放疗;腋淋巴结有8个淋巴结以上转移时,辅加胸壁放疗。应用化疗作为乳癌治疗的方法也颇多,如可用噻替哌在根治术中、术后2天给药;或用环磷酰胺、氨甲蝶呤和氟尿嘧啶联合。对绝经前的病人有骨骼转移者可用雄激素,如丙酸睾丸酮,肌内注射,每周3次,每次100mg,共6~12个月。据报告各种治疗方案的生存率和复发率是相仿的。为此应对乳癌的生物学特征和流行病学进一步研究,使治疗效果继续改善。

十三、炎性乳癌

炎性乳癌属乳癌中的一种少见而恶性程度极高的癌肿,又称急性癌。组织学所见癌细胞的分化程度低,呈弥漫增长,纤维间质极少。多发生在青年妇女的妊娠或哺乳期。起病急,发展快,癌细胞迅速浸润整个乳房,主要在乳房的皮肤淋巴网内扩散,引起类似炎症的表现。

临床特点为发病后乳房迅速增大,皮肤发红、发热、水肿并增厚,可蔓延至胸壁的大部分。皮肤上除见到如橘皮样改变外,还可见许多小的结节,为癌细胞在淋巴管内形成的栓子。检查时皮肤硬而增厚,一般扪不到肿块。此病转移早而广泛,常扩散到对侧乳房,并向腋淋巴结转移。有时因误认为急性炎症,过久地给予抗生素治疗而延误诊断,或行局部热敷、理疗而更使癌肿扩散。因病情发展极快,病人多于1年内死亡。

治疗早期可手术切除,病变广泛者不宜手术,可行综合性治疗,以化疗为主辅加放疗并中止妊娠和哺乳,只能延长生命,预后不佳。

十四、男性乳癌

男性乳癌占乳癌总数的1%左右。发病于中年以上,平均年龄60岁。患者常合并有心血管、糖尿病等疾病。其发病原因不明,男性女性化不是男性乳癌的并存症,但怀疑与睾丸炎相关,有时与前列腺癌或胃癌共存。乳房出现肿块、硬、边缘不齐,可与皮肤及胸大肌粘连,因肿块生长比较缓慢多延误诊治。乳头回缩(此症状较女性为多见),有15%患者有乳头溢液,呈浆液性。男性乳癌多发生在左侧乳房,双侧同时发病者较少见(仅占1%~4%)。可有患侧腋淋巴结肿大,病理证实为转移癌者20%。因为男性乳癌发展比较慢,根治术可以获得较高的生存率。近年来行经典式乳癌根治术已趋向减少,而代之以改良式乳癌根治术。病人年龄较大,多有其他疾病,应结合病变的性质、腋淋巴结转移的情况而决定。对局部病变不能手术或复发的病灶,作睾丸切除,可使病情缓解。男性乳癌浸润性导管癌局限于乳腺时,病变多位于乳头深面,在根治术后加放射治疗可提高5年生存期。治疗后有转移的病例,也可以用激素和化学治疗以缓解症状,延长生存期。

十五、乳房肿块的检查法

乳房肿块是乳腺疾病的重要体征,病人常首先发现肿块而就医,检查时以扪诊和视诊为主,根据肿块的部位、大小、外形特征、肿块局部皮肤的改变,可初步确定肿块的性质。临床医师应掌握乳腺肿块的正确检查方法。

病人取坐位,面对检查者,解开上衣,两臂下垂,使两侧乳房完全显露,以能作详细的对比。视诊时,注意乳房的体积大小,位置和外形是否对称。一侧乳头位置高者常有乳房上半部癌肿的可能。乳头的内陷表示在乳房大导管处有癌肿或导管扩张症及慢性炎症的可能,乳房内有肿块同时伴乳头内陷者癌的可能性更大。乳房局部皮肤如有典型的橘皮样变化并与肿块相连,乳癌的可能性大。皮肤发红,水肿变厚,并有小结节,可能为炎性乳癌的皮肤淋巴管广泛受累所致。在检查皮肤凹陷时,可让病人高举两臂,或用手抬高整个乳房,凹陷部分更为清楚。扪诊检查原则上应在月经期后进行。月经前期由于雌激素的作用而致乳房腺体肿胀,影响检查的效果。扪诊病人应先取坐位下垂型乳房须病人平卧后检查。应注意勿用手指抓捏乳房,以免将捏起的乳腺组织误认为是乳房上的肿块。应像扪查肝、脾一样,手指平放在乳房上轻按。首先从健侧开始,再查患侧先扪整个乳房,然后按次序扪乳房的四个象限及中心部,并注意外上象限向腋部伸延的角状突起处。由于50%以上的乳癌位于乳房的外上象限,检查此处时更应仔细。触到包块时,进一步扪触大小、外形、与周围组织有无粘连、压痛及其活动度。如坐位扪诊可疑有肿块,可改取仰卧位肩下垫枕头再检查。在检查乳房内侧时,患侧手臂应高举过头,使乳房平铺在胸壁上,易于扪诊,在检查乳房外侧时,患侧的手臂应放下,使胸大肌处于松弛状态,便于摸清乳房外侧肿块。检查包块与皮肤有无粘连,可用右手拇指和示指在肿块表面轻轻皱捏皮肤,如包块已与皮肤粘连,就可见到皮肤的凹陷。也可让病人双手高举过头,由于胸壁筋膜上升,癌肿及其上的皮肤也随之上升,可显出皮肤内陷。检查肿块与深部组织如胸大肌有无粘连时使病人用手叉腰,胸大肌呈紧张状态,然后用拇、示指触动肿块,如能活动则示无粘连,反之有粘连浸润。

妇女进行乳房的自我检查是早期发现肿瘤的简便而实用的方法。检查时,仰卧于平板床上,受检侧的手臂上举放在头后,用对侧食、中及无名指三个手指平放在乳房上,轻轻地移动手指沿一定方向顺序扪诊。如有肿块,常可被病人自己扪到。自我检查最好在两次月经之间,即乳腺最少充血的时候进行。定期门诊检查或自我检查可发现较早的乳癌和其他病变。

十六、乳头异常分泌

广义的乳头异常分泌是指非妊娠、非授乳期的乳头分泌。其原因有乳管内乳头状瘤、乳腺病(又称乳房囊性增生、乳腺小叶增生等)、乳腺癌、乳汁漏出症,如 Chiari-Frommel 综合征(性腺机能减退症继发垂体功能不全或肿瘤)、Argonz de Castillo 综合征(闭经-溢乳和促卵泡激素减少综合征及垂体肿瘤)、甲状腺功能减退、药物性原因等。狭义的乳头异常分泌是指因乳腺出现器质性病变引起的异常分泌,最常见的是乳管内乳头状瘤、乳腺病和乳腺癌等。

乳头异常分泌液多种多样,如血性、浆液性、水样、脓性、乳汁、黏液性等。

另外,需要说明的是,乳头异常分泌并非专指女性,当男性乳腺出现器质性病变或内分泌有异常时也可见到。临床上常见绝经后女性出现乳头异常分泌者多。

对未扪及乳房肿块,只有暗红色溢液者,以乳管内乳头状瘤最常见。首先要化验溢液,从溢液中找瘤细胞,若未找到瘤细胞再行乳管造影检查,如果肿瘤存在,会发现乳管内有充盈缺损。对摸到乳腺肿块者,除在溢液中寻找瘤细胞外,还要行针刺细胞学检查。对明确诊断者,建议手术治疗,再将切除之标本送病理科检查。对肿块良恶难辨者,可行术中冰冻切片病理检查。有些病人还可作癌胚抗原(CEA)测定、肿瘤标记物检查等。

对少见的乳汁漏出症者还要进行 B 超、X 线、CT、MRI 及各种内分泌项目的化验检查,以确定卵巢、甲状腺、垂体是否有病变。

对症状轻微且不典型,一时又难于明确诊断的,可嘱其进行定期观察,一般 1~2 个月复查一次,争取尽早确诊、及时治疗。

如果是因服用药物所致者,停药后,乳头溢液症状将会消失。

十七、乳腺肿块真空旋切术

乳腺肿块是常见的乳腺病变,多为良性,治疗一般选择肿块切除术。对多发性乳腺肿块,往往须采用多个切口才能彻底切除病灶。超声引导下真空旋切术具有微创、美容、操作简单、安全等优点。对手术无法切除的小的隐匿性病灶能完全切除,在活检的同时可以起到治疗的作用。

真空旋切系统由旋切刀和真空抽吸泵两部分组成,旋切刀的结构与核芯活检针相似,由套管针构成,辅以真空抽吸,每次抽吸的标本量较大。该系统具有特殊的传送装置,可以在不退出外套针的情况下将标本在外套针内运出体外,减少了针道种植的机会;可以进行反复多次的切割,手术的切口较小,并且可以选择较隐蔽的部位作切口。

1.操作方法

①患者取仰卧位,患侧肩背部略垫高,使该侧乳腺处于近水平状态,用超声诊断仪全面扫查以确定肿块的部位、大小、数量,定位后并标记。②穿刺点,一般穿刺点选用一个切除一侧乳腺的所有包块,穿刺针道及乳腺与胸大肌之间的间隙用1‰利多卡因溶液局部浸润麻醉,并在穿刺点以尖刀片做3~5mm小切口。③选用穿刺针(8G或11G)适当的,调节穿刺针于位置模式,插入乳腺组织或乳腺后间隙到达肿块的后方,确认穿刺针的凹槽位于肿块正后方,在取样模式下,对病灶进行反复切割直至超声下完整切除病灶,并吸净周围积血,位置模式下拔出穿刺针。该操作过程于超声实时监控下进行。④助手压迫病灶切除部位,术者进行下一个肿块的切除。原则上先切除较小的肿块。待同侧肿物全部切除后,切除标本送病理。⑤切口处贴上创可贴,病灶切除部位及穿刺针道体表压迫纱布,继续用手压迫10~15分钟后,弹力绷带包扎24小时。⑥术后3个月和6个月进行超声随访。

2.注意事项

①肿块分布在多个象限的已育患者,可选择经乳晕进针,这样可减少切口。对年轻尤其是未育患者,应多选择乳腺下缘或外侧缘较为隐蔽位置进针,可减少乳腺导管损伤同时又兼顾美容效果。②避开哺乳期、经期,对凝血功能障碍者,不做微创手术。③由于超声图像显示的是二维的病灶,在真空旋切时,要注意旋切刀扇形旋切,这样才能保证旋切得完全、彻底。④对恶性的病灶,只做活检。尽量单独使用穿刺针,或留到最后穿刺。

第十章　胸外科疾病

第一节　胸部创伤

一、分类

（一）根据损伤暴力性质不同

1.钝性伤

减速性、挤压性、撞击性、冲击性暴力等所致，损伤机制复杂，多有肋骨或胸骨损伤，常合并其他部位损伤。伤后早期易误诊或漏诊，多数不需要开胸手术治疗。

2.穿透伤

多由火器或锐器暴力所致，损伤机制较清楚，损伤范围直接与伤道有关，早期诊断较容易。器官组织裂伤所致的进行性出血是伤情进展快、伤员死亡的主要原因，部分穿透性胸部损伤需要开胸手术治疗。

（二）根据损伤是否造成胸膜腔与外界沟通

1.开放性胸部损伤

常导致开放性血气胸，伤情较重。

2.闭合性胸部损伤

轻者为胸壁软组织损伤、肋骨骨折；重者为血气胸、心脏损伤、心包出血。

二、治疗

对较轻的胸外伤，一般对症处理即可，如镇痛、相对限制活动（如包扎固定）等。对伤情较重者应遵循急救"ABC"法则（A：呼吸道清理；B：呼吸支持；C：循环支持），然后在此基础上视具体情况进行针对性处理。如有胸壁创口者，应予清创缝合；有血、气胸者，如量较少则密切观察，量多则应予胸膜腔闭式引流，同时应预防感染。如有连枷胸，应在软化区加压包扎固定，纠正反常呼吸活动。

即使在较严重的胸外伤中，大多数患者只需经胸腔闭式引流及其他保守治疗即可治愈。一旦出现下列情况，应及时行剖胸探查术：

（1）胸膜腔内进行性出血，经保守处理效果不佳，可能存在胸腔内较大血管、肋间血管损伤或较严重的肺组织损伤。

（2）经引流后，仍存在较大的持续漏气现象，提示有较广泛的肺组织或支气管损伤。

（3）心脏、大血管损伤。

（4）膈肌损伤或胸腹联合伤。

（5）食管破裂。

（6）大范围胸壁创伤导致胸壁软化等。

对其他一些情况如胸腔内存在较大异物、凝固性血胸、陈旧性支气管破裂也应尽早行手术治疗。

第二节　肋骨骨折

胸部创伤中肋骨骨折最常见；由直接暴力和间接暴力引起。①第1～3肋骨粗短，且有锁骨、肩胛骨保护，不易发生骨折。但一旦发生说明暴力巨大，常合并锁骨、肩胛骨骨折和颈部、腋部血管神经损伤；②第4～7肋骨长而薄，最易折断；③第8～10肋骨前端因与肋弓相连而不易骨折；④第11～12肋骨的前端游离，弹性较大而不易骨折；如果发生骨折，容易引起腹内脏器和膈肌损伤。多根多处肋骨骨折将使局部胸壁失去完整肋骨的支撑而软化，出现反常呼吸运动，即吸气时软化区胸壁内陷，呼气时外突，称为连枷胸。

一、诊断

（一）临床表现

有胸部外伤史，局部疼痛，疼痛使得呼吸变浅、咳嗽无力，呼吸道分泌物增多、潴留，易导致肺不张和肺部感染。胸壁可有畸形，局部压痛，挤压胸部疼痛加重，甚至出现骨擦音，此可与软组织损伤鉴别。刺破胸膜可见血胸、气胸、皮下气肿。伤后晚期由于骨折断端移位可造成迟发性血胸或血气胸。多根多处肋骨骨折导致胸壁软化，形成连枷胸，使呼吸困难更明显，常可导致呼吸循环衰竭，威胁生命。

（二）辅助检查

胸部X线检查，包括正位、侧位和斜位平片可见肋骨骨折端、骨折线和断端错位，但不能显示前胸肋软骨骨折。目前在有条件的医院采用X线CR和DR检查对诊断有较大的帮助，而肋骨三维CT重建则有更清晰的肋骨显示。

二、治疗

肋骨骨折一般均能自行愈合，即使断端对位不良，愈合后也不影响胸廓的呼吸功能。因此对单根或数根肋骨单处骨折，治疗的目的是减轻疼痛症状，使患者能进行正常呼吸活动和有效排痰，防止呼吸道分泌物潴留所致的肺不张、肺炎等并发症，对老年患者尤为重要。根据疼痛症状的程度可选用不同的镇痛剂，一般以口服或局部用药为主，辅以胸带包扎、相对限制局部活动等。较严重的可予肌注镇痛剂或肋间神经封闭。肋间神经封闭的范围应包括骨折区所有的肋间神经和骨折区上下各两根肋间神经，每根肋间神经在脊椎旁注入1%～2%普鲁卡因或2%利多卡因3～5 mL。必要时数小时后重复，可连续封闭数天以维持疗效。鼓励患者咳嗽、咳痰、起床活动，是防止肺部并发症的重要措施。

多根多处肋骨骨折者应作详细检查以排除胸腔内其他脏器是否也受到损伤，并按伤情及早给予相应处理。产生明显或范围较大的反常呼吸运动，影响呼吸功能者，需采取下列方法治疗：

1.敷料固定包扎

用厚敷料或沙袋压迫覆盖胸壁软化区并固定包扎,可限制软化区胸壁的反常活动。

2.胸壁外固定术

在麻醉下用手术巾钳夹住游离段肋骨或用不锈钢丝绕过肋骨将软化区胸壁提起,固定于胸壁支架上,可消除胸壁的反常呼吸活动。

3.胸壁内固定术

切开胸壁软组织显露骨折断端后,用金属缝线或钛板、可吸收肋骨钉连接固定每一处骨折的肋骨。双侧多根肋骨骨折产生的严重的胸壁软化可用金属板通过胸骨后方将胸骨向前方拉起,再将金属板的两端分别固定于左右两侧胸廓的肋骨前方的方法,以消除反常呼吸活动。

4.呼吸机辅助法

重症患者经口、鼻气管插管或气管切开于气管内置管连接呼吸机后作持续或间断正压通气,这种强制方法可减轻反常呼吸活动,便于呼吸道分泌物清除,并能保证通气,利于抢救。待患者病情稳定、胸壁相对固定后,可逐渐停止呼吸机治疗。

开放性肋骨骨折:无论单根或多根肋骨开放性骨折,均应尽早施行清创术,摘除游离的断骨碎片,剪去尖锐的骨折断端,以免刺伤周围组织;肋间血管损伤者,应予缝扎止血。骨折根数不多者不需要固定断端,多根多处骨折则需作内固定术。胸膜破损者宜放置肋间引流管,然后分层缝合创口。术后宜用抗生素。

第三节　创伤性气胸

胸膜腔内积气称为气胸。气胸的形成多由于肺组织、气管、支气管、食管破裂,空气进入胸膜腔,或因胸部伤口穿破胸膜,外界空气进入胸膜腔所致。气胸可分为闭合性气胸、开放性气胸和张力性气胸三类。

一、闭合性气胸

闭合性气胸的胸膜腔内压低于大气压,胸膜腔积气量决定伤侧肺萎陷的程度。

(一)诊断

1.临床表现

轻者无症状,重者有明显呼吸困难。体检可发现伤侧胸廓饱满,呼吸活动度降低,气管向健侧移位,伤侧叩诊呈鼓音,听诊呼吸音减弱。

2.辅助检查

胸部 X 线检查可显示不同程度的肺萎陷和胸膜腔积气。

(二)治疗

(1)对于胸腔积气量少者,无须特殊处理,积气一般可在 2 周内自行吸收。

(2)中等量气胸可进行胸膜腔穿刺,抽出积气。

(3)大量气胸应行胸腔闭式引流术,促进肺尽早膨胀,并使用抗生素预防感染。

二、开放性气胸

外界空气经胸壁伤口或软组织缺损处,随呼吸自由进出胸膜腔。空气出入量与胸壁伤口大小有密切关系,伤口大于气管口径时,伤侧肺完全萎陷。如伤侧胸膜腔内压显著高于健侧,纵隔向健侧移位,健侧肺扩张受限。呼、吸气时两侧胸膜腔内压力不均衡,出现周期性变化,使纵隔在吸气时移向健侧;呼气时移向伤侧,称为纵隔扑动。

(一)诊断

1.临床表现

呼吸困难、鼻翼翕动、口唇发绀、颈静脉怒张。胸部吸吮样伤口:伤侧胸壁可见伴有气体进出胸腔发出吸吮样声音的伤口。体检:伤侧胸廓饱满,气管向健侧移位,伤侧叩诊呈鼓音,听诊呼吸音消失,严重者可伴有休克。

2.辅助检查

胸部 X 线可见伤侧胸腔大量积气,肺萎陷,纵隔移向健侧。

(二)治疗

1.开放性气胸急救处理要点

立即将开放性气胸变为闭合性气胸,赢得挽救生命的时间。

2.医院进一步处理

给氧,补充血容量,纠正休克;清创、缝合胸壁伤口,行胸腔闭式引流术;给予抗生素,鼓励咳嗽排痰;如怀疑胸内脏器损伤或活动性出血,则应开胸探查。胸腔闭式引流术的适应证:①中、大量气胸、开放性气胸、张力性气胸;②胸腔穿刺术治疗下胸腔内气体增加者;③需使用机械通气或人工通气的气胸或血胸复发者。方法:根据诊断确定插管的部位,气胸引流一般在伤侧前胸壁锁骨中线第 2 肋间,血胸则在腋中线或腋后线第 6 或第 7 肋间,血气胸通常也在腋中线或腋后线第 6 或第 7 肋间。患者半卧位,消毒后用利多卡因在局部胸壁全层浸润麻醉,切开皮肤约 2 cm,钝性分离肌层,经肋骨上缘置入带侧孔的胸腔引流管。引流管的侧孔置入胸腔 2~3 cm。引流管外接闭式引流装置,保证胸腔内气体、液体克服 3~4 cm 水的压力能通畅引流出胸腔,而外界空气、液体不会吸入胸腔。术后应经常挤压引流管以保持管腔通畅,记录每小时或 24 小时引流量。引流后经 X 线检查肺膨胀良好,无气体和液体排出 24 小时以上,可在患者深吸气屏气后拔除引流管,并用凡士林纱布与胶布封闭伤口。

三、张力性气胸

气管、支气管或肺损伤处形成活瓣,导致每次吸气进入胸膜腔并积累增多,胸膜腔压力高于大气压,又称为高压性气胸。呼吸困难的病理生理:伤侧肺呼吸面积严重减少或消失,纵隔明显向健侧移位,健侧肺受压,通气血流比例失衡,影响肺通气和换气功能;腔静脉回流受阻。

(一)诊断

1.临床表现

严重或极度呼吸困难、烦躁、意识障碍、大汗淋漓、发绀。查体:气管明显移向健侧,颈静脉怒张,多有皮下气肿。伤侧胸廓饱满,叩诊呈鼓音,听诊呼吸音消失,严重者可伴有休克。

2.辅助检查

胸部 X 线片见伤侧肺完全被压缩,纵隔向健侧移位,致健侧肺亦受压。

（二）治疗

张力性气胸是可迅速致死的危急重症,必须尽快胸腔穿刺排气。迅速使用粗针头穿刺胸膜腔减压,并外接单向活瓣样装置;在紧急时可在针柄部外接剪有小口的柔软塑料袋、气球或避孕套等,使胸腔内的高压气体易于排出,而外界空气不能进入胸腔。进一步处理应安置胸腔闭式引流管。持续漏气而难以膨胀时应考虑开胸探查术。

第四节　创伤性血胸

胸膜腔内积血称为血胸,可与气胸同时存在。胸膜腔内积血的主要来源:心脏、胸内大血管及其分支、胸壁、肺组织、膈肌和心包血管出血。血胸发生后不仅因血容量丢失而影响循环功能,还可压迫伤侧及健侧肺组织,使呼吸面积减少;纵隔移位影响腔静脉回流。出血量超过肺、心包、和膈肌运动所引起的去纤维蛋白作用时,胸腔内积血发生凝固。凝血机化后形成纤维板,限制肺与胸廓活动,损害呼吸功能。当胸腔闭式引流量减少,而体格检查和影像学检查发现有血胸持续存在时,应考虑凝固性血胸。血液是良好的培养基,经伤口或肺破裂口侵入的细菌,会在血液中迅速繁殖,引起感染性血胸,最终导致脓胸。

一、诊断

临床表现

血胸的临床表现与出血量、速度和个人体质有关。一般而言,血胸量≤0.5 L为少量血胸,0.5～1.0 L为中量,>1.0 L为大量血胸。患者可有不同程度的低血容量表现:面色苍白、脉搏细速、血压下降、末梢血管充盈不良。并有不同程度的胸腔积液表现:呼吸急促、肋间隙饱满、气管向健侧移位、伤侧叩诊浊音和呼吸音减低及相应的胸部X线表现。胸穿抽出血液可明确诊断。进行性血胸征象:①持续性脉搏加快、血压降低,或虽经补充血容量血压仍不稳定;②胸腔闭式引流量每小时超过200 mL,持续3小时;③血红蛋白量、血红细胞计数和血细胞比容进行性降低,引流胸腔积血的血红蛋白量和红细胞计数与周围血相接近。感染性血胸征象:①有畏寒、高热等感染的全身表现;②抽出胸腔积血1 mL,加入5 mL蒸馏水,无感染者呈淡红透明状,出现浑浊或絮状物提示感染;③胸腔积血无感染时红细胞与白细胞计数比例应与周围血相似,即500∶1,感染时白细胞计数明显增加,比例达到100∶1可确诊为感染性血胸;④积血涂片和细菌培养发现致病菌有助于诊断,并可依此选择有效抗生素。

二、治疗

1.非进行性少量血胸

胸穿或胸腔闭式引流术,及时排出积血,促使肺复张,改善呼吸功能;并使用抗生素预防感染。胸腔闭式引流术指征应放宽,以利于观察出血量。

2.进行性血胸

应及早行开胸探查手术。

3.凝固性血胸

应待伤员情况稳定后尽早手术,采用凝固性血胸清除术及胸膜纤维板剥除术,清除血块,并剥除胸膜表面血凝块机化的薄膜;开胸手术可提早到伤后 2～3 天,更为积极的开胸引流则无益;但明显推迟手术时间可能使清除肺表面纤维蛋白膜变得困难,从而使得简单手术复杂化。

4.感染性血胸

应及时改善胸腔引流,排尽感染性积血或脓液。如效果不佳或肺复张不良,应尽早手术清除感染性积血,剥离脓性纤维膜。

近年来电视胸腔镜已用于凝固性血胸、感染性血胸的治疗。

第五节　脓　胸

胸膜腔化脓性感染后的脓液积聚,即形成脓胸。脓胸的液体为高比重的浑浊液,含有变性白细胞、坏死组织残骸和细菌。脓胸可分为:①全脓胸:脓液占据整个胸膜腔;②局限性或包裹性脓胸:脓液积聚于肺与局部胸壁之间、肺叶之间、肺与膈肌或纵隔之间。根据脓胸的病程和病理反应,可分成急性和慢性两种。自从抗生素问世以来,脓胸的发病率和死亡率均已明显降低。但近年来,随着厌氧菌感染的明显增多,新的抗药菌株的出现以及免疫抑制剂的大量应用,增加了发生脓胸的风险。

一、急性脓胸

急性脓胸大多为继发性感染,由邻近胸膜的器官化脓性感染引起。最常见的原发病灶多在肺部(40%～60%),胸外科手术和外伤所致脓胸约占 30%。

胸膜腔感染途径:

(1)肺部化脓性病灶侵及胸膜或病灶破裂直接累及胸膜腔。

(2)邻近器官的化脓性感染,直接穿破或经淋巴途径侵犯胸膜腔,如膈下脓肿、肝脓肿、纵隔脓肿和化脓性心包炎等。

(3)全身脓毒症或菌血症,致病菌经血液循环进入胸膜腔。

(4)胸部穿透伤带入细菌和(或)异物导致感染和化脓。

(5)手术后胸膜腔感染。

(6)血胸的继发性感染。

(7)支气管瘘或食管胃吻合口瘘。多种致病菌可引起胸膜腔混合感染。厌氧菌与需氧菌混合感染的脓液常具有恶臭,称为腐败性脓胸。脓腔内同时有气体和脓液,出现液平面称为脓气胸。脓胸可自行穿破胸壁,向外溃破成为自溃性脓胸。

(一)诊断

1.临床表现

由于大多数脓胸继发于肺部感染,因此急性炎症和呼吸困难常是急性脓胸患者的主要症状。患者常有胸痛、高热、呼吸急促、食欲减退、周身不适等症状。由于脓胸的症状与病因及分期、胸膜腔内脓液的多少、患者防御机制的状态,以及致病菌毒力的大小有关,临床表现可以相差很大。血液化验则有白细胞总数及中性白细胞明显增高。肺炎后的急性脓胸,多在肺炎缓解后1～2周突然胸痛,体温升高,有持续高热,肺炎尚未消退,随之出现脓胸。重症脓胸可有咳嗽、咳痰、发绀等症状。患者可出现急性病容,有时不能平卧,患侧呼吸运动减弱、肋间隙饱满。叩诊可发现患侧上胸部呈鼓音,下胸部呈浊音,大量胸膜腔积脓则纵隔向对侧移位,气管及心浊音偏向健侧。听诊呼吸音减弱或消失,语颤减弱。

脓胸的并发症可发生于脓胸形成的任何阶段,但更常见于脓胸的慢性期。主要并发症有:①支气管胸膜瘘:支气管胸膜瘘常由肺脓肿破入胸膜腔而形成,脓液经支气管胸膜瘘进入气管咳出,或流入对侧肺引发感染;②胸壁窦道:脓液也可穿向胸壁皮下组织,溃破后形成脓窦;③脓胸还可并发纵隔脓肿、肋骨或胸骨骨髓炎、脑脓肿、心包炎、脓毒症等;④急性脓胸可发展成慢性脓胸,肺纤维化及胸壁挛缩。

2.辅助检查

肺部炎症经抗生素治疗后患者仍有高热等症状,胸部 X 线检查出现积液阴影即应怀疑并发脓胸。X 线检查常见胸部有一片均匀模糊阴影,积液量较多时直立位时常在下胸部呈典型的 S 形线(Ellis线)。胸部 CT 可鉴别脓胸、胸膜下肺脓肿、肺囊肿以及肺部原发炎性病灶。通过测定积液厚度及有无萎陷可对脓胸进行分期,确定分隔的严重程度。局限性脓胸则可包裹在肺叶间、膈肌上或纵隔面。脓腔内同时有气体则可见到液平面。在可疑的病例,经 X 线透视或超声定位后作胸腔穿刺,抽得脓液即可确诊。抽得脓液需分别送细菌涂片、细菌培养和抗生素敏感试验,及早选用适当抗生素。如果穿刺抽出的脓液呈灰色、稀薄,且带恶臭者,常是肺脓肿溃破或食管穿破引起的腐败性脓胸,这种脓液是多种细菌混合感染,包括需氧和厌氧细菌。

由于大部分患者在接受外科处理之前已应用了多种抗生素,多数患者无法分离出致病菌。

(二)治疗

急性脓胸治疗原则:

(1)选择敏感抗生素控制感染。

(2)及时抽除或引流脓腔内脓液,使受压的肺复张以恢复其功能。

(3)胸腔内滴注纤维蛋白溶解药物(链激酶或尿激酶)可使纤维蛋白凝块液化,使胸腔引流更为容易,但在急性期不宜使用。

(4)支持治疗,呼吸护理,注意营养,补充维生素,矫正贫血;治疗并发症。

(5)治疗引起脓胸的病因。

引流脓液方法有:

(1)胸腔穿刺抽液:经胸透和超声定位,进针应选在脓腔底上1～2肋间肋骨上缘,可避免损伤肋间血管。尽量吸净脓液。抽吸后将抗生素注入胸腔。

(2)肋间闭式引流:脓液稠厚穿刺不易抽净,毒性症状难以控制时,及早行闭式引流。对急性脓胸,特别是脓气胸或小儿脓胸,应早期施行闭式引流。生理盐水或碘制剂胸腔冲洗有助于稀释脓液,排出坏死物,缩短治疗时间。肋间插管要尽量选用较大口径(28～32号)的导管,与水封瓶连接,防止肺萎陷。若引流不畅,应在 X 线透视下重新调整引流管位置。经上述处理,可迅速排空脓腔内的大量脓液,减轻患者中毒症状,开始肺复张、胸膜粘连消灭脓腔。闭式引流后 10～12 天,胸片上显示脓胸消失,可拔除肋间引流管,不需进一步治疗。如脓胸愈合状况不很清楚,可经胸管注入造影剂以获得正确评估。

(3)肋床闭式引流:对脓液稠厚、有多个脓腔、闭式引流不能控制中毒症状的多房性脓胸,可切除一段肋骨进入脓腔,分开多房腔的间隔成为一个脓腔,通过另一个小切口,在脓腔最低位置放置大口径引流管作闭式引流。

(4)纤维层剥脱术:常用于感染或非感染血胸病例。这时肺虽被纤维脓性外膜所约束,但仍可复张。纤维层剥脱术后可以继续闭式引流。肺可重新扩张,两层胸膜粘连,消除胸膜腔使脓胸愈合。

(5)20 世纪 90 年代以来,电视胸腔镜技术应用日益增多,通过胸腔镜可完全排出脓液,打开分隔,并可从肺表面剥脱纤维板。病程短于 4 周的脓胸治愈率高于病程超过 5 周的脓胸患者。

二、慢性脓胸

急性脓胸 6～8 周后,即逐渐转入慢性期。形成慢性脓胸的原因有:

(1)急性脓胸期治疗不当或治疗不及时,如纤维素较多、脓液稠厚的病例没有及时作引流术;引流管太细;引流管放置位置过高或过深,引流不畅;过早拔除引流管,脓胸尚未愈好等。

(2)合并有支气管胸膜瘘或食管瘘,污染物质及细菌不断进入胸膜腔。

(3)脓腔内有异物存留,如弹片、死骨、换药时不慎遗留棉球或短橡皮引流管等。

(4)肝或膈下脓肿溃破入胸膜腔引起脓胸,原发脓肿未得到及时治疗。

(5)某些特殊感染如结核分枝杆菌、真菌感染。

以上原因引起胸膜腔壁层和脏层胸膜纤维层增厚,使肺被紧裹而不能膨胀,胸内残腔不能闭合,形成慢性脓胸。

(一)诊断

1.临床表现

由于脓胸厚层纤维板的形成,脓液中毒素的吸收较少,慢性脓胸患者的急性毒性症状,如高热、多汗和白细胞增高等,明显减轻。但由于长期消耗,患者常有消瘦、低热、贫血、低白蛋白血症等,并有慢性咳嗽、脓痰、胸闷不适等症状。合并支气管胸膜瘘者,当患者向健侧卧时呛咳加重,咳出的痰液与脓胸的脓液性状相同。

体检可发现气管移向患侧。胸廓活动受限,肋间变窄。叩诊呈浊音,呼吸音减低和消失,有时可见杵状指(趾)。胸部溃破或引流者可见到瘘口。

2.辅助检查

胸部 X 线片可见胸膜增厚、胸廓收缩、肋骨增生,切面呈三角形,膈肌抬高。结核菌引起的脓胸可见肺内有结核病变和胸膜钙化。合并支气管胸膜瘘可见液平面。为进一步了解萎陷肺有无病变,还需作深度曝光片或 CT 检查。支气管镜检查可明确支气管腔是否通畅。支气管碘油造影可明确周围支气管情况,有无支气管扩张或有无瘘管存在。有窦道与胸外相通可施行窦道碘油造影术,明确脓腔大小和部位。局限性或包裹性脓胸可在超声定位下抽脓确诊。

（二）治疗

主要原则有：

（1）全身支持疗法改善营养状况，纠正患者的贫血和低蛋白血症，尽可能作些适当活动以增强体力。贫血严重的患者应行多次少量输血和进食高热量、高蛋白饮食。

（2）消除胸膜间脓腔，去除坏死组织。

（3）肺扩张恢复肺功能。

手术方法有：

1.改善原有的脓腔引流

原有引流不畅的患者应先扩大引流创口，或根据脓腔造影选择适当部位另作肋床引流术或胸廓开窗术，使脓液排除干净。控制脓腔的感染，不但可为以后的手术创造有利条件，少数患者还可因引流改善后，脓腔得以闭合。

2.胸膜纤维板剥除术

剥除壁层及脏层胸膜上纤维板，使肺组织从纤维板的束缚中游离出来，重新扩张，胸壁也可恢复呼吸运动，既能改善肺功能，又可免除胸廓畸形，是最理想的手术。适用于肺能复张、病程超过6周（即Ⅲ期脓胸）的病例。

手术在全麻下进行，取后外侧胸部切口。切除第5或第6肋骨，切开肋骨床，沿胸膜外间隙钝性剥离胸膜纤维板层。切口上下剥离至一定程度后，用牵开器撑开切口，扩大剥离范围。少数病例可以将纤维板层完整剥脱，但绝大多数病例需将脓腔切开，吸尽脓液及纤维素，刮除肉芽组织。肺表面纤维板剥脱比较困难的部位常就是原发病灶所在之处，可绕过它进行剥离。剩下部分脏层胸膜纤维不能剥离时，可用刀片由纵、横方向划开胸膜，以利于肺的膨胀。手术时失血较多，止血要彻底。术后血胸和肺破口漏气影响肺复张，往往是手术失败的主要原因。因此，要求安放较粗的橡皮引流管，保证引流通畅。必要时可加用负压吸引。手术死亡率为1.3%～6.6%。

3.脓腔清洁消毒术

Clagett等报道对全肺切除后脓胸患者采用此方法，对不合并支气管胸膜瘘者有效率为50%～70%。胸膜腔开放引流，反复清创，抗生素溶液冲洗，最终闭合胸腔。此方法耗时长，适用于难以耐受胸廓成形术，其他方法无效的脓胸患者。

4.脓胸肺切除术

慢性脓胸合并肺组织和（或支气管已有广泛破坏如空洞、支气管扩张或广泛纤维化和（或）肺不张时，应将脓胸和病肺一并切除。可施行肺叶或脓胸全肺切除术，称为脓胸肺叶或脓胸全肺切除术。手术时创伤大，出血多，术前需给予营养和输血改善全身情况，术中补足大量失血。施行脓胸全肺切除术的患者如条件允许可作同期胸廓成形术；如患者不能耐受手术则可延期施行。

5.胸廓成形术

胸廓成形术是切除患部肋骨，使胸壁塌陷，压缩消灭脓腔的术式。现在常用改良的胸膜内胸廓成形术，仅在骨膜下切除脓腔顶部相应的肋骨和壁层胸膜纤维板。进入脓腔内清除脏层胸膜上的肉芽组织和脓块后，将肋间束（包括肋骨骨膜、肋间肌、肋间神经和肋间动、静脉)顺序排列固定在脏层胸膜纤维板上,然后缝合肌层和皮肤。由于肋间束血液供应丰富,肋间肌不会坏死。

胸膜内胸廓成形术适用于慢性脓胸或结核性脓胸、肺内有活动性结核病灶,及有支气管胸膜瘘者。切口设计要根据脓腔的范围和部位而定。手术时要显露脓腔的全部。先切除第5、6肋骨,经肋床切开增厚的胸膜进入脓腔,经切口吸尽脓液,清除腔内坏死组织,探查脓腔范围,再切除相应的肋骨。翻转肋间肌,切除壁层纤维板及肉芽组织,保留肋间肌。要避免撕破损伤正常肺组织。冲洗脓腔,彻底止血。脓腔安放1~2条引流管,充分引流,保证伤口内无积血、积液。胸壁肌层用肠线缝合固定,最后用丝线松松对合皮肤切口,外用棉垫及绷带加压包扎。

第六节　气管、支气管异物

气管、支气管异物最多见于3岁以下婴幼儿,老年人也不少见,男性明显多于女性。临床症状可轻可重,典型症状有阵发性咳嗽、喘鸣,可造成慢性肺损伤,也可以无明显不适。硬质支气管镜取异物是首选的治疗方法。

一、诊断

(一)临床表现

支气管异物所产生的症状可分为4期:

1.异物吸入期

异物吸入气管后产生剧烈的咳嗽、憋气,甚至发生窒息。

2.安静期

异物滞留在相应大小的气管、支气管后,症状消失或仅有轻微咳嗽。

3.刺激或炎症期

由于异物对气道的局部刺激和继发炎症,咳嗽加重,并有发热症状。

4.并发症期

轻者引起支气管炎、肺炎、肺不张,异物长期滞留可导致肺脓肿、脓胸、支气管扩张等,临床表现为咳嗽、咳脓痰、发热、咯血、呼吸困难。抗生素和激素的应用可减轻或掩盖上述表现。

气管、支气管异物的体征是多样的,有时不易确定诊断,20%~40%的患者体格检查无异常。常见的体征有:颈前触诊可有气管内异物上下移动的击拍感,听诊时有击拍声;有阻塞性肺气肿者叩诊呈鼓音,肺不张者呈浊音;听诊患侧呼吸音减弱,可闻及干、湿啰音。并发肺部感染者有相应体征。

(二)辅助检查

1.X线检查

对X线不透光的异物可确诊并定位。对植物性等透X线异物,除常规吸气期胸片之外,还需作呼气末期摄片,有时可见肺气肿、纵隔移动表现。大约60%患儿可出现患侧过度膨胀,还可出现肺不张、肺渗出性改变。成人肺不张更为常见。婴幼儿因摄片时不协作,胸透更为适用。但 X 线检查正常并不能排除诊断。

2.CT

CT 检查显现的多为间接征象,不能确认异物本身。

3.MRI

MRI 能显影出花生、葵花子等富含脂肪的异物。支气管镜检查是最重要的诊断手段,并能同时取出异物。对有迁延不愈的咳嗽,反复发作的支气管炎、肺炎,临床上怀疑有气管、支气管异物的患者,均应尽早作支气管镜检查。

二、治疗

不宜采用体位引流和吸入支气管扩张剂。绝大多数气管、支气管异物可经内镜取出,经内镜无法取出或出现严重并发症者需外科手术治疗。

(一)内镜治疗

硬质支气管镜取异物是首选的治疗方法,可快速钳取各种大小形状的异物,并可维持通气。同时还可吸引气道内滞留的分泌物,清除增生的肉芽,从而解除因阻塞而引起的肺气肿、肺不张等。90%～95%的异物可经硬质支气管镜取出。对硬质支气管镜钳取困难的外周支气管异物,或因头、颈外伤以及人工机械通气无法插入硬质支气管镜情况下,则可经纤维支气管镜检查和取出支气管异物。对呼吸道狭小的婴幼儿,因纤维支气管镜身以实体为主,易发生通气不良,甚至有窒息危险,临床不宜采用。

(二)手术治疗

1.气管切开术

如患者出现严重的呼吸困难,病情危急,则紧急行气管切开术,以改善通气,并同时经气管切口直接或辅以内镜取出异物。异物较大或形状特异,估计通过声门困难,先行气管切开后再以内镜取出异物。气管切开术亦常用于内镜治疗后喉水肿的患者。

2.剖胸手术

经内镜无法取出异物者,则应剖胸手术治疗。因异物可能发生移位,甚至进入对侧支气管,因此术前需再次确定异物的部位。术前常规应用抗生素。术中肺组织萎陷后常能触及异物,结合术前定位检查,于异物近端切开相应的支气管,取出异物。异物取出后,要充分清除支气管远端的潴留物,如有支气管腔内肉芽组织增生,应予刮除,术前不张的肺大多能复张。如异物长期存留,肺组织病变严重难以复张,则需手术切除。异物引起支气管扩张或肺脓肿,可切除病变的肺叶或肺段。对残缺不整的异物,手术后宜常规行纤维支气管镜检查,以除外异物残留。

第七节　肺　癌

肺癌大多起源于支气管黏膜上皮,又称支气管肺癌,肺癌患者多数是男性,男女之比为3：1～5：1,但近年来,女性肺癌发病率也明显增加。发病年龄大多在 40 岁以上。

大量资料表明,长期大量吸烟是肺癌的一个重要致病因素。多年每日吸烟 40 支以上者,肺鳞癌和小细胞癌的发病率比不吸烟者高 4～10 倍。某些工业部门和矿区职工,肺癌发病率比较高,可能与长期接触石棉、铬、镍、铜、锡、砷、放射性物质等致癌物质有关。城市居民肺癌发病率比农村高,可能与大气污染和烟尘中致癌物质含量较高有关。因此,应提倡不吸烟,加强工矿和城市环境的三废处理工作。

免疫状态、代谢状况、遗传因素、肺部慢性感染等,可能对肺癌的发病有一定影响。

一、组织病理学分型

目前临床上广泛应用的是 2004 年 WHO 肺癌组织学分类方法。

此外,肺癌的细胞学诊断采用三级分类法:即未见癌细胞(阴性)、可疑癌细胞以及找到癌细胞(阳性)。

1.鳞癌

鳞状上皮细胞癌简称为鳞癌,曾经是最常见的肺癌类型,目前约占肺癌的 30%。患者年龄多在 50 岁以上,男性占多数,男女比例约为 10:1,并多有长期大量吸烟病史。常为中央型肺癌,大多起源于肺段以上的支气管,少数可起源于外周的肺实质,起源于胸膜下较为罕见。位于大气道的鳞癌往往会造成受累的肺叶或者肺段的不张。大体标本上呈现出不规则状,质脆,切面呈灰白色,常可见大片的中心区域坏死,可伴或不伴有钙化。显微镜下可见肿瘤细胞大,呈多边形,胞浆较多,核染色深。分化程度较高的癌细胞呈复层排列,可见细胞间桥和角化珠。分化程度中等者细胞大,呈多边形,但无角化珠和细胞间桥。分化程度差者癌细胞呈小圆形或梭形,排列无层次。

2.腺癌

腺癌现已占据肺癌病理类型的首位。其常位于肺的周围部分,呈球形肿块,靠近胸膜,大多起源于较小的支气管黏膜分泌黏液的上皮细胞。女性发病率较高,发病年龄亦较鳞癌小。腺癌早期往往没有明显的临床症状,常在胸部 X 线检查时偶然发现。大体标本上呈现不规则的分叶状外观,切面呈灰白色,肿瘤内可有煤油样色素沉着。肿瘤极少与管状气道有密切关系。主瘤周围可以存在卫星结节灶,该现象也反映了肺腺癌,尤其是其亚型-肺泡细胞癌,有多灶性起源的可能。分化程度较高的腺癌主要由腺体架构组成,具有腺腔或者分泌黏膜,有时呈乳头状结构。分化程度差的腺癌可无腺腔结构,癌细胞聚集呈片状或索状。腺癌细胞一般较大,胞浆丰富,含有分泌颗粒或者黏液泡,胞核较大,癌细胞表面可见到丰富的微绒毛。

3.小细胞癌

在各型肺癌中占 15%～20%,大多数为中央型肺癌,一般起源于较大支气管。发病年龄较轻,男性较多见。多数小细胞癌具有神经内分泌功能。病理上细胞大小比较一致,密集成片,常有坏死。细胞核大、深染,一端较尖,形似麦粒,核仁小而多个,胞浆很少,胞浆内可有嗜银神经颗粒,能产生 5-羟色胺、促肾上腺素等多肽类激素。

4.细支气管肺泡癌

细支气管肺泡癌是肺腺癌的一个重要亚型,由于发病率的增加及其对表皮生长因子受体-酪氨酸激酶抑制剂(EGFR-TKIs)的高度敏感,近年来受到了越来越多的重视。细支气管肺泡癌只包括那些肿瘤细胞沿着肺泡结构扩散的非浸润性肿瘤。单纯的细支气管肺泡癌无基质胸膜或者淋巴区域的侵犯。细支气管肺泡癌可分为三个亚型:黏液型、非黏液型、黏液和非黏液相混合型或者未确定型。非黏液型细支气管肺泡癌表达甲状腺转录因子-1(TTF-1)。黏液型细支气管肺泡癌表达 CK20 和 CK7,据报道缺乏 TTF-1 的表达。

5.大细胞癌

典型的大细胞未分化癌直径超过 5 cm,可呈现分叶状外观,切面呈灰白色,偶可表现为鱼肉状。肿瘤内坏死比较多见。

6.鳞腺癌

鳞腺癌即肿瘤标本中同时存在鳞状上皮和腺管样结构。在多数的文献报道中其在肺癌中所占的比例不超过 5%。有学者认为其可能和高分化的黏液上皮癌的唾液腺管型为同一种病理类型,后者多发生于中心气道,而鳞腺癌则多起源于肺外周。有文献报道鳞腺癌患者的预后要较鳞癌或腺癌差。

7.类癌

为起源于支气管和细支气管黏膜上皮的神经内分泌细胞的肺癌。90%发生于大支气管,属于中央型肿瘤,10%发生于小支气管,属于周围型肿瘤。类癌主要在支气管黏膜下生长,突入支气管腔内形成表面光滑含有丰富血管的息肉状肿块,易出血。

有的病例肿瘤同时向支气管内外生长,在支气管腔内和肺内各形成肿块,呈哑铃状。癌细胞小,形态相似,排列成片状。有时形成假腺泡,胞核小,染色深,胞浆嗜酸性,含有神经内分泌颗粒。类癌的手术治疗效果好,术后 5 年生存率在 80% 以上。

8.唾液腺型癌

起自支气管腺体的低度恶性肿瘤,好发于中年人,多数位于气管或主支气管。最常见的组织学类型为黏液表皮样癌和腺样囊样癌,偶可见腺泡细胞癌和恶性混合癌。

二、肺癌的扩散和转移

肺癌的生长速度、扩散和转移取决于肿瘤细胞的组织学分型、分化程度以及患者的免疫功能状态。一般有以下几种转移途径。

局部直接蔓延扩散:肿瘤在支气管壁发生后,可以向支气管腔内生长,导致管腔狭窄或阻塞。肿瘤向腔外生长可以侵入肺组织,并可累及邻近的组织器官。中央型肺癌可以累及纵隔结构。外周型肺癌可以侵及胸膜,引起胸膜腔种植转移和胸膜腔积液,甚至可以累及胸壁。

淋巴转移:肺癌早期即可发生淋巴转移。癌细胞首先经支气管和肺血管周围的淋巴管道侵入邻近的肺段、肺叶或支气管旁淋巴结。随后根据肿瘤所在部位的不同,经相应的淋巴引流途径到达肺门及纵隔淋巴结。最后转移至锁骨上、前斜角肌甚至对侧纵隔淋巴结。

血行转移:小细胞肺癌早期即可出现血行转移,腺癌亦多见血行转移,晚期鳞癌经血行转移亦不少见。通常癌细胞侵入肺静脉系统,然后回流至左心,随着体循环而转移至全身各处的组织和器官,最常见的转移部位有脑、骨骼、肺内、肝脏和肾上腺等。

气道播散:少数肺癌患者,脱落的癌细胞可以经气管、支气管播散,植入至对侧或同侧的肺叶及肺段,形成新的肿瘤病灶。气道播散较常发生于支气管肺泡癌。

三、肺癌的分期

肺癌的分期源自 1946 年的 TNM 分期系统,经不断修改现已在世界范围内广泛应用。

T 分期

Tx:原发肿瘤不能评价;或痰、支气管冲洗液找到癌细胞但影像学或支气管镜没有可视

肿瘤

T_0:没有原发肿瘤的证据

Tis:原位癌

T_1:肿瘤最大径≤3 cm,周围为肺或脏层胸膜所包绕,镜下肿瘤没有累及叶支气管以上(即没有累及主支气管)

T_2:肿瘤大小或范围符合以下任何一点

①肿瘤最大径>3 cm

②累及主支气管,但距隆嵴≥2 cm

③累及脏层胸膜

④扩散到肺门造成肺不张或阻塞性肺炎(不累及全肺)

T_3:肿瘤大小任意,但直接侵及下列任何部位

①胸壁(含上沟瘤)、膈肌、纵隔胸膜、壁层心包

②肿瘤在主支气管,距隆嵴<2 cm(未累及隆嵴)

③全肺的肺不张或阻塞性炎症

T_4:无论肿瘤大小,但侵及下列部位

①纵隔、心脏、大血管、气管、食管、椎体、隆嵴

②恶性胸腔积液或恶性心包积液

③原发灶同侧肺、同一叶内有卫星肿瘤结节

N 分期

Nx:无法判断区域淋巴结是否转移

N_0:没有区域淋巴结转移

N_1:转移至同侧气管旁和(或)同侧肺门淋巴结和原发肿瘤直接侵及肺内淋巴结

N_2:转移至同侧纵隔和(或)隆嵴下淋巴结

N_3:转移至对侧纵隔、对侧肺门淋巴结,同侧或对侧斜角肌或锁骨上淋巴结

M 分期

Mx:无法估计是否有远处转移

M_0:没有远处转移

M_1:有远处转移(注:与原发肿瘤同侧、但不同肺叶的转移结节为 M_1)

四、诊断

(一)病史及体格检查

(1)年龄>45 岁、吸烟指数>400 的男性为肺癌的高危人群。建议至少每年接受 1 次肺部体检。

(2)咳嗽伴痰中带血的患者,应高度怀疑肺癌的可能性。

(3)肺癌的症状学没有特异性,凡是呼吸道症状经治不愈超过两周,尤其伴有痰中带血或干咳,或者原有的呼吸道症状发生改变,应高度警惕肺癌的可能性。

(4)体检如果发现有胸片异常,如肺结核痊愈后的纤维增殖性病灶,应每年追踪检查,如病灶增大应进一步排除肺瘢痕癌的可能性。

(5)出现声嘶、头面部水肿等症状,提示肺癌晚期的局部表现。

(6)肺癌患者近期出现的头痛、恶心或者其他的神经系统症状和体征应考虑脑转移的可能。在肺癌初诊时,有约10%的患者被发现有中枢神经系统的转移灶,另外有10%～15%的患者在疾病的后续诊疗过程中发现有中枢神经系统的转移,但往往无症状。骨痛、血液碱性磷酸酶或者血钙升高应考虑骨转移的可能。右上腹痛、肝脏肿大、碱性磷酸酶、谷草转氨酶、乳酸脱氢酶或胆红素升高应考虑到肝转移的可能。皮下转移时可以在皮下触及结节,血行转移到其他脏器亦会产生相应的症状。

(二)辅助检查

1.胸部 X 线片

临床上疑为肺癌的患者,应常规进行胸部的正侧位胸片检查。5%～15%的肺癌患者可以无任何症状,而 X 线检查却发现了肺部病变。

2.CT

胸部 CT 检查在肺癌的诊断分期上有着无可替代的作用。CT 的优点在于能发现小于 1 cm 和常规胸片上难以发现的肺部病变,有助于病灶在胸腔内的准确定位和识别病变的性质(有无钙化、分叶或者毛刺征等),容易判断肺癌和周围组织器官的关系,对肺门及纵隔淋巴结的显示也有重要的作用。但 CT 对肺癌纵隔淋巴结转移的诊断价值有限。CT 检查作为排除远处转移的一种检查手段,还可用于其他部位包括脑、肝脏、肾上腺的检查。

3.MRI

由于其可以进行冠状面和矢状面及不同角度的斜切面扫描,MRI 对判断肺尖部和肺底部、主肺动脉窗病变以及纵隔内大血管与病变的关系极有帮助。可用于评估外科手术切除的可能性、鉴别放疗后肿瘤残留与放疗后纤维化的区别。此外,头颅 MRI 已经成为排查颅脑转移最主要的手段。

4.核素骨扫描

核素骨扫描是排查肺癌患者有否骨骼转移的主要手段。其敏感性高,但特异性较差,故对于核素骨扫描怀疑有转移的患者尚需 MRI 或 PET 甚至活检以进一步证实。

5.PET、PET/CT

正电子发射体层扫描(positron emission tomography,PET)检查是 20 世纪 90 年代发展起来的一项新的检查技术,其机制是利用正常细胞和肺癌细胞对脱氧葡萄糖的代谢不同,可随之产生不同的影像,属于既能够定位又能够定性的检查。PET 是通过生物代谢原理而不是解剖学的原理来检测肿瘤,因此比 CT 更为敏感。PET/CT 则结合了 PET 和 CT 的优点,既有功能显像,又可以得到精细的解剖结构。主要用于排除胸内淋巴结和远处转移,也可应用于放化疗后肿瘤残留和瘢痕组织的鉴别诊断。

6.痰细胞学检查

临床上可疑肺癌的病例,应常规进行痰细胞学检查,可能在影像学发现病变之前便得到细胞学的阳性结果。痰细胞学检查阳性、影像学和支气管镜检查未发现病变的肺癌称之为隐性肺癌。

7.纤维支气管镜检查

临床上怀疑肺癌的患者,应该常规进行纤维支气管镜检查,这是肺癌诊断中最重要的手段。通过纤维支气管镜可以直接观察气管及支气管中的病变,并可在直视下钳取组织,获得病理学诊断。对于位于更外周的病变,可以利用支气管冲洗液进行细胞学检查或者行经支气管肺活检(transbronchial lung biopsy,TBLB)。对于肉眼难以观察到的原位癌或者隐性癌,可在内镜下使用血卟啉激光肺癌定位技术来帮助诊断。

8.经皮肺穿刺针吸细胞学检查

肺部病变经常规的细胞学检查或纤维支气管镜等非创伤性检查仍未能确诊的患者,可考虑行 CT 或 B 超引导下的经胸壁针吸细胞学或组织学检查。

9.经食管超声引导针吸活检、经气管支气管超声引导针吸活检

近年来经食管超声引导针吸活检(EUS-FNA)、经气管支气管超声引导针吸活检(EBUS-TBNA)被证实对患者分期和诊断纵隔疾病有效。其弥补了纵隔镜检查的不足,对于纵隔镜难以企及的第 3p、5、8 和 9 组淋巴结可采用该技术进行活检。与 CT 和 PET 相比,EBUS-TBNA 对肺癌患者纵隔和肺门淋巴结分期具有更高的敏感度和特异度。

10.纵隔镜

纵隔镜检查术是评估肺癌手术前纵隔淋巴结状况最准确的手段,其敏感性、特异性达 90% 和 100%,主要用于 N_2、N_3 转移的排除。关于纵隔镜检查的适应证,目前国内较为一致的意见认为是:①CT 提示纵隔淋巴结大于 1 cm;②中央型肺癌及分化差的肿瘤;③新辅助治疗前后纵隔淋巴结的评估;④T_3、T_4 肿瘤需判断纵隔淋巴结转移水平和数目,以决定是否手术。

11.胸腔镜纵隔淋巴结活检

对位于隆嵴后、下纵隔淋巴结,胸腔镜检查可作为一种备选的分期检查手段。但由于其需要双腔气管插管及单肺通气、胸腔镜的相关并发症发生率也相对高等缺点,临床上仅作为纵隔镜检查的补充手段。

12.进胸探查

有研究表明患者年龄大于 45 岁时,60% 以上的孤立性肺部结节为恶性。如果结节的直径大于 1 cm,80% 为恶性。因此,对于肺部孤立的结节性病变通过上述检查仍未能明确诊断,如果没有手术禁忌证,可选择胸腔镜下楔形切除或行剖胸探查、术中快速冷冻切片检查,诊断和治疗同步进行。

（三）临床表现

1.早期肺癌的临床表现

咳嗽(70%)、血痰(58%)、胸痛(39%)、发热(32%)、气促(13%)是常见的五大症状,其中最常见的症状为咳嗽,最具诊断意义的症状为痰中带血。

刺激性的咳嗽是肺癌最常见的临床症状,往往是由于气道的高反应或者气道受压所致。咯血则多为中央型肺癌的局部变性坏死或者侵犯周围支气管组织后发生溃疡型病变所致,但极少发生大咯血。轻度胸痛在早期肺癌中相当多见,大多呈现不规则的钝痛。中央型肺癌患者,受肿瘤本身的压迫或纵隔淋巴结转移的影响可能会导致呼吸困难。周围型肺癌患者的呼吸困难则往往是胸膜转移后恶性胸腔积液、广泛的淋巴管转移所致,由气胸所致属罕见。

2.肺癌侵犯邻近组织器官所致的临床表现

压迫或侵犯膈神经可以引起同侧膈肌麻痹,膈肌位置升高、运动消失或反常呼吸。喉返神经受累可以导致声带麻痹,出现声音嘶哑。上腔静脉受累可以导致上腔静脉阻塞综合征,呈现头面部静脉怒张、皮下组织水肿。胸膜受累可以导致胸膜腔积液,多为血性,胸腔积液中常可发现癌细胞,大量积液可导致气急及纵隔移位。累及心包可引起心包积液,积液量多者可出现心包填塞。纵隔淋巴结转移可以压迫食管,引起吞咽困难。肺尖部肿瘤也称为肺上沟瘤或者Pancoast,肿瘤可压迫或侵犯位于胸廓入口的组织器官,如第1肋骨、锁骨下动静脉、臂丛神经及颈交感神经干等,出现肩背部疼痛、上肢感觉运动异常和Horner综合征等。晚期肺癌患者可出现食欲减退、精神不振等症状,以致消瘦、恶病质。

3.肺癌转移的症状

肺癌早期即可出现远处转移,最常见的转移部位为颅脑、骨骼、肝脏、肺和肾上腺。根据颅脑转移病灶的大小、数目及不同部位,可以产生头痛、呕吐等颅内压增高的表现以及神经定位体征。肿瘤骨转移可以导致局部的剧烈疼痛和压痛,并可发生病理性骨折。肝脏广泛转移可以出现食欲减退、上腹部胀痛、肝脏肿大、腹水和黄疸。肾上腺转移可呈现Addison病,血浆皮质醇减少或者消失,临床上呈现乏力、恶心呕吐、皮肤色素增加、腋毛脱落和低血压等。部分患者还可以出现皮下的转移性结节。

4.副癌综合征

部分肺癌患者由于肿瘤产生的神经内分泌物质,可在临床上呈现多种非转移性的全身症状,亦称为副癌综合征。这些症状往往在胸部X线检查异常之前即已出现,经外科治疗切除肿瘤后可消失。其具体的临床表现与其产生的各种内分泌物质密切相关,可表现出皮质醇增多症、甲状旁腺功能亢进或肺源性骨关节病等。

(四)鉴别诊断

1.肺结核病

(1)肺结核球:多见于青年,病程较长,病变常位于上叶尖、后段或下叶背段,一般增长不明显,易与周围型肺癌相混淆。在X线片上块影密度不均,可见到稀疏透光区,常有钙化点,边缘光滑,分界清楚,肺内常另有散在的结核病灶。

(2)粟粒样肺结核:多见于青年,常有发热、盗汗等明显的全身中毒征象。其X线征象与弥漫性细支气管肺泡癌相似,抗结核药物可改善症状,病灶逐渐吸收。

(3)肺门淋巴结结核:多见于青年,常有结核感染症状,但较少有咯血。其在X线片上的肺门块影可被误认为中央型肺癌。结核菌素试验常为阳性,抗结核药物治疗效果良好。

2.肺部炎症

(1)支气管肺炎:早期肺癌产生的阻塞性肺炎易被误以为是支气管肺炎。支气管肺炎一般起病较急,发热、寒战等感染症状比较明显,经抗菌药物治疗后症状迅速消失,肺部病变也较快吸收。如炎症吸收缓慢或者反复出现,应进一步检查。

(2)肺脓肿:肺癌中央部分坏死液化形成癌性空洞时,X线征象易与肺脓肿混淆。肺脓肿患者常有吸入性肺炎病史。急性期有明显的感染症状,高热,痰量多且为脓性,有臭味。X线片上空洞壁薄,内壁光滑,有液平面,脓肿周围的肺组织或者胸膜常有炎症性改变,并可伴有支气管扩张。

3.其他胸部肿瘤

(1)肺部良性肿瘤:需与周围型肺癌相鉴别。肺部良性肿瘤一般不呈现临床症状,生长缓慢,病程长。在 X 线片上显示类圆形块影,可有钙化点,轮廓整齐,边界清楚,多无分叶或毛刺。

(2)肺部孤立性转移癌:与原发的周围型肺癌较难鉴别。鉴别主要依靠详细的病史和原发肿瘤的症状和体征。肺转移癌一般很少出现呼吸道症状和痰中带血,痰细胞学检查不易找到癌细胞。穿刺标本或者手术切除的标本行病理免疫组化检查有助于鉴别。

(3)纵隔肿瘤:有时可能与中央型肺癌相混淆。纵隔肿瘤较少出现咯血,痰细胞学检查阴性。支气管镜检查有助于鉴别诊断。纵隔淋巴瘤较多见于年轻患者,常为双侧性病变,可有发热等全身症状。

五、治疗

肺癌的治疗应根据患者的身体状态、肿瘤的分期和病理分型,并结合细胞分子生物学上的改变,合理地应用现有的多学科治疗手段,最大限度地延长患者的生存时间,最大限度改善患者的生活质量。

(一)肺癌的外科治疗

1.非小细胞肺癌(NSCLC)的外科治疗

目前对临床Ⅰ期、Ⅱ期、部分Ⅲa 期的非小细胞肺癌,以及原发肿瘤可以切除又伴有孤立性转移灶的患者,外科治疗是主要的治疗手段。

根据手术的彻底程度和性质,肺癌的手术可以分为完全性切除、不完全性切除、不确定性切除和剖胸探查术四类。根据 2005 年国际肺癌分期委员会的定义,完全性切除应符合:①所有切缘,包括支气管、动脉、静脉、支气管周围组织和肿瘤附近的组织均为阴性;②行系统性或亚系统性淋巴结清扫,必须包括 6 组淋巴结,其中 3 组来自肺内和肺门淋巴结,3 组来自包括隆嵴下淋巴结在内的纵隔淋巴结;③切除的纵隔淋巴结或者切除肺叶的边缘淋巴结不能有结外侵犯;④最高组淋巴结必须切除而且是镜下阴性。不完全切除是指:①切缘肿瘤阳性;②纵隔淋巴结或切除肺叶的边缘淋巴结结外侵犯;③淋巴结阳性但无法切除;④胸腔或心包腔内积液癌细胞阳性。不确定切除是指所有切缘镜下阴性,但出现以下情况之一:①淋巴结清扫没有达到上述要求;②最高纵隔淋巴结阳性但已经切除;③支气管切缘为原位癌;④胸膜腔冲洗液细胞学阳性。剖胸探查术是指开胸后癌瘤没有切除的手术或者仅行活检的手术。肺癌的外科治疗原则上推荐完全性切除,不推荐不完全切除或不确定切除。

肺癌的标准手术方式为肺叶切除术+纵隔淋巴结清扫(或者系统性纵隔淋巴结采样)。但结合肿瘤的部位和患者的心肺功能储备,支气管或血管成形肺叶切除术、全肺切除术以及局部切除术也是可行的。肺癌是一种极易发生纵隔淋巴结转移的疾病。

因此,为了达到完全性切除的目的,同时也为了更加准确的分期,肺癌根治手术应该行系统性淋巴结清扫或采样术。但究竟行淋巴结系统性采样还是清扫术一直存在争议。

对于可以行外科根治性切除手术的非小细胞肺癌患者,应进行全面的术前评估,其中尤其重要的是对心肺储备功能的评价。同时肺癌的外科治疗应该严格遵循肿瘤学原则:①通过肺叶或全肺切除术切除肿瘤及其肺内的淋巴引流。②行术中冷冻病理检查保证切缘阴性,包括气管、血管和肿瘤相邻的其他切缘。发现切缘阳性时,尽可能扩大手术切除范围。③行淋巴结取样或清扫术进行准确分期,都应该至少包括 6 组淋巴结,其中包括 3 组纵隔淋巴结,而且必须包括第 7 组淋巴结(隆嵴下淋巴结)。④尽可能整块切除瘤体及周围组织(侵犯周围组织时)。⑤术中尽量避免肿瘤破裂而引起播散。

(1)Ⅰ期、Ⅱa 期、Ⅱb(T_2N_1)期 NSCLC 的外科治疗策略:该期患者最有可能通过手术获得良好生存率。手术方式首选肺叶切除、肺门纵隔淋巴结清扫术,但应根据病变范围和患者的心肺储备功能进行选择。当肿瘤突入支气管主干时,如解剖位置合适且能做到切缘阴性,保留肺组织的解剖性肺叶切除术(袖式或双肺叶切除)优于全肺切除术。肺段或楔形切除一般适用于心肺功能储备不佳的Ⅰ期患者,其较标准术式局部复发率增高、长期存活率降低。

Ⅰa 期患者术后不推荐行辅助化疗。Ⅰb 期患者术后辅助化疗价值仍有争议,目前仅对肿瘤直径大于 4 cm 等具有高危因素的Ⅰb 期肺癌推荐术后辅助化疗。Ⅱ期患者完全切除术后应给予常规辅助化疗。完全切除术后的患者不需要辅助放疗。切缘阳性的不完全切除者,推荐扩大手术范围或者辅助放化疗。镜下阳性的Ⅰ期肺癌患者,术后放疗的 5 年生存率可以达到 30%。

(2)Ⅲa 期 NSCLC(N_2)的外科治疗策略:根据治疗学的特点,Ⅲa 期(N_2)NSCLC 可分为以下几种情况:①术前纵隔镜检查显示纵隔淋巴结阴性、术中活检也未发现纵隔淋巴结转移,但术后病理证实纵隔淋巴结转移者,此称为偶然性的Ⅲa 期非小细胞肺癌。该组患者应该行标准的肺叶切除、纵隔淋巴结清扫(或系统采样)术,术后给予 4 个疗程的铂类为基础的辅助化疗。②术前纵隔镜检查显示纵隔淋巴结阴性、术中活检发现纵隔淋巴结阳性的患者,术中评估可以完全切除者,给予标准的肺叶切除、纵隔淋巴结清扫或系统性采样术。完全性切除的患者术后可给予单独化疗或联合纵隔放疗;如为不完全切除,则术后推荐给予同步化/放疗。③术前检查如 EUS、EBUS、PET/CT 或纵隔镜检查证实纵隔淋巴结转移者,目前的治疗模式是首选同步放化疗。对部分病例可采取诱导化疗/放疗。如疾病无进展,可选择外科手术治疗,术后辅助化疗或者放疗。④影像学上纵隔内有巨大的融合成团的淋巴结影、纵隔淋巴结活检阳性的患者,此称为不可切除的Ⅲa 期(N_2)NSCLC,目前推荐的治疗为含铂方案的化疗和放射治疗联合的治疗模式。

(3)T_3、T_4($N_{0\sim1}$)NSCLC 的外科治疗策略:此类患者共同的特点为肺癌的局部侵犯较为严重,而纵隔淋巴结未受累及。术前应行颈部纵隔镜活检以排除 N_2、N_3。在此讨论的 T_4 不包括恶性胸腔积液、心包积液的这一组病例。根据肿瘤的部位及外侵的方向,主要可以分为以下几种类型:

①侵及胸壁:首选的治疗方法为包括受侵软组织在内的肺叶或全肺切除、纵隔淋巴结清扫术。手术切除范围至少距病灶最近肋骨的上下缘各 2 cm,受侵肋骨切除的长度至少在 5 cm。如果周围型肺癌与壁层胸膜粘连,可先试行胸膜外游离切除。如果游离的创面没有肿瘤组织,即可行胸膜外切除;如果在游离的过程中遇到任何的阻力,即应停止游离,改行胸壁整块切除。侵犯胸壁的 $T_3N_0M_0$ 非小细胞肺癌,5 年生存率可达 50%～60%。完全性切除的侵犯胸壁的 $T_3N_{0\sim1}M_0$ 非小细胞肺癌,推荐常规的术后辅助化疗,不需要辅助放疗。不完全性切除的病例,可以考虑扩大手术范围或者给予联合放化疗。如果术前评估为不可切除的病例,首选的治疗

方法为诱导同期放化疗后再重新评估,如果肿瘤明显缩小、可以切除者行外科手术治疗,不可切除者继续化放疗。

②侵及纵隔:纵隔内受累脏器很关键。累及到纵隔结构如上腔静脉、心房的 T_4 患者,仍有机会手术切除,但应该严格掌握手术指征。上腔静脉受侵有时可以通过手术切除,并用人工血管替代。心房壁有时也受累,但常可完全切除,有少数患者可望获得长期生存。累及主动脉、食管或椎体的患者,即使行整块切除,也很少有患者能获得长期生存。完全切除的患者,术后给予辅助化疗。如切缘阳性,推荐术后放疗和含铂方案化疗。不可切除的患者推荐含铂方案化疗和放射治疗的联合治疗模式。

③侵及隆嵴:指肺癌累及隆嵴或者距离隆嵴 2 cm 以内者。其中隆嵴受到累及的非小细胞肺癌,不管是黏膜下侵犯,还是气管外侵犯,过去都曾被认为是不可切除的。但现在主张对该类患者可根据肿瘤的部位、外侵的范围采取气管支气管成形、隆嵴切除等术式来实现肿瘤的完全性切除。完全性切除术后,可给予标准的辅助化疗。如果不完全切除,推荐含铂方案化疗和放射治疗的联合治疗模式。

④肺上沟瘤:如果术前评价为可切除的病例,首选同期化、放疗后(2～3 周期化疗和半量放疗结束后 1 个月)手术切除,标准手术方法为完整切除受累肺叶和胸壁部分,包括全部第 1 肋、第 2、3、4 后段肋骨及相邻胸椎的横突、C_8 和 $T_{1\sim3}$ 神经根和臂丛神经干、交感神经链和纵隔淋巴结。Horner 综合征和同侧锁骨上淋巴结转移并非手术绝对禁忌证。如果术前评价为不可切除的病例,首选治疗方法为同步放化疗后重新进行评估,如果肿瘤明显缩小、可以切除者行外科手术治疗,不可切除者继续化放疗。文献报道肺上沟瘤手术死亡率 2.6%～4%,术后 5 年生存率 28%～40%。若为完全性切除,有近 50% 的患者可以被治愈。

(4)T_4(肺癌卫星病灶)NSCLC 的外科治疗策略:肺癌所在的同叶肺内出现的肿瘤卫星结节,此为另一种类型的 T_4。对该类型的肺癌,可选择标准的肺叶切除、纵隔淋巴结清扫术。术后常规给予辅助化疗。此类患者常可获得较满意的生存率。

(5)T_4(恶性胸腔积液、恶性心包积液)NSCLC 的外科治疗策略:肺癌伴随的胸腔积液中 90%～95% 为恶性,发生的原因可能与阻塞性肺炎、肺不张、淋巴管或静脉阻塞或者肺栓塞有关。对该类患者应作多次针对胸腔积液和心包积液的脱落细胞学检查。如果脱落细胞学检查阴性,则按照相应的 TNM 分期给予手术、化疗或者放射治疗。如果脱落细胞检查阳性,则按照Ⅳ期 NSCLC 治疗。部分患者的恶性胸腔积液可行胸膜固定术、胸腔闭式引流。心包积液可通过心包开窗术等姑息性治疗以改善患者的生活质量。

(6)Ⅳ期 NSCLC 的外科治疗策略:此期患者可分为单发转移和全身播散性转移。有远处单发转移患者的治疗策略取决于肿瘤转移的部位。单发脑转移的患者可能从手术切除中获益,5 年生存率为 10%～20%。肺原发癌和孤立的脑转移瘤同期发现、且两处均可彻底切除,则先切除脑转移瘤.短期内再切除原发肿瘤。

原发性非小细胞肺癌行肺切除术后发现孤立性脑转移者,如无其他手术禁忌证,则开颅切除脑转移瘤,手术切除后联合全颅照射能获得更好的疗效。对外科手术无法切除的颅内转移灶或多发性脑转移患者,可以选用立体定向放射治疗＋/－全颅照射。这类患者术后是否需要联合化疗仍存在争议。肺癌肾上腺转移也较常见,但临床上也经常发现那些原发肿瘤可切除的病例中,其单发的肾上腺"转移灶"可能并非恶性。如果肾上腺占位经细针穿刺或切除活检获得病理学诊断后明确为转移,而肺部原发病变可以切除,部分患者(主要是 $T_{1\sim2}N_{0\sim1}M_1$)行手术治疗后可以获得长期生存,术后应给予相应的辅助化疗。肺癌的肺内转移也很常见,如果在肺癌病例中出现对侧肺孤立性结节或者同侧胸腔其他肺叶中出现孤立性结节,如果皆可治愈的话,可以视两处均为原发肿瘤来处理。

2.小细胞肺癌的外科治疗

小细胞肺癌在肺癌中的比例达 $20\%\sim25\%$,然而 90% 以上的患者在首次就诊时就被发现有区域淋巴结或者远处转移。即使在"局限性"或者可以手术切除的患者中,胸腔外微转移灶的存在也较为常见,因此外科治疗在小细胞肺癌治疗中的地位仍存在争议。

对于局限期小细胞肺癌患者而言,目前化疗联合胸部放疗(可以结合预防性颅内放射)已经成为标准治疗。其中位生存时间超过 20 个月,5 年生存率近 20%,但其原发部位的起始复发率在 $20\%\sim25\%$,累计复发率近 50%。化疗联合外科手术治疗小细胞肺癌在技术上是可行的,毒性可以耐受,术后的并发症和死亡率也在一个可以接受的范围内,但是应严格地筛选合适患者。LCSG 的研究表明了大多数的局限期小细胞肺癌并不能从外科手术切除中获益,术后生存率的高低和术后的 TNM 分期密切相关。因此局限期小细胞肺癌的手术治疗应局限于临床Ⅰ期及部分Ⅱ期的患者。小细胞肺癌的患者若拟行外科手术治疗,术前应行包括纵隔镜检查在内的严格评估。

Wada 等人的研究提示对 $T_{1\sim2}N_0M_0$ 的小细胞肺癌患者,外科手术可以作为初始治疗,然后紧接着给予辅助化疗。手术也可在诱导化疗结束后进行。在剖胸探查时偶然发现的可切除的小细胞肺癌,应该给予完整切除,并行纵隔淋巴结清扫。即使术后病理提示临床Ⅰ期,仍应给予辅助化疗。

LCSG 的研究显示外科治疗对绝大多数临床Ⅱ期的小细胞肺癌无效,临床Ⅲ期的小细胞肺癌更不应行外科手术,即使在诱导化疗后纵隔内肿块有明显缩小,外科手术也无助于提高患者的总生存时间。

3.胸腔镜(video-assisted thoracic surgery,VATS)在肺癌外科治疗中的应用

胸腔镜手术不切断胸壁肌肉,不撑开肋骨,与常规手术相比减少了手术创伤,最大限度上保留了患者胸廓的完整性和呼吸功能,术后疼痛减轻,恢复快,缩短了住院时间。

胸腔镜肺癌手术治疗的相对禁忌证包括:①肿瘤直径大于 6 cm;②术前曾接受放化疗;③肿瘤侵犯胸壁或者纵隔组织;④纵隔淋巴结转移;⑤中央型肺癌需要行袖式切除术;⑥无法耐受单肺通气、近期心肌梗死或有严重出血倾向;⑦严重的胸腔粘连。

对于早期非小细胞肺癌尤其是临床Ⅰ期患者来说,胸腔镜肺叶切除术的切除范围及术后长期生存率与开胸手术相同,但术后疼痛轻、并发症少。

(二)肺癌的化疗

1.非小细胞肺癌的一线化疗

近年来化疗对非小细胞肺癌的治疗效果虽有提高,但有效率一直维持在一个平台期。尽管如此,目前化疗仍然是晚期非小细胞肺癌主要的一线治疗手段。多数学者主张铂类+新药的两药联合作为非小细胞肺癌的一线化疗方案。其中铂类是非小细胞肺癌联合化疗的基础,

另一个化疗药物可在吉西他滨、紫杉醇、多西他赛或长春瑞滨中选择。

2.非小细胞肺癌的术后化疗

对Ⅱ～Ⅲa期非小细胞肺癌患者术后辅以长春瑞滨＋顺铂化疗,能提高其5年生存率,但Ⅰb期患者未见获益。鉴于现有的非小细胞肺癌辅助化疗随机临床试验中,辅助化疗均应用4周期,故目前辅助化疗的推荐疗程为3～4周期。考虑到支气管肺泡细胞癌恶性程度低、对化疗不敏感,因此不推荐术后辅助化疗。全肺切除术后是否辅助化疗的关键在于患者的一般身体情况,对于PS评分小于2分,尤其是在左全肺切除的患者,可以考虑行辅助化疗。

3.小细胞肺癌的化疗

对于局限期限小细胞肺癌,化疗总缓解率可达到80％～90％,完全缓解率为40％～50％,中位生存期20个月。与未接受治疗的患者相比,有效的联合化疗能提高患者中位生存期4～5倍。而广泛期小细胞肺癌,联合化疗方案的有效率为60％,中位生存7～9个月,有效率和生存率均低于局限期小细胞肺癌患者。EP方案是目前治疗各期小细胞肺癌的标准方案(表10-1)。

表10-1 EP方案

	剂量mg/m²	用药时间	用药间隔
依托泊苷	80	d1~5	Q21×4
顺铂	20	d1~5	

(三)肺癌的放射治疗

放射治疗是肺癌多学科治疗的另一个重要组成部分。对于高龄或内科原因而不能耐受手术的早期肺癌患者,放射治疗也可作为一种根治性治疗手段。根治性放射治疗放射剂量为每次1.8～2.0 Gy,每周5次,总剂量60～66 Gy。同时放射治疗还可以用于术后的阳性切缘、局部晚期的 N_2 或者 T_4 病例。对于气管、支气管腔内肿瘤可在外照射的同时给予腔内近距离放疗。放射治疗还可用于控制肺癌的症状,诸如转移性骨痛、脑转移所致的瘫痪、脊髓压迫引起的截瘫等。

(四)肺癌的靶向治疗

最先进入临床应用的吉非替尼和厄洛替尼都是表皮生长因子受体酪氨酸激酶抑制剂(TKI)。

目前的生物靶向治疗主要作为化疗失败后的二线或三线治疗,对于有明确EGFR活化突变或者扩增且无吸烟史的晚期非小细胞肺癌患者,也可考虑厄洛替尼(加或不加化疗)作为一线治疗。

此外,肺癌的靶向治疗药物还有抗血管生成的贝伐单抗和重组人血管内皮抑素。贝伐单抗是一种重组单克隆抗体,它能阻断血管内皮生长因子(VEGF)。ECOG 4599研究在晚期非小细胞肺癌的治疗上具有里程碑式的意义,其结果显示,贝伐单抗联合紫杉醇加卡铂(PCB方案)与紫杉醇加卡铂(PC方案)相比,显著提高了疾病无进展时间和中位生存时间,接受PCB方案的患者的中位生存时间大于12个月。目前贝伐单抗联合紫杉醇加卡铂(PCB方案)已经作为晚期非小细胞肺癌(非鳞癌)患者新的标准治疗。但贝伐单抗不应单药使用,而且考虑到有出血倾向,贝伐单抗联合化疗仅局限于非鳞癌、无咯血史、无中枢神经系统转移以及未进行过抗凝治疗的患者。

第八节　食管异物

食管异物是临床常见的急症之一。其危害程度与异物的性状、大小及在食管中停留的部位、时间等有关。对食管异物做出早期的判断并给予及时、正确的处理是防止其近、远期并发症的关键。

食管有三个自然狭窄:第一个狭窄为环咽狭窄,位于食管入口处;第二个狭窄位于主动脉弓和支气管分叉的后方;第三个狭窄是食管通过膈肌的食管裂孔处。食管第一个狭窄处是食管异物最好发的部位,但此处的异物多在耳鼻喉科就诊,并多能通过直接喉镜取出。本节主要阐述环咽部以下食管异物的治疗。

食管异物的病因主要有:

1.误吞异物

婴儿及年龄较小的儿童喜欢将拿在手中的东西放在嘴里,吞入食管。这些物品可包括硬币、纪念章、别针、牙签等。近来由于电器使用增多,吞入纽扣电池的事情也时有发生。由于其具有电化学腐蚀性及水银毒性等,因而危害更大。

进食仓促,进食时讲话、哭笑,可使鱼刺、鸡骨等误吞入食管,这是成年人食管异物最常见的原因。

小儿牙齿发育欠完整,咽部反射功能不健全,易发生误吞的情况。老年人装义齿,口舌反应迟钝,均可发生误吞鱼刺、鸡骨甚至义齿的情况。

2.精神病患者及企图自杀者

可主动吞入异物,这些异物包括硬币、纪念章、别针、钥匙、金银首饰、筷子等。

3.医源性

治疗牙病时,偶有牙齿充填物或牙科器械掉入食管的事故发生,为医源性食管异物。

一、诊断

患者起初吞入异物时多有哽噎感。异物进入食管后,再吞咽时可感到咽部、胸骨后异物感。食管异物多致不同程度的吞咽困难,是患者就诊最常见的原因。异物的大小不同,吞咽困难的轻重程度也不同。由于异物刺激、食物损伤、炎症等均可引起吞咽时疼痛,患者不愿进食。因异物损伤的部位不同,疼痛可表现为胸骨后或上腹部,有时可沿至背部。在儿童,很大的食管内异物可压迫气管而产生呼吸困难。若异物存留食管内时间较长,可引起继发感染,有发热、全身不适等症状。食管内异物,特别是尖锐异物可穿破食管,产生食管穿孔相关的症状(见有关章节)。有的异物穿破食管,刺破胸主动脉可引起失血性休克,危及生命。血常规检查白细胞计数大于 $10 \times 10^9/L$,中性粒细胞比例上升者多提示继发感染可能。若有穿孔,白细胞计数可达 $20 \times 10^9/L$ 以上。

当怀疑食管异物时,均应做 X 线透视、摄片检查。如为透光异物,可服少许蘸碘油的棉絮,以便发现异物部位。如异物为不透光时,颈部与胸部平片可以对异物进行定位。食管吞钡检查多可提示异物的部位、大小、形态等。若平片发现有纵隔积气、积液、胸腔积液或液气胸表现,多提示有食管穿孔可能,此时食管碘油造影有可能显示穿孔部位。当考虑有食管穿孔可能,拟取出异物时,应行 CT 检查了解异物与周围器官特别是主动脉的关系。

食管镜检查可确诊异物,有时因异物嵌顿,食管黏膜高度充血水肿或出血而不易看到异物,此时应考虑已有食管穿孔的可能。

二、治疗

(一)食管镜下取异物

对单纯食管异物,应尽量在食管镜下取出。鱼刺、鸡骨、牙齿等可用圈套器将其取出。别针、徽章等异物可用异物钳取出。经食管镜取异物需要有一定临床经验,能判断异物可借助食管镜取出,而不会因此撕破食管。切忌粗暴动作,强行经食管镜下取异物。

(二)手术治疗

手术治疗适用于:①经内镜取异物失败者;②尖锐异物,强行经内镜取除极易引起严重并发症者,尤其当异物位于主动脉弓水平时;③异物穿透食管,刺破主动脉或异物损伤主动脉引起大出血者;④食管镜下取异物时引起食管穿孔者。

异物穿破主动脉往往出现呕血,在积极抗休克治疗的同时,应考虑急症剖胸手术,以免耽误时间。

颈部食管异物可经颈部切口作异物摘除术。通常是在左侧胸锁乳突肌内缘,上起甲状软骨上缘,下至胸骨上切迹水平作斜切口。切开皮肤、颈阔肌及颈深筋膜,将胸锁乳突肌及颈动脉向外牵拉,在切口下部切断肩胛舌骨肌。沿气管及甲状腺外缘分离即可显露食管,将颈段食管稍作游离。沿异物纵轴方向切开食管全层,取出异物。然后作黏膜横向间断缝合,再缝合肌层。常规放皮片引流。如穿孔缝合不易,可放置烟卷引流,必须留置胃肠减压管。

主动脉弓水平的尖锐异物可经胸部切口进胸摘除。一般经右胸后外侧切口,先结扎切断奇静脉,以利暴露食管。切开纵隔胸膜。探查异物时操作应轻柔,以免导致穿孔。切开食管取出异物后,分别横向缝合食管黏膜、肌层。临床上开胸术更多见于内镜取异物过程中引起出血、穿孔等严重并发症时。

一般均需禁食 3～5 天。有继发感染者适当延长留置胃肠引流管和禁食时间。常规抗生素治疗,并给予静脉营养,保持水电解质平衡。

第九节　食　管　癌

食管癌是我国最常见的癌症之一,目前其临床治疗效果还相当有限,5 年生存率不到15％。外科手术切除仍是治疗食管癌的最佳手段,而早期诊断则是提高食管癌生存率的最佳方法。

一、食管癌的分期

食管癌分期对指导患者治疗以及判断预后有着重要的价值。目前食管癌的分期仍参照

AJCC 标准(表 10-2)。淋巴结转移是食管癌患者重要的预后因素,因此也有学者建议根据淋巴结转移个数将 N 分期分为两个亚组(阳性淋巴结数大于或等于 4 个/小于 4 个)。贲门癌分期则参照胃癌分期标准。

表 10-2 食管癌 TNM 分期(AJCC1997)

原发肿瘤(T)	
Tx	原发肿瘤无法评估
T_0	无原发肿瘤证据
Tis	原位癌
T_1	肿瘤侵犯黏膜固有层和黏膜下层
T_2	肿瘤侵犯食管肌层
T_3	肿瘤侵犯食管周围组织,但未侵犯邻近结构
T_4	肿瘤侵犯邻近结构
区域性淋巴结(N)	
Nx	区域性淋巴结转移无法评估
N_0	未发现区域性淋巴结转移
N_2	存在区域性淋巴结转移
远处转移(M)	
Mx	远处转移无法评估
M_0	未发现远处转移
M_1	存在远处转移
M_{1a}	胸上段肿瘤 颈部淋巴结转移
	胸下段肿瘤 腹部淋巴结转移
M_{1b}	胸上段肿瘤 他非区域性淋巴结转移或是远处转
	胸中段肿瘤 非区域性淋巴结转移或是远处转移
	胸下段肿瘤 他非区域性淋巴结转移或是远处转移

TNM分期			
0期	Tis	N_0	M_0
I	T_1	N_0	M_0
IIa	T_2	N_0	M_0
	T_3	N_0	M_0
IIb	T_1	N_1	M_0
	T_2	N_1	M_0
III	T_3	N_1	M_0
	T_4	任何N	M_0
IV	任何T	任何N	M_1
IVa	任何T	任何N	M_{1a}
IVb	任何T	任何N	M_{1b}

二、诊断

(一)临床表现

1.早期临床表现

约90%的食管癌具有早期症状,最典型的早期症状是"三感一痛",即大口或进食较急时轻微的哽噎感;吞咽时胸骨后闷胀不适感;吞咽后食管内异物感,吞咽时食管内针刺样或烧灼样疼痛。开始时症状往往十分轻微,并且间断发作,每次持续时间较短,易被本人和医师忽视。

2.中期临床表现

随着肿瘤的逐渐增大,食管腔受肿瘤的堵塞或压迫变得越来越狭窄,则出现典型的进行性吞咽困难的中期症状,表现为开始大口进食或进干硬食物如馒头、米饭时出现吞咽困难,而缓慢进食或进半流食无感觉,进一步恶化则进半流食也出现吞咽困难,需用汤或水将食物送下,最后发展为进汤、牛奶等全流食时也出现吞咽困难,并可出现呕吐、胸背部疼痛、体重下降、贫血低蛋白等营养不良症状。

3.晚期临床表现

除了吞咽困难症状逐渐加重外,主要出现由于肿瘤外侵、压迫和淋巴结转移累及纵隔器官和肺组织引起的症状和肿瘤血行转移引起的相应症状,如呼吸系统可出现咳嗽、呼吸困难、进食呛咳、肺内感染、发热等症状,神经系统可出现声音嘶哑、膈神经麻痹等症状。锁骨上淋巴结肿大,肝转移引起的肝区疼痛,食欲不振,骨转移引起的全身疼痛,最终可出现恶病质等极度消瘦和衰竭。

(二)辅助检查

1.食管镜检查

食管镜检查对于食管癌的诊断非常重要。根据Orringer的报道,内镜对食管癌诊断阳性率可达95%。

2.食管钡剂造影

对于吞咽困难患者,食管钡剂造影是一项非常必要的检查手段。该检查可对食管黏膜、食管扩张性、活动度以及病理改变进行评价。

食管癌在钡剂造影检查中具有以下特征:浸润型食管癌表现为管腔的狭窄,根据狭窄段的两端可以判断肿瘤的长度和边缘;腔内型则表现为突入管腔的较大龛影;溃疡型肿块则表现为表面凹凸不平的溃疡影;对于肿瘤黏膜下扩散导致的静脉曲张型食管癌,钡剂造影中表现为食管黏膜变硬、迂曲,应与食管静脉曲张相鉴别。该类型肿瘤通常位于食管中段或上段,并且不随食管蠕动或呼吸而改变形状。另外,肿瘤与正常黏膜的分界比食管静脉曲张更明显。

早期食管癌在钡剂造影中可表现为小的腔内斑块样或息肉状突出,也可表现为区域性溃疡。上述这些特点在气钡双重造影中表现得更加明显。

3.CT检查

CT检查可以用来评价肿瘤局部生长情况、肿瘤和邻近结构的关系以及远处转移。Moss等将食管癌在CT上的表现分为四期Ⅰ期:腔内肿块不伴有食管壁的增厚;Ⅱ期:食管壁增厚;Ⅲ期:肿瘤侵犯邻近组织结构(气管、支气管、主动脉,心包);Ⅳ期:存在远处转移。

4.内镜超声

内镜超声(endoscopic ultrasound,EUS)为食管癌提供了较为准确的 T 分期,并且能够探及肿瘤局部、胃周以及腹腔淋巴结。在 EUS 观察下食管壁分为五层:①浅表黏膜,包括黏膜上皮和固有层;②黏膜肌层;③黏膜下层;④固有肌层;⑤食管周围组织。由此可以对肿瘤的浸润和侵犯进行很好的评估。该检查对 T 分期判断准确率为84%,当然这也和操作者的技术相关。EUS 在判断早期食管癌和食管癌对周围组织侵犯时准确率最高,也最具利用价值。

5.支气管镜检查

支气管镜对评价颈部及胸上段食管癌对气管和支气管的侵犯非常重要。对于在 CT 上表现为隆嵴下方巨大肿块或是隆嵴下淋巴结肿大的患者均应行支气管检查,明确隆嵴有无肿瘤侵犯。支气管镜下可以表现为气管壁单纯膨出,气管环状线消失,甚至伴有气管或是主支气管(通常为左主支气管)的后壁固定。严重者可表现为明确的侵犯或是出现气管食管瘘。隆嵴下淋巴结转移可以导致隆嵴变宽。单纯的气管壁膨出并不代表肿瘤侵犯。气管镜下刷检和活检可以帮助确认食管癌对气管的侵犯。

6.PET 检查

多项研究表明,PET 在评价食管癌原发肿瘤方面的准确率高于 CT 检查。但是,和 CT 检查一样,PET 也不能判断食管壁的层次。

7.胸腔镜和腹腔镜检查

目前许多学者认为胸腔镜和腹腔镜检查是评估食管癌分期的有效方法,与无创伤性检查比较,可以更加准确的判断食管癌局部侵犯、淋巴结以及远处转移情况。

三、治疗

食管癌的治疗应根据肿瘤的病理分期而决定。比较一致的看法是采用以手术和放射治疗为主的综合疗法。

1.手术指征

参照 AJCC 的临床病理分期,并结合我国的病理分期,同时参照患者的全身情况,食管癌的手术指征参考如下:

(1)早期食管癌(AJCC Ⅰ期以前,我国的 0 期及Ⅰ期),积极手术治疗。

(2)AJCC Ⅱa 及Ⅱb 期食管癌,根据病变部位和浸润深度采用手术治疗或术前放疗(或结合术前化疗)后再手术治疗。

(3)AJCC Ⅲ期肿瘤,应先行放疗(或结合化疗)再争取手术切除。

(4)放疗后复发,病变范围不大,无远处转移,全身情况良好者,也应争取手术治疗。

(5)Ⅳ期患者,食管高度梗阻,如扩张、内支架等治疗无效,可考虑行短路手术。

2.手术禁忌证

(1)食管癌已属晚期,癌肿已明显侵犯到气管、主动脉弓、肺等,或出现声音嘶哑、持续胸背痛。因手术往往无法切除肿瘤。

(2)食管癌患者已有颈部淋巴结肿大,有肝脏转移等。此时切除食管癌已不能解决根本问题,即使切除原发病灶,但不久其他部位又会出现转移癌。

(3)有严重的心脏病或肺功能不良等。因食管癌手术属于大手术,患者心、肺功能不好,很难安全度过手术关。

　　3.手术方式

　　至今,外科切除食管癌仍然是治愈该病的最佳选择,同时也最大限度缓解了患者的主要症状——吞咽困难。

　　从手术路径来分,食管癌手术首先可分为经胸(transthoracic esophagectomy)和不经胸(或称为经膈肌裂孔食管癌切除,transhiatal esophagectomy)两大类。前者又可分为经左胸食管癌切除和经右胸食管癌切除术。按重建消化道的方式又分为胃代食管、结肠代食管和空肠代食管等。以吻合部位不同可有胸内吻合和颈部吻合。所谓不同的术式,最终都是上述分类的不同组合。

　　从吻合方法来说,可分为机械吻合和手工吻合两类。目前,凡吻合做在胸内的,多采用管状吻合器机械吻合。可简化手术操作,也降低吻合口瘘的发生率。也有医师喜欢采用直线切割器侧一侧吻合后壁,前壁手工吻合。如果吻合做在颈部则可采用手工吻合或者器械吻合。

　　近年来,随着微创外科发展,国内外均已有电视胸腔镜或电视胸腔镜联合电视腹腔镜辅助下的食管癌手术,其手术解剖、游离过程相当于经右胸、腹食管癌切除、胃代食管胸内或颈部吻合。

　　(1)经左胸食管癌切除、胃代食管胸内或颈部吻合术:本术式为食管癌常用术式。以左后外侧切口经第6肋(食管下段肿瘤及食管胃结合部肿瘤可经第7肋)进胸。打开纵隔胸膜后,先探查肿瘤是否可切除,然后游离食管周围,前至心包,肺静脉及气管、隆嵴旁,后至降主动脉,注意应将食管旁组织包括淋巴结一并切除。食管胃结合部肿瘤须打开膈肌探查肿瘤是否可以切除及有无网膜种植转移,特别须探查胃左血管周围是否有成团淋巴结转移,及肿瘤是否侵犯胰腺等重要脏器。切除食管或胃时,两端应至少距肿瘤边缘5 cm以上。食管癌有多中心发生及黏膜内扩散的生物学特性,多见向肿瘤上方的黏膜扩散。若上端切除长度不足,可能切缘有肿瘤细胞残留,易导致术后吻合口复发。故有学者认为如有可能,上切缘应距肿瘤10 cm。在切下食管标本后,如肉眼不能肯定切缘是否阴性,可立即行冷冻切片病理学检查。为此,中上段食管癌应行颈部吻合,下段食管癌应在主动脉弓上吻合,胃食管结合部癌应在主动脉弓下吻合。由于主动脉弓位于左胸,对于该部位附近的食管癌经左胸手术往往比较困难,也增加手术风险,不如右胸手术安全。

　　(2)经中上腹、右胸二切口食管癌切除、胃食管胸内吻合(Ivor Lewis术)或加颈部吻合术(三切口食管癌切除,Ivor Lewis-McKeown术):几乎适用于所有适合手术的食管癌和食管胃结合部肿瘤患者。特别对于肿瘤位于气管隆嵴或主动脉弓水平及以上者,其暴露较左胸入路佳,可提高切除率,也便于上纵隔和隆嵴区淋巴清扫。采用右胸、腹两切口手术时,一般先平卧位开腹,充分游离胃并清扫淋巴结后关闭腹腔。改左侧90°卧位,右后外侧切口经第5肋间(食管胃结合部肿瘤可经第6肋间)进胸。根据肿瘤部位游离足够的食管长度并清扫纵隔淋巴结。将胃提至胸腔,切除足够范围的病变后,在胸内进行食管胃吻合。如果是食管中、上段癌需作颈部吻合时,一般先左侧90°卧位,经右胸第5肋间进胸充分游离食管(上至胸膜顶,下至食管裂孔周围),并清扫食管旁、纵隔淋巴结后关胸。改平卧位,腹部和颈部消毒。经中上腹游离胃并清扫胃周围淋巴结,注意保存网膜右血供。游离胃近端至裂孔时与先前游离的食管下端相贯通。如考虑胃长度不够时,可适当裁剪胃小弯做成管状胃,也有利于小弯淋巴结清扫。关闭腹腔。做左颈或右颈部切口,将食管和胃从颈部拉出后,切除病变食管,将食管与胃作吻合。本术式一般常规加作幽门成形术。

(3)食管癌切除、结肠代食管术:适用于胃部有病变或过去曾做过胃大部切除的食管癌患者;或同时有食管癌和胃部肿瘤的患者需同期切除者。因不能用胃代食管,临床上多用结肠代食管。因结肠系膜较长,血供较丰富,并且可以根据血供情况采取右半结肠、中结肠或左半结肠代食管,结肠的方向以顺蠕动为好。也可采用空肠移植重建食管。但由于空肠的肠管弯曲较多,血管蒂张力较大,高位移植常会引起肠管末端坏死,故失败机会较多,临床很少使用。

(4)经腹或左胸腹联合切口食管胃结合部肿瘤切除、胃食管吻合或空肠食管吻合术:单纯经腹手术适合于食管胃结合部肿瘤而食管下端无明显受累的患者,以及年龄偏大、难以耐受开胸者。作近端胃大部切除后,食管胃吻合。如病变范围大,特别胃小弯有累及者,需行全胃切除,空肠食管 Roux-Y 吻合。若病变累及食管下端,可考虑胸腹联合切口,特别是同时须行全胃切除的患者,左胸腹联合切口最具优势。

(5)电视胸腔镜(VATS)或电视胸腔镜加腹腔镜(LPS)辅助下食管癌切除:国内外均有文献报道,但临床例数不多。一般认为 VATS 手术治疗食管癌之中仅限于无明显外侵的食管癌行食管切除术,或是肺功能不能耐受剖胸手术的食管癌患者。

(6)经食管裂孔食管癌切除术:本术式最大特点是不需要开胸,因此更适合颈胸段食管原位癌或较小的食管癌、食管胃结合部癌;全身情况较差,年老体弱,心肺功能不能耐受开胸手术者。患者取平卧位,经中上腹切口充分游离胃,估计胃长度足够拉至颈部作吻合后,从食管裂孔将手指伸入后纵隔内分离食管。为便于分离食管,可用纱带套取食管下端牵引,如为食管下段肿瘤,手指即可探查肿瘤是否侵犯周围组织,特别是脊柱和主动脉等重要结构,如关系紧密,即不适合该术式。如为食管上段肿瘤,需经颈部切口进行探查,如发现肿瘤与气管关系紧密,也应慎重选择该术式。从腹部和颈部两个方向充分游离食管后,从颈部将胃沿原食管床拉出,于颈部作食管胃吻合术。也可以将胃从胸骨后提至颈部作吻合。

(7)内镜食管黏膜切除术(endoscopic esophago mucosectomy,EEM):是近年来发展的先进技术。手术在具有两个操作管腔的电视内镜下进行。在内镜下用甲苯胺蓝或卢戈液染色技术辨认黏膜癌变区,然后用钳子提起病变,再用高频电刀切除病变黏膜。切除的最大宽度为15 mm,最大标本一次可切除 12 mm 病灶。超过 12 mm 者可多次重复切除。切除标本的边缘应做病理检查,术后 3 天可进食。

(8)减状手术:若肿瘤已不能切除,仅能作减状手术,常用的有食管腔内置管术(包括放置记忆金属内支架)、食管分流术,以暂时解决患者进食,然后再施行放疗或化疗。

1)金属内支架放置术:总的原则要求支架能超过或覆盖肿瘤长度 1～2 cm。为此必须准确估计肿瘤大小范围,选择合适大小的支架。需要指出的是支架在食管内会使患者有明显异物感,有的患者难以耐受,因此术前须和患者解释清楚。如果估计患者存活时间超过半年以上,放置支架应谨慎。如果仅从改善患者营养状况考虑,可以采用胃造瘘或空肠造瘘等方法。可回收支架在放置后 1 个月内仍可取出,超过 1 个月以上取出支架应相当谨慎。

2)食管分流术:在开胸手术探查时,如发现肿瘤不能切除,可行胸腔内食管分流术。方法多在肿瘤上方 2 cm 以上处行食管胃侧一侧吻合术。如果食管中上段癌伴有严重的吞咽困难，可采用不开胸的结肠代食管分流术或胃造瘘术。

4.手术并发症

（1）吻合口瘘：食管胃（肠）胸内吻合口瘘是食管、贲门癌术后最严重的并发症之一。

胸内吻合口瘘多有严重的中毒症状，表现为体温增高、脉搏加快、胸痛及呼吸困难等。体格检查及胸部 X 线检查可见有胸内积液或液气胸。胸腔穿刺可抽出浑浊臭味液体。如患者已开始进食，则抽出液中可混有食物碎屑。晚期瘘可单纯表现为体温持续增高、胸背疼痛和全身衰竭症状。胸部 X 线仅见吻合口周围有块状阴影或纵隔增宽的改变。胸内吻合口瘘可通过口服亚甲蓝观察胸腔引流液颜色，或吞咽少量的碘油或稀钡透视摄片而确诊。

吻合口瘘的处理要根据瘘口的大小、部位及患者的具体情况决定。对胸内吻合口瘘的处理方法主要有：①晚期较小的瘘可采用胸腔闭式引流。②早期瘘一旦确诊，如患者一般情况允许，应争取尽早再次剖胸探查。如果瘘口较小，周围组织炎症水肿较轻，可单纯修补吻合口或用带蒂的肋间肌瓣修补；如无法修补可手术重建吻合口，一般可手术切除原吻合口再次行食管胃吻合也可采用结肠移植代食管。③如情况十分严重，不能耐受再次剖胸手术吻合，可采用上段食管颈部外置及胃造瘘术，待患者情况好转后再作食管重建术。④吻合口瘘患者引流通畅病情稳定后，可尝试在纤维胃镜下用金属夹夹闭瘘口。

（2）单纯脓胸：由于食管切除是污染手术，且患者大多术前存在营养不良，术后发生脓胸者也较常见。X 线检查及胸腔穿刺即可确诊。治疗可用大剂量抗生素以控制感染，同时必须放置闭式胸腔引流。单纯脓胸的预防主要是术中应严格无菌操作，及时更换敷料及器械，冲洗胸腔，术后保持胸腔引流管的通畅，发现胸腔积液后及时穿刺抽液。

（3）乳糜胸：食管癌手术易损伤胸导管，尤其是中上段食管癌手术损伤机会大。主要临床表现为因大量胸腔积液而出现胸闷、气急等症状，晚期可出现营养消耗症状及水电解质紊乱等。体检可见纵隔向健侧移位，血压降低、脉搏增快、重者可发生休克症状。胸腔引流管内可引流出大量淡黄或白色牛奶状液体，早期乳糜胸因混有胸腔内积血而呈淡血性，胸腔积液乳糜试验即可确诊。乳糜胸确诊后，如患者一般情况尚可，每天的胸液量少于 1 000 mL，可先保守治疗。方法为禁食、静脉营养等积极支持治疗，保持水电解质平衡，尝试给予生长抑素治疗 1 周。如果胸腔引流量逐渐减少，可继续观察 1 周。如没有效果或减少并不明显，应尽快手术治疗。术前 2～3 小时可口服奶油等食物，使术中能从瘘口流出大量典型的白色牛奶状液体，便于辨认瘘口。手术结扎胸导管即可治愈。

（4）肺部并发症：食管癌患者由于年龄较大，术前多有营养不良及吸烟史，常伴有慢性支气管炎及肺气肿，肺功能较差，再加上手术时间长，创伤大，肺部并发症的发生率较高，占术后并发症的首位。一般有肺炎、肺不张、肺脓肿及呼吸衰竭等。多发生在术后 24～48 小时内。除临床症状外，胸部 X 线及血气检查可协助诊断。对有慢性支气管炎、肺气肿的患者，术前作预防性治疗，并可在术中应用抗生素。如已发生术后肺部并发症，除加强抗感染治疗外，应重视咳嗽排痰，可用雾化吸入、支气管解痉剂和化痰药物，必要时间断鼻导管吸痰，纤维支气管镜吸痰，以及时清除呼吸道分泌物。如发生呼吸衰竭者，应尽早行气管切开，呼吸机辅助呼吸。

（5）喉返神经损伤：喉返神经与上段食管紧邻，行上段食管癌切除术时易损伤一侧喉返神经。由于一侧声带麻痹,术后患者声音嘶哑,进食时常因误吸而呛咳,而且影响有效咳嗽和排痰,增加肺部并发症的发生率。预防喉返神经损伤,主要是在术中注意保护喉返神经。在主动脉弓下分离中段食管时尽量紧贴食管分离,在分离颈段食管时亦因紧贴食管作钝性分离。

食管癌术后还可发生心血管系统、消化系统、切口感染以及术后膈疝等并发症。

第十节　心房间隔缺损

房间隔缺损(atrial septal defect,ASD)是最常见的先天性心脏病,Roesler 于 1934 年尸解时首次发现。房间隔缺损分原发孔型和继发孔型两种。原发性房间隔缺损通常合并房室瓣裂缺,属心内膜垫缺损范畴,继发孔房间隔缺损占先天性心血管畸形的 10%～20%,女性多见,女与男之比例为 2∶1～3∶1。10%～15%病例合并部分肺静脉异位连接入右心房。继发孔房间隔缺损可以单独存在,常可伴有其他先天性心脏病如肺动脉瓣狭窄、心室间隔缺损、动脉导管未闭、部分肺静脉异常连接右心房、先天性二尖瓣狭窄及左上腔静脉永存等。

一、分型

按缺损所在部位可分为下列数种类型

1.中央型缺损(卵圆窝型)

此型最常见,在心房间隔缺损病例中约占 70%。缺损位于心房间隔的中央部分,相当于胚胎期卵圆窝所在之处。一般呈椭圆形或圆形,缺损面积较大,直径为 2～4 cm 或更大。大多数病例呈单个巨大缺孔,但因可被不规则条索状的残留第一隔组织(卵圆瓣)分隔成许多小孔,呈筛孔样。多数病例缺损边缘完整。冠状静脉窦开口位于缺损的前方。继发孔型缺损下缘与房室瓣之间似有较多的房间隔组织,缺损距离房室结较远,缝合缺损时较易避免传导组织受伤。有些病例缺损较大,后缘的房间隔组织极少或缺如,右肺静脉开口进入缺损区易被误认为右肺静脉部分异常连接。

2.上腔静脉型缺损(高位缺损)

亦称静脉窦型缺损,在心房间隔缺损中占 5%～10%,面积一般不大,很少超过 2 cm。缺损位于上腔静脉开口与右心房联结的部位,下缘为房间隔组织,上缘即为骑跨于左右心房上方的上腔静脉。高位房间隔缺损经常伴有右肺上静脉异常连接入右心房或上腔静脉。

3.下腔静脉型缺损(低位缺损)

又称后位房间隔缺损,在房间隔缺损中约占 20%。缺损位于心房间隔的后下部分,下缘接近于下腔静脉入口处,与下腔静脉之间可能仍然存在少量卵圆窝组织,但房间隔组织亦可全部缺如。缺损下缘与下腔静脉入口之间没有明显界限,易将下腔静脉瓣误认为缺损下缘的房间隔组织,手术时应注意识别,以免缝合后造成下腔静脉血液全部回流入左心房,临床上术后出现静脉发绀。右肺静脉开口位于缺损区,亦可伴有右肺静脉异位连接入右心房或下腔静脉。

4.混合型

两种或两种以上畸形同时存在,约占 8.5%,缺损往往占房间隔的极大部分。

二、诊断

(一)临床表现

临床症状出现的早晚、轻重,决定于缺损大小。有的患者可以几十年没有症状。婴儿期因左右心室壁的厚度差距不大,左右心室舒张期的充盈阻力差别亦不大,因此左向右分流量也不致过大,临床症状不多。当肺/体循环血流量之比大于2∶1时才出现症状,如活动后易疲劳、急促,经常易患呼吸道感染和肺炎。伴有部分肺静脉异常连接入右心房、左向右分流量很大的病例,可在婴幼儿期出现心功能不全。30岁以上的患者并发肺高压导致心力衰竭症状者增多。兼有右心室流出道梗阻或肺动脉瓣狭窄的病例产生逆向右向左分流时,临床出现发绀。

体格检查发现大多数患者生长发育正常,部分患者比同龄儿差。胸骨左缘第2、3肋间可听到由于大量血液通过肺动脉瓣,进入扩大的肺动脉而产生的喷射性收缩期杂音,常为2~3级。肺动脉第2音亢进,固定分裂,部分病例在上述部位尚可扪及收缩期震颤。在三尖瓣区可听到由于血液加速通过三尖瓣而产生的舒张中期滚筒样杂音。伴有肺动脉高压后,在肺动脉瓣区收缩期杂音减弱,而第2音亢进更明显。伴有肺动脉瓣关闭不全时,在肺动脉区可听到舒张期杂音。右心房、室高度扩大导致相对性三尖瓣关闭不全时,在三尖瓣区可听到收缩期杂音。严重的肺高压,左向右分流量显著减少或呈现右向左分流时,则心脏杂音不明显,且可显现发绀。晚期患者可有颈静脉怒张、肝大、下肢水肿等慢性充血性心力衰竭的体征。

(二)辅助检查

1.胸部X线检查

婴幼儿病例心脏大小可正常或稍有增大,肺血增多亦不明显。左向右分流大的病例,显示心脏扩大,以右心房,右心室增大为主。肺总动脉明显突出,两侧肺门区血管增大,搏动增强,在透视下有时可见"肺门舞蹈",肺野血管纹理增粗。主动脉弓影缩小,慢性充血性心力衰竭患者,由于极度扩大的肺部小血管压迫气道,可能显示间质性肺水肿、肺实变或肺不张等X线征象。

2.心电图检查

典型病例显示电轴右偏,右心室肥大,伴不完全性或完全性右束支传导阻滞,P波增高或增大,P-R间期延长。30岁以上的病例出现房性心律失常多见,如阵发性心房颤动,房速及房扑等。继发孔房间隔缺损成人病例,呈现心房颤动者约占20%。

3.超声心动图检查

显示右心室内径增大,左室面心室间隔肌部在收缩期与左心室后壁呈同向的向前运动,与正常者相反,称为室间隔矛盾运动。二维超声心动图检查可显示缺损的部位和大小。彩超还可估量分流和推算右心室及肺动脉压力,且可发现部分肺静脉异位连接入右心房。当静脉注射造影剂后,心尖四腔可见充满气泡的右心房中近房间隔处出现无回声的负性显影区,或少数气泡从右心房进入左心房。

4.心导管检查及心血管造影检查

由于无创性的超声心动图检查、安全、简单、正确,重复检查的优点,对创伤性心导管及心血管造影检查用于单纯继发孔房间隔缺损的诊断已很少应用,但仍为诊断的可靠方法。

5.磁共振检查

可显示缺损部位,大小,伴发畸形及有无肺动脉高压等。

（三）鉴别诊断

继发孔型房间隔缺损首先要与原发孔型房间隔缺损相鉴别，后者症状一般出现较早，听诊可听到二尖瓣关闭不全的收缩期杂音，心电图示以一度房室传导阻滞多见，心动超声发现房间隔缺损位于心内膜垫处并有二尖瓣或三尖瓣裂缺，术中探查示冠状静脉窦开口位于缺损的后方。继发孔型尚需与左向右分流的其他心血管疾病相鉴别，如主动脉窦破入右心房、冠状动脉右心房瘘等，均有特殊的来回或连续性粗糙杂音。少见的心室间隔缺损血液从左心室分流入右心房则杂音类似心室间隔缺损响亮和粗糙。还有完全性肺静脉异常连接右心房，其临床出现发绀的发病年龄早，而且症状重。另有一种情况是心房间隔本身完整无缺，只是冠状静脉窦与左心房之间无间壁，故左心房血可由冠状静脉窦开口与右心房相通，有人称此为"无顶"（uroofing）冠状静脉窦。在手术时需要注意和正确处理。

三、治疗

手术适应证及禁忌证：身长、体重明显低于正常同龄儿标准，有反复呼吸道感染史或肺炎史，胸片和心动超声提示肺动脉压升高，或伴有部分肺静脉异常连接右心房，肺循环血流量与体循环血流量之比超过 1.5：1，婴幼儿呈现充血性心力衰竭均应早期进行手术治疗。一般手术年龄为4～5 岁，早期手术治疗可防止肺循环阻力升高和出现右心衰竭。如果缺损较小、没有肺动脉高压，则可以等到少年时行经皮导管封堵术。肺血管阻力指数（RpI）是评价房间隔缺损的手术指征的可靠指标。当静息血氧饱和度（SaO_2）小于 97％时，就应该行心导管检查，测定肺血管阻力指数。当肺血管阻力指数大于 8 个 Wood 单位，临床出现发绀，心房水平呈现右向左分流，运动后动脉血氧饱和度进一步降低，一般认为属手术禁忌。如果在静脉应用前列环素、吸入一氧化氮（NO）等降低肺动脉压措施后，血氧饱和度上升至 100％，肺血管阻力指数低于 7 个 Wood 单位时，说明肺动脉高压可逆转，仍可考虑手术。如果房间隔缺损为三尖瓣闭锁、肺动脉闭锁、完全性大动脉错位等复杂畸形的生命通道者，也禁忌单纯手术闭合。

目前体外循环下直视缝合或补片修补仍为房间隔缺损的标准治疗方法。治疗结果满意，并发症减少。一般采用胸骨正中切口，儿童、青年女性可采用乳腺下缘切口或腋下小切口。切开心包后即可见右心房、右心室、肺动脉显著扩大，肺总动脉处尚可扪到收缩期震颤。注意左上腔静脉以及肺静脉进入左心房的部位有无异常。用手指按压右心房壁，常可扪到房间隔缺损。注射肝素后，升主动脉及上、下腔静脉插管，建立体外循环。降温至 32℃，阻断主动脉血流，于主动脉根部注入 4℃心脏停搏液。束紧环绕上下腔静脉的纱带，在右心房界嵴前方做斜行纵向切口，吸去右心房血液，显露心房间隔。详细探查右心房内部解剖结构，注意房间隔缺损的部位和面积，边缘组织是否完整，肺静脉开口有无异常，以及冠状静脉窦开口，房室瓣上、下腔静脉开口和下腔静脉瓣的情况。中央型缺损在 3 cm 以内，左房发育良好，可直接连续缝再间断缝合加固数针。缝针应穿过缺损前后缘较多的房间隔组织使缝合牢固。缺损巨大直接连续缝合张力较大或缺损边缘房间隔组织比较薄弱，缝合后易于撕裂者则宜用大小形态适宜的涤纶织片或心包片缝合于缺损边缘。成年病例直接缝合缺损后产生的张力易致手术后房性心律失常，因此宜用织片和心包片缝补缺损。多个筛状缺损，可剪除后成单孔再作缝合或补片缝合。伴有部分右肺静脉异常连接右心房的病例，则将缝线或补片缝合固定在肺静脉开口前方的缺损右缘的房间隔组织，使缺损缝闭后肺静脉血液回流入左心房。上腔静脉型房间隔缺损的位置靠近上腔静脉开口，且常伴有右上肺静脉异常连接入右心房,做右心房切口时,应避免损伤窦房结。此型缺损需要心包片或织片作缝补术,而不宜直接缝合,以免导致上腔静脉狭窄梗阻。使用补片的宽度比缺损直径长50%,补片长度则比肺静脉异位开口上缘到缺损下缘的距离长25%,这样在缝补缺损后左右心房通道即行隔断,异位右肺静脉又可经房间隔缺损通畅地回流入左心房,同时上腔静脉血液回流也不受阻碍。有的病例一支较小的肺静脉异位回流流入上腔静脉,且开口入上腔静脉的位置较高,在这种情况下,只宜缝补房间隔缺损而对异位回流的小支肺静脉不作处理,以免补片伸入上腔静脉腔内引起上腔静脉管阻。有人主张做右心房整形术以扩大右心房与上腔静脉交接处的口径。下腔静脉型心房间隔缺损一般缺损面积较大,位置低,多数病例宜行缝补术,以免将下腔静脉瓣误认为缺损下缘予以缝合,以致术后下腔静脉血管回流入左心房,产生大量右向左分流,术后出现发绀。不论直接缝合或用心包片后织片作缝补术,在缺损下缘应将缝线穿过缺损两侧房间隔组织和左心房后壁,这样可避免下腔静脉后壁皱缩。缝合缺损下缘时,还应注意避免损伤房室结构和房室束。

　　心房间隔缺损缝合或缝补术即将完成时,气管插管加压使肺充分排出左心房内残留气体,然后结扎最后 1 针。缝合右心房切口后,放松腔静脉束带,于主动脉根部插入粗针排净残留气体后,逐渐放松主动脉阻断钳,待心脏恢复正常搏动,复温到体温 37.5℃时停止体外循环。有条件的可行食管超声(TEE)检查,可以判明有无残余左向右分流。按常规拔除腔静脉及主动脉插管,心包腔内或胸腔内放引流管,缝合胸骨及胸壁。

　　房间隔缺损手术修补的常见并发症有空气栓塞、肺静脉梗阻、下腔静脉梗阻和残余分流等。空气栓塞是最严重的并发症,在术中避免吸引器头进入左心房吸引,在修补缺损结扎最后一针前,麻醉医师鼓肺使左心房血液和气体从缝合口裂隙中排出,当右心房血液充盈,抽紧最后一针,接着主动脉根部持续排气轻轻挤压左心室,逐渐开放主动脉钳。合并肺静脉异位引流的患者,要剪除后部房间隔组织,用大的补片将右肺静脉隔至左心房,补片的右侧要缝至右心房侧壁,这样才能避免肺静脉梗阻。误将下腔静脉瓣当作缺损下缘修补房间隔缺损,造成下腔静脉隔向左房,术后出现发绀,在下腔静脉插管下修补缺损发生机会极少。小的残余分流无血流动力学意义,临床无症状不需要处理,大的残余分流需再次手术修补。

参考文献

[1]张延龄,吴肇汉.实用外科学.第3版.北京:人民卫生出版社,2012.

[2]张阳德.普通外科诊疗手册.北京:人民军医出版社,2004.

[3]吴孟超,吴在德.黄家驷外科学.第7版.北京:人民卫生出版社,2008.

[4]张阳德.生物信息学.北京:科学技术文献出版社,2005.

[5]张阳德.内镜学.北京:人民卫生出版社,2001.

[6]庄心良.现代麻醉学(上下).第3版.北京:人民卫生出版社,2005.

[7]黎介寿.肠外瘘.北京:人民军医出版社,2000.

[8]姜维广.外科学临床实习手册.北京:人民军医出版社,2004.

[9]华积德.临床普通外科学——诊断、分析与治疗要领.北京:人民军医出版社,2004.

[10]刘合年.外科手术准备与术后处理实用技术.北京:人民军医出版社,2003.

[11]高志清.普通外科手术技巧和并发症处理.北京:人民军医出版社,2003.

[12]皮执民.消化外科学.北京:人民卫生出版社,2002.

[13]韩积义.腹部外科诊断和鉴别诊断.第2版.北京:人民卫生出版社,2001.

[14]郝希山.腹部肿瘤学.北京:人民卫生出版社,2003.

[15]许怀瑾.门诊外科学.北京:人民卫生出版社,2003.

[16]李俊奇.普通外科疑难病例分析.北京:人民卫生出版社,2004.

[17]卿思明.器官移植术与组织移植术麻醉学.北京:人民卫生出版社,2004.

[18]张启瑜.钱礼腹部外科学.北京:人民卫生出版社,2006.

[19]杨春明.外科学原理与实践(上、下册).北京:人民卫生出版社,2003.

[20]汪建平.胃肠外科手术学.北京:人民卫生出版社,2005.

[21]王吉甫.胃肠外科学.北京:人民卫生出版社,2002.

[22]陈道谨.吻合器外科应用.北京:人民卫生出版社,2003.